AF867874

EL LIBRO DEL PECHO

Cuerpo y salud

Últimos títulos publicados

26. R. Charles - *Mente, cuerpo y defensas naturales*
27. J. McKenna - *Remedios naturales para combatir las infecciones*
28. N. Barnard - *Comer bien para vivir más años*
29. P. Nuernberger - *La transformación del estrés en energía vital positiva*
30. T. Bertherat - *Las estaciones del cuerpo*
31. G. Alexander - *La eutonía*
32. M. E. Nelson y S. Wernick - *Mujer fuerte, mujer joven*
33. T. Bertherat - *La guarida del tigre*
34. J. Heinerman - *Las 7 supermedicinas de la naturaleza*
35. M. Bühring y P. Saz - *Introducción a la medicina naturista*
36. G. Vithoulkas - *Esencia de la materia médica homeopática*
37. N. Barnard - *Alimentos que combaten el dolor*
38. V. Goldsmit - *La salud de tus piernas*
39. J. Fitzgibbon - *Las alergias y su tratamiento*
40. A. Munné - *La evidencia del cuerpo*
41. M. E. Nelson y S. Wernick - *Mujer fuerte, mujer en forma*
42. T. Bertherat y C. Bernstein - *Correo del cuerpo*
43. T. Neuman - *El masaje sentado*
44. M. Tisserand - *Aromaterapia para mujeres*
45. T. Bertherat y C. Bernstein - *El cuerpo tiene sus razones*
46. D. Simon y D. Chopra - *Manual de plantas medicinales. Centro Chopra*
47. M. Hage - *El gran libro del dolor de espalda*
48. W. Barlow - *El principio de Matthias Alexander*
49. M. E. Nelson y S. Wernick - *Mujer fuerte, huesos fuertes*
50. J. W. Farquhar y G. A. Spiller - *Enfermedades cardíacas*
51. W. Molloy y P. Caldwell - *La enfermedad de Alzheimer*
52. W. J. Weiner y otros - *La enfermedad de Parkinson*
53. E. Parr y J. Mize - *Vivir un trasplante de órgano*
54. S. Cascua - *El deporte, ¿es bueno para la salud?*
55. J. Manzanares - *Principios de reflexología*
56. G. B. Curtis y J. Schuler - *El embarazo después de los 35*
57. D. L. Goldenberg - *Fibromialgia*
58. M. Bertherat y otras - *Con el consentimiento del cuerpo*
59. N. L. Mace y P. V. Rabins - *El día de 36 horas*
60. G. B. Curtis y J. Schuler - *Recuperar la forma después del embarazo*
61. American Diabetes Association - *Diabetes de la A a la Z*
62. J. Engel - *El libro del pecho*

June Engel

EL LIBRO DEL PECHO

Todo lo que necesitas saber para cuidarte y prevenir

PAIDÓS

Barcelona
Buenos Aires
México

Título original: *The Complete Breast Book*
Publicado en inglés, en 1996, por Key Porter Books Limited, Toronto, Canadá

Traducción de Albert Figueras

Cubierta de Julio Vivas

Quedan rigurosamente prohibidas, sin la autorización escrita de los titulares del *copyright*, bajo las sanciones establecidas en las leyes, la reproducción total o parcial de esta obra por cualquier medio o procedimiento, comprendidos la reprografía y el tratamiento informático, y la distribución de ejemplares de ella mediante alquiler o préstamo públicos.

© 1996 by the Governing Council of the University of Toronto and June Engel
© 2004 de la traducción, Albert Figueras
© 2004 de todas las ediciones en castellano
Ediciones Paidós Ibérica, S.A.,
Mariano Cubí, 92 – 08021 Barcelona
http://www.paidos.com

ISBN: 84-493-1621-9
Depósito legal: B. 35.993/2004

Impreso en Gràfiques 92, S.A.
Av. Can Sucarrats, 91 – 08191 Rubí (Barcelona)

Impreso en España – Printed in Spain

Dedico este libro a mi amiga Mary, que murió de cáncer de mama poco después de haber dado a luz a su primer hijo, a mi hermana Joyce, a mi hija Stephanie, a mis nietas Anna y Andrea y a todas las mujeres que tienen riesgo de padecer esta enfermedad, para la que es tan urgente encontrar una curación.

Sumario

Agradecimientos

Al preparar este libro, he recibido la ayuda de muchas personas involucradas con el cáncer de mama: supervivientes, activistas, cirujanos, epidemiólogos, radiólogos, especialistas en dietética, patólogos, genetistas, biólogos, psicobiólogos, psiquiatras, oncólogos, enfermeras, asistentes sociales y médicos de familia.

Ante todo, quisiera dar las gracias a todas las personas que me animaron a escribir sobre este tema complejo, así como a los numerosos participantes internacionales con quienes he coincidido y a quienes he entrevistado en incontables congresos sobre cáncer de mama; todos ellos han contribuido, directa o indirectamente, a escribir este libro.

Tengo una deuda inmensa con la doctora Cornelia Baines, que con gran paciencia y meticulosidad ha revisado una y otra vez cada sección de este libro, y también con la doctora Pamela Chart por revisar algunas de las secciones. Entre las personas que me hicieron los comentarios más pertinentes, figuran los doctores Robert Buckman, Judy Weinroth, Don Sutherland, Ida Ackerman, Rene Shumak, Charlie Katzavoulos, Natalie Parry, del Breast Cancer Exchange Project, y muchos otros.

También estoy especialmente agradecida al doctor Roy Clark, del Princess Margaret Hospital, por repasar *dos veces* el manuscrito y hacerme muchas sugerencias útiles.

Al doctor Anthony Miller, director del Department of Preventive Medicine and Biostatistics de la Universidad de Toronto, le doy las gracias de una manera especial por apoyar mis esfuerzos y hacer repetidas críticas constructivas de numerosos capítulos.

Por sus sugerencias y críticas a secciones concretas del libro, agradezco las aportaciones de los doctores Norman Boyd, David Cole, Brian Doan, Michael Drever, Eva Fishell, Vivek Goel, Wedad Hanna, Pamela Goodwin, Elizabeth Kaegi, Pamela Letts, Lavina Lickley, David Malkin, Leo Mahoney, Kathleen Pritchard, Rene Shumak, John Semple, Donna Stewart, Don Sutherland, Kathryn Taylor, Maureen Trudeau, Ellen Warner, Shirley Wheatley, Barbara Wright y Sarah Vanderburgh.

Aparte de los consejos de la comunidad médica, no habría podido concluir este libro sin la ayuda de muchas valerosas supervivientes y activistas contra el cáncer de mama, y otras personas que han manifestado sus puntos de vista, me han dedicado parte de su tiempo y me han hecho ver la luz sobre muchos temas. Entre otras, Sharon Batt, Judy Grey, Stephanie Hall, Wendy Schain y Susan Wright.

Finalmente, aunque no por ello sea menos importante, agradezco la dedicación de mi asistente, Madeline Koch, de Wordcraft Services, y de la investigadora Isolde Prince.

Introducción

Bombardeadas por todas partes con mensajes pesimistas sobre el cáncer de mama en los medios de comunicación, es comprensible que, hoy en día, muchas mujeres estén preocupadas por esta enfermedad. Sin embargo, en lugar de reaccionar con terror, es mejor conocer los hechos. El conocimiento preciso y la comprensión pueden ser de gran ayuda para enfrentarse y ganar la batalla contra esta enfermedad. Tener cáncer de mama no significa necesariamente morir de él. El cáncer de mama mata a menos mujeres que el cáncer de pulmón y a muchas menos que las enfermedades cardíacas. Aunque es principalmente una enfermedad de mujeres, el cáncer de mama también puede afectar a los hombres. Aproximadamente un 1 % de todos los cánceres de mama se da en hombres, y se requiere la extirpación del bulto o la mama completa. Sin embargo, me centraré en la enfermedad en el caso de las mujeres.

Este libro surgió a partir de una serie de artículos sobre el caso de cáncer de mama publicados en 1991 en *Health News* —un boletín sobre salud dirigido al público en general— que merecieron un premio. Otro estímulo fue el National Forum on Breast Cancer, que tuvo lugar en Montreal en noviembre de 1993. Organizado por el Medical Research Council y otras organizaciones médicas, junto con los grupos de apoyo al cáncer de mama, este foro fue revolucionario. Por primera vez, pacientes, supervivientes, enfermeras y otras personas interesadas en promover la concienciación participaron junto a los expertos más destacados. Fue el punto de partida de una nueva concepción de la enfermedad, con una implicación mucho mayor de los consumidores. En aquel momento surgió un movimiento activista floreciente que ha estado ejerciendo presión para conseguir un mejor tratamiento de la enfermedad y para potenciar la investigación sobre la manera de prevenirla.

Una de cada diez mujeres norteamericanas que viven 85 años o más padecerá cáncer de mama. Pero esta cifra tan divulgada sólo es aplicable a la vida *entera*, no en las edades más jóvenes. Eso no significa que las mujeres jóvenes no tengan cáncer de mama; algunas lo padecen y mueren por esta causa —y, a veces, de manera trágica, cuando son madres de niños pequeños—. Sin embargo, cáncer es una *palabra*, no necesariamente una sentencia de muerte. Diagnosticada y tratada en una fase temprana, la enfermedad puede curarse. Hay muchas mujeres que viven una vida feliz durante veinte, treinta o muchos más años tras habérseles extirpado el cáncer.

De todos los nódulos investigados, sólo unos pocos resultan ser malignos. El hecho de tener una madre o una hermana que padezca o haya padecido cáncer de mama no significa que indefectiblemente lo vayamos a tener nosotras; incluso las personas portadoras de alguno de los genes de susceptibilidad al cáncer recientemente descubiertos tienen una posibilidad del 10 % de *no* contraer la enfermedad. El gen *no* es el cáncer.

Aunque es comprensible, la ansiedad caprichosa puede disuadir a las mujeres de cuidar la salud de sus senos, en lugar de fomentarla. El miedo no sólo puede hacer que las mujeres dejen de examinarse los pechos, sino que también puede retrasar la búsqueda de atención médica en aquellas que se hayan notado un bulto o la realización de pruebas que podrían detectar un cáncer temprano a tiempo para prevenir su extensión. Ayudar a las personas a disipar el miedo y a aumentar el control —o la atribución de poder, para utilizar la expresión de moda— es el objetivo principal para combatir el cáncer de mama.

Este libro puede ser útil porque explica la diferencia entre los tumores de mama inofensivos y el cáncer, proporcionando una descripción paso a paso de lo que ocurre si se sospecha o se descubre un cáncer. También se explica la mejor manera de conseguir la información necesaria y se dan detalles sobre la definición de la fase del cáncer, sobre cómo escoger el tratamiento y los cuidadores más apropiados, y la mejor forma de hacer frente al tratamiento, lidiar con los médicos y conseguir la reconstrucción del pecho si se desea. El enfoque es totalmente práctico, empático y «centrado en la mujer»; explica las distintas opciones de cada etapa, los tratamientos disponibles, cómo valorar los riesgos y los beneficios de cada uno, y dónde y cómo obtener asesoría. Aparte de explicar el manejo médico del cáncer de mama, el libro describe algunas maneras de lidiar con su profundo impacto emocional y psicológico, se explica cómo «volver a la vida» tras los tratamientos a veces prolongados, y el valor de la asesoría, la autoayuda o los grupos de apoyo y las terapias alternativas o no tradicionales. Al final del libro se incluye una lista de fuentes de información, tanto médicas como no médicas, y de ayuda para quienes las buscan.

Capítulo 1

El pecho sano

Muchas mujeres sólo piensan en sus pechos como símbolo de la feminidad y de la atracción sexual. Es habitual que las mujeres jóvenes pasen mucho tiempo preguntándose cómo pueden mejorar su pecho o cómo pueden hacer que parezca más sexy. La mayoría de las mujeres jóvenes no saben gran cosa sobre la estructura del pecho normal ni los signos de anormalidad, ni tan sólo piensan en la función primaria de los pechos: proporcionar leche a los bebés. Sin embargo, al aumentar la publicidad del cáncer de mama, estos montículos de tejido de bonita silueta se han convertido en objeto de escrutinio continuo.

La reciente avalancha de publicidad sobre el cáncer de mama hace difícil que se pueda ignorar que el pecho puede albergar una enfermedad potencialmente mortal. En realidad, muchas mujeres se han vuelto extremadamente conscientes —incluso paranoicas— sobre el cáncer de mama, convencidas de que cualquier indicio de la existencia de un nódulo en el pecho es un signo seguro de cáncer. Pocas conocen la diferencia entre los bultos normales y los tumores potencialmente malignos. Para entender lo que es normal, se debe conocer la anatomía básica del pecho.

El pecho femenino normal

El pecho femenino se presenta en una amplia variedad de formas y tamaños, pero estas diferencias tienen poco o nada que ver con la capacidad de amamantar, la cantidad de leche que puede producir o el riesgo de padecer cáncer de mama. Los pechos varían tanto que resulta difícil afirmar lo que es «normal». En la mayoría de las mujeres un pecho —habitualmente el izquierdo— es ligeramente mayor que el otro. Los pechos de una mujer joven tienden a ser más firmes y más densos que los de una mujer mayor, y tienen una forma similar a un cono. Los pechos extremamente grandes pueden ser incómodos e incluso se pueden considerar feos; a veces, atraen demasiado la atención o dificultan la práctica de algunos deportes. Por otro lado, los pechos muy pequeños o desiguales pueden estigmatizar a una mujer y dañar la imagen que tiene de sí misma. Una diferencia de tamaño notable entre ambos pechos puede cohibir mucho a una mujer. Pero ya sean grandes o pequeños, cónicos o esféricos, la principal función del pecho femenino consiste en producir leche para los bebés. Y no importa la forma o el tamaño; prácticamente todas las mujeres que lo deseen pueden amamantar a su hijo. La lactancia materna es el alimento perfecto para los bebés durante los primeros meses de vida.

El pecho contiene unos elementos funcionales: los *lóbulos*, que producen leche, y los conductos (tubos), que llevan la leche hasta el pezón, y también tienen algunos elementos estructurales, como grasa, tejido conjuntivo, vasos sanguíneos y canales linfáticos (el sistema linfático drena el exceso de líquido). El pecho tiene unos veinte lóbulos, cada uno de los cuales dispone de su propio tubo o conducto para conducir la leche hasta el pezón. La superficie del pezón contiene las aberturas de estos conductos y cada conducto se ensancha para formar un pequeño depósito o seno *lactífero* (que lleva leche). Cada conducto cuenta con su propia abertura en el pezón, de modo que la leche sale por varias aberturas a la vez. Los hombres también tienen tejido mamario, pero carecen de glándulas productoras de leche. Sin embargo, el pecho de los hombres también puede desarrollar un cáncer; aproximadamente el 1 % de todos los cánceres de mama se da en hombres.

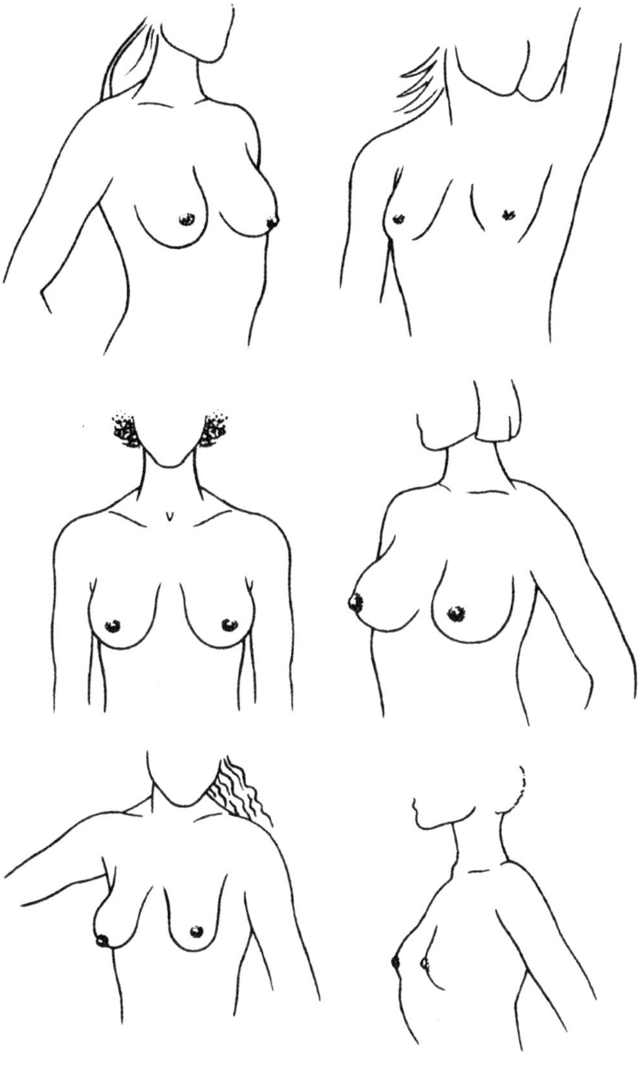

Hay pechos de todas las formas y tamaños.

El pecho es, básicamente, una glándula sudorípara modificada que empieza a desarrollarse en la sexta semana de la vida fetal como parte de una cadena llamada la línea de leche, que se extiende desde la axila hasta la cara interna del muslo en cada lado del embrión en desarrollo. Normalmente, estas dos cadenas desaparecen antes del nacimiento. A medida que los pechos femeninos se desarrollan más, las células se transforman en tejido fibroso y adiposo, conductos lactíferos (que llevan la leche) y lóbulos. La red de conductos y lóbulos está revestida por una doble capa de células.

Si exceptuamos los músculos del pezón, que pueden hacer que éste se ponga erecto, los pechos no tienen músculos propios. Se encuentran sobre los músculos pectorales de la pared torácica, que cubren las costillas. El *pectoralis major* es un músculo triangular que se extiende entre la clavícula, el esternón y la parte anterior de la sexta y la séptima costilla. Ayuda a formar el contorno del tórax y a aguantar el brazo.

La piel del pezón contiene una minúscula red de vasos sanguíneos cerca de la superficie, lo que le da un color rosado y marrón. El pezón está rodeado por una zona de piel pigmentada, la *aureola*, que tiene un tamaño, una forma y un color variados. La aureola tiene diminutos bultos en su superficie: algunos son glándulas sudoríparas; otros son las *glándulas de Montgomery*, que lubrican la piel del pezón. Cada pecho contiene también grasa, tejido fibroso y los *ligamentos de Cooper*, que ayudan a sostener el pecho. Si varias tandas de amamantamiento o la obesidad estiran excesivamente estos ligamentos, es posible que los pechos se caigan o pierdan su forma.

Los pechos de las mujeres contienen una tercera parte de grasa, pero el porcentaje se altera con la edad o bien a medida que se gana o se pierde peso. Los pechos muy pequeños y «planos» o los de las mujeres muy delgadas pueden tener tan poco tejido adiposo, que se sienten densos (firmes) y nudosos, pero su composición continúa siendo de poco menos de una tercera parte de grasa. La mejor manera de valorar la densidad del pecho es una *mamografía* (una radiografía del pecho). Las investigaciones recientes demuestran que existe una relación entre la densidad del pecho y el cáncer de mama: cuanto más denso sea el aspecto del pecho en la mamografía, mayor es el riesgo de padecer cáncer de mama.

Los grumos que las mujeres notan a menudo en sus pechos suelen ser una combinación de glándulas mamarias, grasa y tejido fibroso. A medida que la mujer se hace mayor, las glándulas mamarias dejan de ser necesarias para la lactancia y son sustituidas por un tejido adiposo, especialmente tras la menopausia. Las hormonas que se toman después de la menopausia pueden mantener los pechos más densos y retrasar el reemplazo normal por grasa.

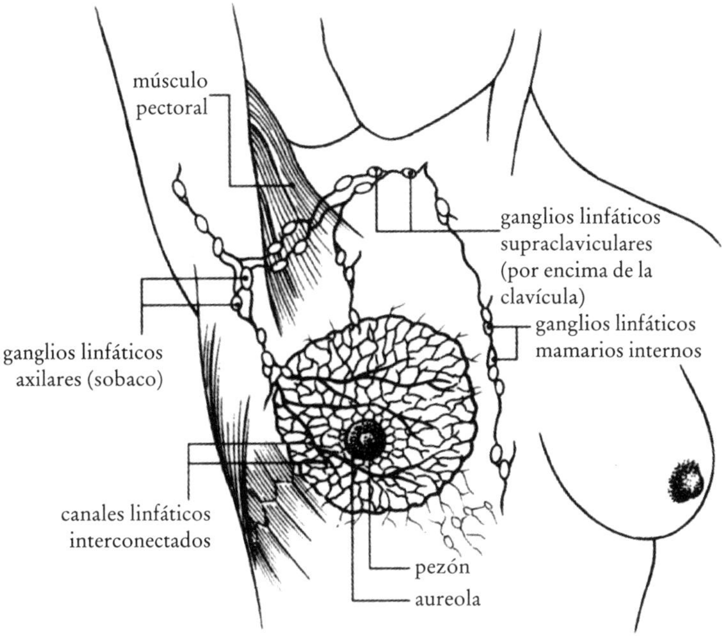

Anatomía del pecho femenino que muestra el sistema linfático.

El pecho está constituido por lóbulos irregulares (glándulas mamarias) con conductos lactíferos (que conducen la leche) y terminan en el pezón. El pezón se encuentra por debajo del punto central del pecho y contiene músculo liso, glándulas sebáceas, que secretan una sustancia lubricante, y folículos pilosos, que son los que dan lugar a los pelos que la mayoría de las mujeres tienen en el pezón. Los conductos linfáticos son como las venas. Drenan la linfa (líquido) hacia el torrente sanguíneo y van desde el pecho y el pezón hasta los ganglios linfáticos y la axila, la base del cuello y otras partes que circundan la mama.

El tejido mamario recibe oxígeno y nutrientes a través de la sangre aportada por las ramas de la arteria principal de la *axila* (sobaco) y de la arteria mamaria interna, que irriga la mitad interna del pecho. En paralelo a las arterias se encuentran las venas correspondientes que retornan la sangre al corazón. Los pechos también tienen un *sistema linfático* —una cadena de vasos parecidos a los sanguíneos que eliminan líquido y lo drenan hacia los ganglios linfáticos (estructuras del tamaño de una judía o incluso más pequeños)—. El linfático es un sistema que desempeña un papel esencial en las defensas del organismo frente a la infección.

INFLUENCIAS HORMONALES SOBRE EL TEJIDO MAMARIO

El tejido mamario de las mujeres es muy sensible a las hormonas femeninas —mensajeros químicos producidos por los ovarios y otros tejidos—. Las hormonas circulan en la sangre y afectan a unos órganos «diana» específicos. Diversas hormonas inician, mantienen y controlan los cambios en los pechos femeninos durante la pubertad, regulan el ciclo menstrual y mantienen el embarazo y la lactancia. El tejido mamario está cambiando constantemente de acuerdo con los niveles de hormonas femeninas (estrógeno y progesterona). Las células mamarias contienen determinados «receptores» que responden al estrógeno y a la progesterona; el número de estos receptores es distinto en cada mujer. Como si se tratara de una llave y un cerrojo, las hormonas encajan en los receptores y ayudan a regular el crecimiento y otras funciones. (Las mujeres premenopáusicas tienen menos receptores hormonales que las mujeres posmenopáusicas.)

HERIDAS MAMARIAS

Las heridas, sobre todo las quirúrgicas o traumáticas (por ejemplo, un golpe fuerte), pueden afectar al desarrollo del pecho. Si el pezón o el tejido mamario sufren la herida antes de la pubertad, puede distorsionarse el crecimiento normal del pecho. Ocasionalmente, una herida cutánea (con frecuencia, una quemadura severa) limita el desarrollo futuro del pecho. Las alteraciones congénitas (de nacimiento), como los hemangiomas (un tipo de marca de nacimiento) solían tratarse con radiaciones, lo que lesionaba el pezón y el pecho joven; a menudo esta práctica impedía el crecimiento futuro del pecho, por lo que se abandonó. Las heridas mamarias no aumentan las probabilidades de padecer cáncer de mama.

LOS PECHOS PUEDEN PROPORCIONAR UN GRAN PLACER SENSUAL

A pesar de que la función principal de los senos es nutritiva, la mayoría de las culturas otorgan un papel erótico al pecho y lo consideran un excitante sexual. Tanto el pezón como la aureola tienen

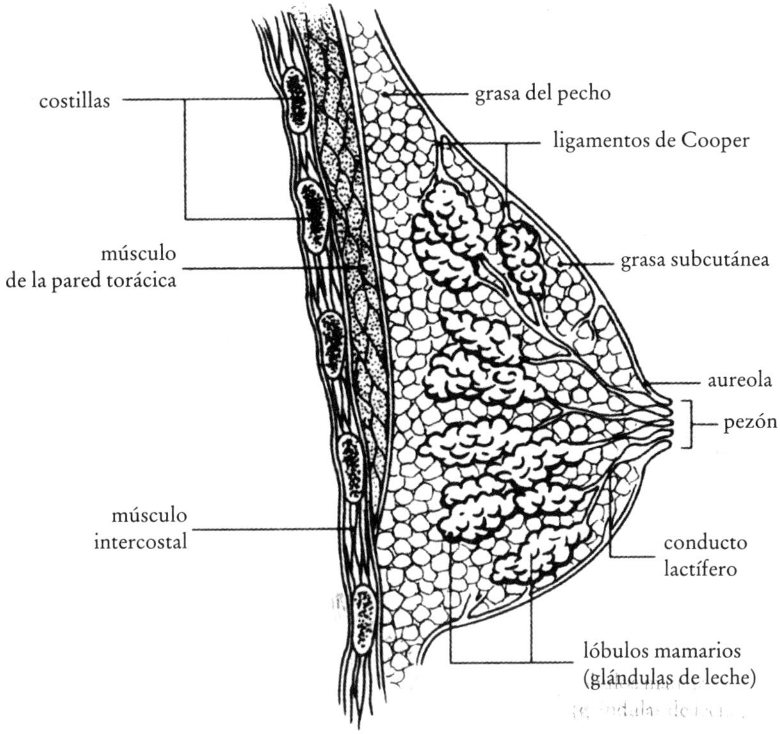

Estructura del pecho.

fibras nerviosas sensoriales que los hacen sensibles desde el punto de vista erótico; pueden estimularse para incrementar la excitación sexual y acariciarse para «despertar» la sexualidad de las mujeres. El pezón se endurece cuando recibe un estímulo sexual o si un bebé lo succiona. También puede aumentar enormemente su tamaño durante el juego sexual, pero normalmente se «deshincha» o se vuelve fláccido tras el orgasmo femenino.

Modas cambiantes

A medida que cambian las modas, los pechos de las mujeres se exponen de una manera más o menos abierta, se muestran como marcas del atractivo femenino o se esconden como algo «pecaminoso». En muchas culturas, el seno tiene un significado profundo, casi místico. La sociedad occidental moderna considera el pecho femenino más como un símbolo del atractivo sexual que como fuente nutritiva. En un esfuerzo para acercarse al ideal predominante, las mujeres empujan o tiran de sus pechos para conseguir «la forma correcta». El aspecto muy escotado de la década de 1950 dejó paso a la imagen de un pecho pequeño, aunque algunas revistas de moda vuelven a mostrar fotografías de «pechos ideales» algo más llenos. Las tendencias actuales suponen un extraño dilema para la mujer moderna: por un lado, la animan a mostrar un escote seductor y profundo y, por otro, la exhortan a tener un aspecto extremadamente delgado y deportivo.

De manera paradójica, aunque utilizan sus pechos como símbolos sexuales, muchas mujeres también se han educado para sentir vergüenza de ellos. Curiosamente, algunos segmentos de nuestra sociedad desaprueban el amamantamiento en público. Como resultado de estas actitudes, en nuestra era de un feminismo supuestamente liberado, muchas mujeres saben muy poco sobre sus pechos o su función principal. Incluso la idea de que el pecho puede enfermar, lesionarse o ser mutilado, despierta miedos instintivos extraordinarios. Por este y otros motivos, es posible que muchas mujeres no se examinen los senos, y otras tampoco conocen los cambios normales que acompañan a los altibajos hormonales del ciclo menstrual o la manera en que la menopausia afecta al pecho.

Sujetadores y soportes para el pecho

En una sociedad que otorga un papel erótico al pecho femenino, no sorprende que haya mucha publicidad de sujetadores. El sujetador o sostén es un invento relativamente reciente; empezó a utilizarse de manera generalizada en la década de 1920 como sustituto de los incómodos y a menudo mutilantes corsés del siglo XIX. «Sin embargo, llevar un sujetador no es ninguna necesidad desde el punto de vista de la salud», comenta una especialista del pecho. «Mientras se ajuste correctamente, no hay ningún sujetador que sea mejor o peor que los otros. Médicamente, es indistinto que un sujetador se abroche por delante o por detrás, que esté acolchado o no, que sea de nailon o de algodón, o que tenga aros.»

A pesar de la opinión popular, el hecho de llevar sujetador no acaba produciendo la caída del pecho. El pecho no se cae a causa del sujetador, sino por la cantidad de grasa que contiene debido a un aumento de su tamaño provocado por la obesidad o por la lactancia. Algunas mujeres odian los sujetadores y prefieren no utilizarlos. Si una mujer que habitualmente lleva sujetador decide quitárselo, es posible que los pechos le duelan un tiempo. No tiene que alarmarse por eso; es debido a que se produce un estiramiento repentino del tejido conjuntivo que sujeta los conductos y los lóbulos. Una vez que el cuerpo se acostumbra a estar sin sujetador, el dolor desaparece. Los sujetadores deportivos son cada vez más populares, especialmente para quienes corren o practican otros deportes. A muchas mujeres les gustan los sujetadores elegantes de encaje que las hacen sentir bien, les refuerzan su imagen y pueden añadir atractivo sexual y diversión a sus relaciones amorosas.

Cambios durante el embarazo

Durante el embarazo, el pecho crece desde su estado habitual «en reposo» hasta el estado de *lactancia* (producción de leche). Los lóbulos se agrandan y aumenta el flujo sanguíneo. Más tarde se cargan de gotitas de grasa y de *calostro* (el líquido que constituye el primer alimento del recién nacido). Los pezones se agrandan y se oscurecen (el oscurecimiento de la aureola es un signo precoz de embarazo).

Anomalías estructurales del pecho

A veces, alguno de los recorridos de las células galactóforas fetales, presentes en una fase del desarrollo fetal, no se atrofia (desaparece), lo que conlleva la presencia de uno o más pezones adicionales o *supernumerarios* en cualquier punto del recorrido celular. Este hecho no tiene que preocupar en absoluto, a no ser que resulte molesto o embarazoso. La *amastia* (nacer con tejido mamario pero sin pezón) es una alteración rara relacionada con la existencia de anomalías en el desarrollo del tórax. Las mujeres que padecen amastia pueden someterse a cirugía plástica para reconstruir un pezón artificial que parezca real, pero que, al carecer de las terminaciones nerviosas del pezón normal, no responderá a la estimulación sexual. Tampoco tendrá conductos, de modo que no podrá suministrar leche. (Véanse otras alteraciones del pezón en el capítulo 3.)

Los *pechos excesivamente voluminosos* pueden ser desagradables e incómodos. Una causa de este desarrollo excesivo es que no se «detiene» el crecimiento normal del pecho. Aunque algunas mujeres se muestran satisfechas porque creen que es sexy, otras lo consideran un obstáculo para la realización de las actividades cotidianas. Los pechos que son francamente desproporcionados con el resto del cuerpo pueden ser molestos, sobre todo para las adolescentes que están muy preocupadas por su imagen corporal y pueden ser objeto de burla por parte de sus compañeras. Además, las mujeres pueden sentir un malestar físico extremo, tener dolor de espalda y verse excluidas de la práctica de algunos deportes. Si tener los pechos grandes produce demasiadas molestias, se puede recurrir a la cirugía reductora. Esta decisión debería comentarse detenidamente con el médico, teniendo en cuenta los pros y los contras; la intervención puede significar desplazar el pezón y eliminar los conductos lactíferos, lo que imposibilitará la lactancia en el futuro.

Los *pechos excesivamente pequeños* también pueden acarrear problemas de imagen. A menudo se solucionan simplemente con el uso de «rellenos» o de sujetadores acolchados, pero algunas mujeres se someten a intervenciones quirúrgicas para aumentar el pecho hasta alcanzar el tamaño deseado. En la década de 1960 empezaron a popularizarse los implantes de silicona entre las mujeres que buscaban el «pecho perfecto». Ahora que existe cierta incertidumbre sobre la seguridad de los implantes de silicona, no se realizan tantas intervenciones para aumentar el pecho (véase el capítulo 17).

El *síndrome de Poland* es una rara alteración de nacimiento en la que las mujeres nacen sin un pecho; también pueden presentar anomalías en el brazo o en un lado del cuerpo (algunas mujeres con síndrome de Poland tienen los pechos pequeños y muy deformados).

Capítulo 2

Alteraciones mamarias benignas

Con la publicidad creciente, la política y el activismo suscitado en torno al cáncer de mama, las mujeres se han preocupado mucho por esta enfermedad. Como es lógico, muchas se sienten aterrorizadas ante el más mínimo bulto. Pueden «pensar en cáncer» incluso cuando sus pechos se endurecen, se vuelven turgentes o sensibles, *de forma natural*, a causa de los cambios hormonales cíclicos. Aproximadamente la mitad de las mujeres del mundo tiene ocasionalmente los pechos hinchados, doloridos y con bultos. Un estudio descubrió que el 80 % de las mujeres de Norteamérica tienen molestias en el pecho y nódulos benignos (inofensivos), que las hacen sentir ansiosas o temerosas.

La mayoría de los pechos turgentes nunca desarrollan un cáncer. La mayor parte de los nódulos y endurecimientos *no* son cáncer, sino que se deben a enfermedades benignas (el término *benigno* no significa necesariamente «totalmente inofensivo», sino «no canceroso», «no maligno»). Entre las mujeres premenopáusicas antes de los 50 años, menos de un 10 % de los nódulos mamarios investigados (biopsiados) resultan ser cancerosos.

Las alteraciones mamarias benignas, como los quistes (sacos llenos de líquido) y el dolor, son las más frecuentes en las mujeres jóvenes; por el contrario, el cáncer de mama es, sobre todo, una enfermedad posmenopáusica. La probabilidad de que un nódulo mamario sea un cáncer va aumentando gradualmente con la edad. «Al avanzar la edad —explica un especialista—, aumenta el riesgo de padecer cáncer entre las mujeres.» Tras la menopausia, la probabilidad de que un nódulo sea un cáncer aumenta espectacularmente, pero incluso en esta edad, hay una buena probabilidad de que un bulto *no* sea maligno. En general, entre un 10 y un 15 % de los nódulos mamarios descubiertos e investigados resultan ser cancerosos.

Para las mujeres que están angustiadas por los bultos de sus pechos y se preocupan porque pueden ser cancerígenos, lo mejor es que se hagan una revisión médica completa y que un profesional sanitario les practique una exploración física del pecho (alguien con quien se sientan cómodas y que les parezca competente en este campo). Los centros especializados en exploraciones mamarias o las clínicas de diagnóstico también son buenos lugares para buscar consejo y encontrar un especialista en mamas si fuera necesario.

«Las mujeres necesitan constantemente que se las tranquilice —observa una cirujana—. Necesitan que les recuerden que el dolor mamario y los nódulos en el pecho *no* suelen ser un signo de cáncer. Es útil que se familiaricen con su pecho, que lo exploren periódicamente, y desmitificar sus temores sobre los cambios mamarios normales, tales como la hinchazón o la nudosidad que varían con el ciclo menstrual.» La cirujana añade que a los cuidadores no les resulta sencillo ayudar a las mujeres a manejar el dolor mamario y la nudosidad porque, al contrario de un bulto solitario que puede extraerse, la nudosidad mamaria es una alteración progresiva y generalizada que puede durar años y para la que no existe ningún alivio ni cura sencillos. «Nunca trato con desprecio ni paso por alto la preocupación por la nudosidad o la mastopatía cíclica (dolor mamario) —dice—. Al contrario, trato de explicar la estructura del pecho femenino, cómo fluctúa de acuerdo con los niveles hormonales y qué significan esos cambios.» Esta profesional siempre sigue de cerca a las mujeres con nudosidad mamaria porque existe la posibilidad de que, entre la nudosidad general, surja un nódulo «dominante» o solitario que requiera ser examinado.

LOS TRASTORNOS MAMARIOS BENIGNOS INCLUYEN

1. *Nódulos generalizados difusos y nudosidad*: lo presentan un 50 % de las mujeres con una duración variable (normalmente, unos días cada mes, justo antes de la menstruación).
2. *Mastalgia o dolor e hinchazón mamarios* cíclicos (a veces se llama «mastopatía cíclica») —suelen ocurrir más a menudo justo antes de la menstruación y, a veces, durante la ovulación— o no cíclicos; ocasionalmente (en un 5-8 % de las mujeres) son suficientemente severos y persistentes como para interferir en su vida diaria.
3. *Infecciones, inflamaciones y abscesos mamarios.*
4. *Quistes mamarios o enfermedad quística.*
5. *Papilomas* (pólipos en los conductos), a veces múltiples.
6. *Hiperplasia* (crecimiento extrañamente profuso del tejido mamario).
7. *Hiperplasia atípica* (sobrecrecimiento con células anormales o «atípicas», posiblemente asociada a un aumento del riesgo de padecer cáncer).
8. *Nódulo «dominante»*, solitario o múltiple; por ejemplo, fibroadenomas (tumores benignos), que deben examinarse para diferenciarlos de los cánceres.
9. *Secreción por el pezón* y otros problemas del pezón.

LA NUDOSIDAD GENERALIZADA A TODO EL PECHO NO ES CÁNCER

Gran parte de la confusión entre la nudosidad mamaria benigna y el cáncer ha surgido de conceptos que no tienen sentido y de términos engañosos o poco concretos como «enfermedad fibroquística», que no corresponde en absoluto a ninguna enfermedad definida. Los bultos mamarios difusos o generalizados («nudosidad») pueden aparecer a partir de la pubertad, pero suelen manifestarse después de los 30 años y desaparecer en la menopausia (pueden continuar o reaparecer en las mujeres que siguen tratamiento hormonal tras la menopausia).

Nudosidad mamaria **Nódulo dominante**

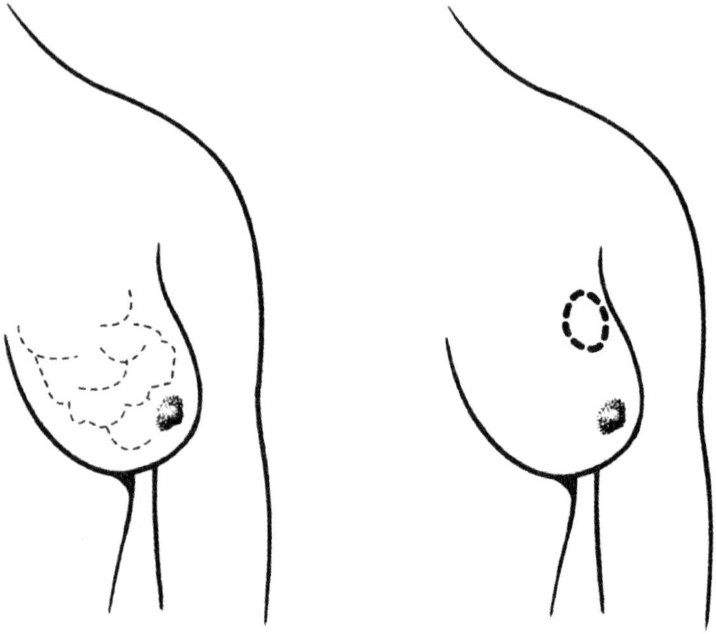

Engrosamiento difuso, sin borde definido — Nódulo diferenciado con borde definido

Distinguir la nudosidad mamaria de los nódulos dominantes.

Los médicos intentan distinguir la nudosidad general, o «nudosidad difusa», de los nódulos solitarios «dominantes», que están diferenciados y son palpables (se notan con los dedos), aunque ambos pueden coexistir. Un nódulo dominante es una «masa» tridimensional diferenciada del tejido circundante, pero no siempre es fácil decir si existe un nódulo dominante en un pecho con nudosidad generalizada. El nódulo puede ser móvil o puede estar pegado a la piel o a los tejidos profundos. Puede ser un quiste lleno de líquido, un tumor benigno o cáncer. Sea lo que sea, tiene que investigarse inmediatamente.

La nudosidad mamaria es un conjunto de cambios frecuentes y no cancerosos que suelen fluctuar en armonía con el ciclo hormonal femenino. Es más frecuente en mujeres delgadas, en las que tienen períodos irregulares y en aquellas cuyas madres o hermanas tienen pechos nudosos. Suele afectar a ambos pechos y es más llamativa en el cuadrante superior externo del seno. La nudosidad suele ser especialmente marcada en las mujeres que también padecen dolor mamario cíclico severo.

MANEJO DE LA NUDOSIDAD MAMARIA GENERALIZADA

El tratamiento de la nudosidad mamaria empieza dando confianza a la mujer, asegurándole que no es probable que sea cáncer, sino que se deba a los cambios hormonales cíclicos. Los profesionales sanitarios ofrecen apoyo, información y ayudan a desmitificar esta alteración; enseñan a las mujeres a hacerse una exploración mamaria y a buscar cambios o bultos definidos. También les sugieren que se realicen revisiones clínicas regulares —una exploración clínica realizada por un profesional sanitario bien preparado para explorar el pecho—. Cuando las mujeres saben que la nudosidad no es sinónimo de cáncer, muchas aceptan esta alteración como un hecho de su vida y dejan de preocuparse. Las que tienen dolor intenso junto con la nudosidad, quizá deseen probar con un medicamento u otras terapias.

EL MITO DE LA ENFERMEDAD FIBROQUÍSTICA

El concepto engañoso de enfermedad fibroquística ha originado mucha preocupación y confusión innecesarias. Los cambios mamarios benignos incluyen un amplio espectro de alteraciones no cancerosas, tales como nudosidad, quistes, infección, secreción por el pezón, obstrucción de los conductos y bultos solitarios. El problema radica en que estas alteraciones tan distintas se han agrupado en el término «enfermedad fibroquística».

Los rumores han contribuido a la confusión y han llevado a muchas mujeres a creer que su «enfermedad fibroquística» aumenta el riesgo de padecer cáncer. La etiqueta inapropiada de «enfermedad fibroquística» ha provocado mucho sufrimiento innecesario en las mujeres con pechos nudosos, muchas de las cuales viven bajo los nubarrones del miedo, convencidas de que el cáncer está a punto de golpearlas.

A algunas mujeres se las persuade para que se sometan a «tratamientos» inútiles, tales como megaterapia con vitaminas o dietas extremas e incluso a una *mastectomía* (extirpación de la mama) para prevenir el cáncer que supuestamente deberían tener. La información errónea también puede llevar a las mujeres que *sí* tienen nódulos cancerosos a negarlos y simular que «no están».

Actualmente, la expresión vaga y nada científica de «enfermedad fibroquística» se está abandonando. Al contrario de lo que sucede en Norteamérica, los profesionales sanitarios europeos han evitado el error de agrupar los cambios mamarios benignos bajo un solo nombre. Ellos sólo utilizan el término«enfermedad fibroquística» para describir un síntoma específico: la nudosidad mamaria. A los otros cambios benignos les dan nombres diferentes, como mastalgia (dolor mamario), secreción por el pezón o mastitis.

Actualmente, en Norteamérica se ha abandonado la expresión «enfermedad fibroquística» en favor de una terminología más precisa. Desgraciadamente, algunos de los términos nuevos se superponen, de modo que todavía reina cierta confusión. La doctora Susan Love, autora y especialista en patología mamaria, sugiere reemplazar la expresión «enfermedad fibroquística» por las categorías siguientes:

- *cambios fisiológicos normales*, como el dolor, la hinchazón y la nudosidad menores que muchas mujeres experimentan durante o después de su período;
- *nudosidad* más allá de la normalidad;
- *dolor mamario severo*, cíclico o no cíclico;
- *infecciones e inflamaciones mamarias*;
- *secreción por el pezón* y otros problemas del pezón;
- *nódulos dominantes*, tales como quistes y fibroadenomas.

En 1986, el College of American Pathologists revisó las formas de «patología mamaria benigna» (o desviaciones de la normalidad). Se concluyó que sólo la *hiperplasia epitelial de los conductos* (sobrecrecimiento celular) tiene «importancia clínica», al implicar un mayor riesgo de padecer cáncer, *y* sólo si la hiperplasia contiene células con cambios «atípicos».

DOLOR MAMARIO O MASTALGIA

El dolor mamario es una afección frecuente; suele llamarse mastalgia o *mastodinia* (*mast* es la palabra latina que significa «pecho», y *algia*, «dolor»). El dolor puede ser cíclico y variar de acuerdo con el ciclo menstrual (aproximadamente en el 70 % de los casos) o puede no ser cíclico y ser independiente de las fluctuaciones hormonales (en el 30 % de los casos).

El dolor mamario suele acompañarse de la hinchazón o de la nudosidad asociadas al ascenso y descenso de las hormonas femeninas; suele aparecer hacia los 30 años y desaparecer con la menopausia. Puede ser leve, apenas digno de atención, o suficientemente intenso para impedir la actividad o hacer que un abrazo o un jersey estrecho sean un suplicio. En realidad, la prevalencia y la gravedad del dolor mamario se desconocen. En general, entre el 8 y el 15 % de las mujeres sienten un dolor suficientemente discapacitante como para obligarlas a buscar un tratamiento con medicamentos, psicoterapia o terapias «alternativas». Sin embargo, algunos estudios sugieren que muchas mujeres con dolor mamario severo no utilizan ningún tratamiento.

El tratamiento en estos casos incluye atención médica completa, una explicación clara sobre la fisiología mamaria y su dependencia de las hormonas, e informar a la paciente de que la nudosidad no suele denotar la existencia de una alteración grave.

TRATAMIENTOS QUE PUEDEN ALIVIAR EL DOLOR MAMARIO

- *Una dieta baja en grasas*, con un contenido en grasas del 15 % (o menos) de las calorías totales y baja en derivados de la leche: recientemente se ha demostrado que mejora espectacularmente a muchas afectadas (aunque es difícil ajustarse a este tipo de dieta con poca grasa).
- *Anticonceptivos orales* (la «píldora»): en mujeres jóvenes suele ser útil tanto empezar a usarlos como cambiar los que ya se están utilizando.
- *Abandonar el tratamiento hormonal sustitutivo (THS)* en mujeres después de la menopausia: a veces, las mujeres que inician un THS experimentan o vuelven a presentar dolor mamario, que desaparece al abandonar el tratamiento hormonal.

- *Bromocriptina*: se trata de un fármaco que reduce los niveles de prolactina circulante (una hormona que estimula el tejido mamario productor de leche). Es útil en la mitad de los casos de dolor mamario cíclico grave, pero un tercio de las usuarias presenta dolor de cabeza, náuseas, mareo, estreñimiento y otros efectos indeseables. La bromocriptina raramente se utiliza más allá de unos pocos meses. Es un medicamento que puede producir anomalías fetales, de modo que no deben utilizarlo las mujeres embarazadas o las que esperan quedarse embarazadas. No es eficaz para el dolor mamario no cíclico.
- *Danazol*: es una hormona masculina sintética que reduce la secreción hormonal por parte del ovario. Hasta el momento, es el medicamento más eficaz para aliviar el dolor mamario severo. Sin embargo, para una cuarta parte de las usuarias tiene efectos masculinizantes molestos, como irregularidad menstrual o amenorrea (cese de la menstruación), aumento de peso, crecimiento de pelo facial, piel grasa, acné y voz grave. Los efectos indeseables se reducen con dosis bajas; algunas mujeres toman una dosis en días alternos o sólo durante la segunda parte del ciclo menstrual. Este fármaco también puede producir malformaciones fetales, de modo que las mujeres embarazadas o aquellas que esperan estarlo no deberían tomarlo.
- *Tamoxifeno*: es un fármaco antiestrógeno que bloquea el efecto del estrógeno sobre el tejido mamario. Puede ser útil, pero su seguridad a largo plazo todavía no se ha establecido. Tiene algunos efectos indeseables, como sofocos.
- *Acetato de goserelina*, administrado en forma de inyección: parece que este fármaco es útil tanto para la mastalgia cíclica como para la no cíclica, especialmente en las mujeres premenopáusicas. Su eficacia todavía se está estudiando.
- *Aceite de prímula*: puede encontrarse en farmacias y parece que mejora el dolor mamario, supuestamente porque compensa una falta de ácidos grasos esenciales (como el *ácido gammalinoleico*). Algunos estudios sugieren que seis cápsulas (3 g) al día durante unos cuatro meses, ayudaron a reducir el dolor mamario en casi la mitad de las mujeres que lo toman. Puede ser útil en mujeres que desean evitar la toma de fármacos más potentes, como el danazol o la bromocriptina. El aceite de prímula ofrece un buen alivio, pero su efecto no aparece hasta unos meses después.
- *Ácido gammalinoleico (GLA)*: es un ácido graso esencial y el ingrediente básico del aceite de prímula. La baja toxicidad del GLA, aparte de algunas molestias en el estómago, lo convierte en un buen antídoto, especialmente útil para quienes desean quedarse embarazadas (que no deberían tomar otros medicamentos).

DOLOR MAMARIO CÍCLICO

Los pechos tienden a ser más sensibles unos días antes de la menstruación y mucho menos cuando ya ha empezado la regla. En algunas mujeres, el dolor empieza justo durante la ovulación, a la mitad del ciclo, y dura hasta que empieza la menstruación, con lo que sólo deja un par de semanas sin dolor cada mes. Algunas mujeres sienten dolor durante casi todo el mes. El dolor que persiste más de siete días suele considerarse anormal y requiere atención médica. Confeccionar un calendario del dolor, en el que se anoten los días en los que hay dolor y su severidad, puede ayudar a confirmar su fluctuación de acuerdo con el ciclo menstrual y a determinar la mejor forma de tratarlo.

Se han propuesto varias teorías para explicar el dolor mamario cíclico, incluyendo la retención de líquidos y la síntesis anormal de prostaglandina (una hormona). También se ha sugerido que la causa podría ser una psiconeurosis (alteración mental), pero hay pocas pruebas de que las mujeres con dolor mamario sean más neuróticas que la población que no padece ese problema. En 1979, un médico galés, el doctor Preece, estudió el grado de «neurosis» entre sus pacientes y observó —para sorpresa de muchos profesionales de la salud que creían que las mujeres con dolor mamario eran neuróticas— que las mujeres con dolor mamario y las que tenían varices presentaban grados de neurosis similares y, definitivamente, menores a las pacientes psiquiátricas.

Puesto que varía con el ciclo menstrual, probablemente el dolor mamario cíclico se relaciona con las modificaciones hormonales. Sin embargo, no existe ninguna diferencia significativa entre los niveles de hormonas femeninas en las mujeres con y sin dolor mamario. En casos raros, el dolor se prolonga después de la menopausia. Las mujeres posmenopáusicas que siguen un tratamiento hormonal sustitutivo suelen observar que su dolor mamario continúa o reaparece. El dolor mamario es bastante frecuente entre las mujeres embarazadas; en realidad, un dolor mamario inusual puede ser un signo precoz de embarazo. Las hormonas femeninas pueden inducir dolor por diversas vías: quizá como resultado del estrés —un conocido factor que afecta al ciclo menstrual—. Cuando la mujer está estresada, se le puede adelantar o retrasar la regla. Pero la relación exacta entre dolor mamario, estrés y hormonas todavía no está del todo clara. Alguna sugerencia reciente indica que un exceso de prolactina (la hormona que estimula la glándula mamaria, secretada por la glándula hipófisis del cerebro) podría ser la causa. Algunos investigadores han señalado que una mala regulación de la prolactina puede aumentar el dolor mamario. Las mujeres que sufren de mastalgia también parecen ser más sensibles de lo normal a la hormona estimulante de la glándula tiroides. En algunas mujeres con dolor mamario, también se han hallado concentraciones sanguíneas bajas de ácidos grasos esenciales, como el ácido gammalinoleico.

El tratamiento del dolor mamario cíclico consiste, ante todo, en tranquilizar a la paciente y darle apoyo. En las clínicas especializadas en el tratamiento de las mamas, aproximadamente la mitad de las mujeres atendidas se quejan de algún tipo de dolor mamario. Pero cuando ya saben que el dolor no se debe a un cáncer o a alguna otra enfermedad, una explicación sencilla suele aliviar el problema. Un estudio galés sugirió que un 85 % de las mujeres con dolor mamario están más preocupadas por la posibilidad de padecer un cáncer que por el propio dolor. Cuando ya han comprendido que su problema no tiene nada que ver con el cáncer, la mayoría se sienten aliviadas y pueden aceptar o tolerar mejor su malestar.

Aparte de tranquilizarlas, el tratamiento sugerido para el dolor mamario cíclico incluye: baños o compresas calientes, uso de sujetadores deportivos para evitar que el pecho se mueva dolorosamente, ácido acetilsalicílico con recubrimiento entérico para reducir la inflamación y, por encima de todo, una dieta con bajo contenido en grasa, especialmente grasas saturadas. A menudo, las pacientes que sufren de dolor mamario lo han probado todo, desde té de ginseng y vitaminas A, E o el complejo B, hasta tónicos a base de hierbas o yodo. Se han propuesto muchos remedios, tales como la administración de hormonas tiroideas, la eliminación de las *metilxantinas* de la dieta (café, té y chocolate) y la ingestión de vitaminas E o B_6, pero hay pocos que hayan mostrado un valor científicamente probado. Sin embargo, algunos resultados indican que pueden funcionar en algunas mujeres a pesar de la falta de datos científicos. Los diuréticos (pastillas para orinar) ya no se consideran útiles y pueden ser perjudiciales a causa de sus efectos generales sobre el organismo; se desaconseja su uso.

Los medicamentos que se utilizan para el dolor mamario cíclico son algunos de los que ya se han mencionado: danazol, bromocriptina, tamoxifeno y aceite de prímula. Los científicos tienen la teoría de que la utilidad de los ácidos grasos insaturados para mejorar el dolor mamario se relaciona con su capacidad para reponer los déficit dietéticos de ácidos grasos. Se dice que es útil la sustitución de las grasas saturadas de la dieta por aceite de oliva.

QUÉ HACER CON EL DOLOR MAMARIO CÍCLICO

- Un calendario del dolor para saber su intensidad y cuándo se produce.
- Una revisión médica completa.
- Probar algunos analgésicos como aspirina, paracetamol o ibuprofeno.
- Llevar un sujetador firme para evitar que el movimiento de los senos aumente el malestar.
- Seguir una dieta con bajo contenido en grasas (las grasas deberían constituir un 15 % o menos de la energía o las calorías totales); también habría que limitar los derivados lácteos y otras fuentes de grasas (animales) saturadas.
- Decidir si se puede vivir con el dolor o si es mejor intentar un tratamiento hormonal o farmacológico; esta cuestión habría que tratarla con el médico.
- Si el dolor interfiere en la vida diaria, se pueden utilizar medicamentos como el danazol o el aceite de prímula.
- Valorar el uso de la píldora anticonceptiva.
- Las mujeres con dolor realmente severo que buscan un alivio rápido, pueden intentar el uso de bromocriptina, a pesar de sus efectos indeseables.
- Cualquier persona que esté tomando un medicamento requiere una supervisión médica estricta.

DOLOR MAMARIO NO CÍCLICO

El dolor mamario no cíclico es mucho menos frecuente que el dolor cíclico y tiende a aparecer en mujeres que se encuentran entre los 40 y los 50 años. A menudo, sólo afecta a un pecho y no es tan probable que se acompañe de nudosidad mamaria. El dolor mamario no cíclico no varía con el ciclo menstrual; persiste. También se conoce como «dolor mamario localizado» porque a menudo se produce en una zona concreta del pecho. Raramente, el dolor localizado puede ser un signo de cáncer; por tanto, una buena idea es consultar con el médico. Una de las causas de dolor mamario no cíclico son los traumatismos: un golpe en el pecho, una operación o una biopsia.

El tratamiento del dolor mamario no cíclico es más difícil que el de la variante cíclica. El primer paso es una exploración mamaria completa y, posiblemente, la realización de una mamografía. Si existe alguna anomalía obvia, puede tratarse. Sin embargo, algunas mujeres sienten alivio con los tratamientos farmacológicos descritos anteriormente para la mastalgia cíclica. No es útil extirpar una parte del pecho: el dolor puede reproducirse en alguna otra parte del pecho.

QUISTES MAMARIOS

La llamada «enfermedad quística» es la alteración benigna del pecho más frecuente. En algún momento de su vida, un 7 % de las mujeres occidentales visita a un médico porque un bulto mamario se convierte en un quiste. A menudo los quistes son «palpables» o se notan como bultos móviles y esféricos, de tamaño variable. Algunos crecen hasta alcanzar un tamaño muy grande, pero la mayoría se descubren y se aspiran (se drenan) mucho antes. Los quistes son frecuentes entre los 40 y los 50 años, y son raros en mujeres con menos de 30. Algunas mujeres tienen varios a la vez.

Los quistes son glándulas o conductos llenos de líquido que se expanden hasta formar un nódulo que puede ser doloroso. La exploración mediante ultrasonidos puede ayudar a determinar si un nódulo está lleno de líquido (quiste) o si es sólido.

El tratamiento habitual de un quiste mamario consiste en drenar el líquido mediante la aspiración con aguja fina (AAF), una intervención sencilla que se realiza en el consultorio del médico. Una vez drenado, la mayor parte de los quistes ya no se vuelven a llenar de líquido, pero algunos vuelven a aparecer. El aspecto del líquido extraído de los quistes varía de amarillo pálido a marrón o verde terroso. Si el líquido extraído es sanguinolento, hay que solicitar una exploración citológica. En este caso o en el de que el quiste recurra tras varias aspiraciones, habitualmente se realiza una biopsia quirúrgica. Algunos quistes reaparecen varias veces en un mismo lugar.

Muy ocasionalmente, una vez que se ha drenado el quiste se descubre un nódulo canceroso ocultado por aquél en el mismo lugar. Es algo poco frecuente y suele acontecer en mujeres posmenopáusicas.

NÓDULOS MAMARIOS DOMINANTES

Un nódulo diferenciado o «dominante» se palpa de manera distinta a la nudosidad generalizada del tejido mamario circundante. Puede ser canceroso o no. Los nódulos dominantes raramente son malignos en mujeres de menos de 30 años, pero al avanzar la edad, cada vez hay más probabilidades de que lo sean.

Todos los nódulos aislados o dominantes *debería examinarlos un médico*, incluso a pesar de que la mayoría de ellos sean benignos. Aparte de la exploración física, también habría que realizar

EL MITO DE LA CAFEÍNA

En 1979, un grupo de investigadores empezó a relacionar la cafeína con los cambios mamarios. Las mujeres (y los médicos que las atendían) empezaron a creer que el hecho de evitar la cafeína podría aliviar la mama nudosa y las molestias mamarias; incluso se llegó a sugerir que el hecho de evitar el café podría prevenir el cáncer de mama. Hoy en día, los expertos suelen coincidir en que no existe ninguna relación definida entre el café y el cáncer de mama u otros problemas mamarios; pero si reducir el consumo de cafeína parece que ayuda a reducir el malestar, ¿por qué no hacerlo?

una ecografía (en mujeres jóvenes), una mamografía y una biopsia quirúrgica o una aspiración con aguja. Las mamografías no son concluyentes en un cien por cien de los casos, pero junto con la exploración clínica y la aspiración, pueden ayudar a determinar si un nódulo mamario es canceroso o no.

Fibroadenomas benignos

Los fibroadenomas son nódulos dominantes y por lo general benignos, normalmente indoloros, que aparecen, sobre todo, en mujeres con menos de 40 años. Son variantes normales del crecimiento mamario y corresponden a un 12 % de todos los bultos detectados en el pecho femenino. Se palpan como bultos firmes, suaves y habitualmente móviles. Su presencia no supone que exista mayor riesgo de padecer cáncer y no suelen reaparecer. Son nódulos dependientes de las hormonas y se hinchan y disminuyen de acuerdo con el ciclo menstrual.

No es raro encontrar varios fibroadenomas en una mujer. A menudo retroceden y desaparecen, pero pueden calcificarse y aparecer en la mamografía. A menudo el diagnóstico mediante una exploración clínica, la aspiración con aguja fina o una biopsia y una mamografía —quizá también una ecografía— permiten determinar si un bulto es benigno o canceroso. Se debería aconsejar la realización de una mamografía ante la presencia de cualquier bulto mamario detectado en mujeres con riesgo elevado de padecer cáncer de mama (por ejemplo, aquellas que tienen antecedentes familiares de enfermedad precoz).

Antes se extirpaban todos los fibroadenomas mamarios por miedo a confundirlos con un cáncer, pero ahora existe un desacuerdo sobre la necesidad de extirparlos, sobre todo cuando la biopsia con aguja fina no muestra ningún signo de malignidad. Si no es canceroso, se puede dejar el fibroadenoma y hacer un seguimiento periódico cada pocos meses. Ante cualquier aumento de tamaño, se recomienda extirparlo, y en mujeres de más de 40 años también habría que extirparlo debido al elevado riesgo de padecer cáncer. Sin embargo, ante la alternativa de «observación o escisión», muchas mujeres de todas las edades prefieren que les quiten el nódulo. Un estudió mostró que un 5 % de los fibroadenomas extirpados considerados benignos en realidad eran cancerosos.

TUMOR *PHYLLOIDES* (CISTOSARCOMA *PHYLLOIDES*)

Es una alteración muy rara, que se encuentra sobre todo en mujeres entre los 40 y los 50 años. Se trata de un tumor de crecimiento rápido que se vuelve maligno entre un 15 y un 25 % de los casos. Puesto que pasan de benignos a malignos, es necesario que se realice una escisión amplia y una eliminación completa para estar seguros de que no reaparecerán.

PAPILOMA INTRADUCTAL Y PAPILOMATOSIS

Normalmente inocuos, los papilomas son pólipos pequeños o bultos parecidos a las verrugas, benignos, que aparecen en los conductos mamarios de las mujeres entre los 40 y los 60 años y producen secreción acuosa (y algunas veces sanguinolenta) por el pezón. Por ejemplo, una mujer de unos 40 años encontró una mancha de sangre en su camisón y asumió que podía deberse a un arañazo accidental, pero cuando reapareció noche tras noche, se alarmó y consultó a su médico. Al apretar el pezón, apareció más sangre y se le diagnosticó un papiloma *ductal.* Se extirparon los conductos afectados durante una prueba ambulatoria para descartar su malig-

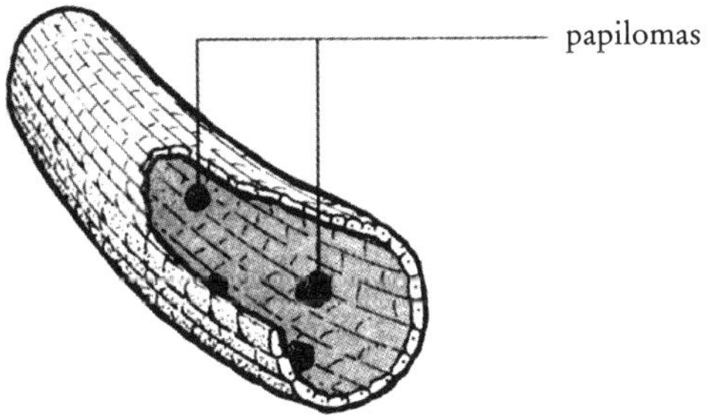

Papilomas (pequeños tumores) en el interior de un conducto.

nidad. Afortunadamente, no se encontró ningún signo de cáncer. Aunque sean numerosos, los papilomas suelen ser inocuos, pero se cree que los papilomas múltiples aumentan ligeramente el riesgo de padecer cáncer de mama.

INFECCIONES, ABSCESOS E INFLAMACIONES MAMARIAS

Las infecciones mamarias pueden ser de cuatro tipos distintos: mastitis de la lactancia, abscesos mamarios, mastitis no relacionada con la lactancia y abscesos subaureolares.

MASTITIS DE LA LACTANCIA

La mastitis (inflamación) de la lactancia aparece en mujeres que amamantan. Los conductos bloqueados con leche que no fluye bien atrapan bacterias y propician el crecimiento de éstas. Puede desencadenarse una infección. El pecho se mostrará de color rojo, caliente e hinchado, y aparecerá el dolor mamario. El remedio consiste en tratar de desbloquear el conducto y eliminar la infección con compresas calientes o masajes. Si la infección persiste, se deben tomar antibióticos. Pueden continuar los cuidados del pecho afectado (y, en realidad, se aconseja hacerlo); esto estimula el flujo lácteo y ayuda a eliminar la infección.

ABSCESO MAMARIO

Un absceso se desarrolla a partir de una infección mamaria. Se trata de una acumulación de pus (algo parecido a un forúnculo) que tiene que drenarse. Si es extremadamente pequeño, el pus puede aspirarse con una aguja. Si es mayor, el médico practicará una incisión suficientemente grande como para que salga el pus; habitualmente se hace con anestesia local. Algunos cirujanos sugieren a las mujeres con abscesos mamarios que dejen de amamantar, pero no hay ningún motivo científico que lo sustente. (Para obtener más información, se puede consultar la Liga de la Leche [LLL]* o cualquier centro de lactancia materna local.) Aunque es poco frecuente, en mujeres que no están amamantando también puede aparecer un absceso mamario. Y un absceso *puede* enmascarar un cáncer; es una posibilidad rara, pero debe considerarse.

MASTITIS NO RELACIONADA CON LA LACTANCIA

La mastitis no relacionada con la lactancia o las infecciones mamarias aparecen con mayor frecuencia en mujeres que han sido sometidas a la extirpación de un nódulo seguida de radioterapia o en las que padecen diabetes o una alteración del sistema inmune. Según explica un experto: «Este tipo de infección suele afectar a la piel del pecho, que se muestra enrojecida, caliente e hinchada, y se acompaña de fiebre alta. Se trata con antibióticos (normalmente penicilina) y, a veces, se necesita una breve hospitalización».

En la piel del pecho pueden aparecer *forúnculos cutáneos* (habitualmente infecciones por estafilococos), igual que en cualquier otra parte del cuerpo; se tratan con antibióticos.

ABSCESOS SUBAUREOLARES O DEL PEZÓN

Un absceso subaureolar aparece debajo de la aureola. Es una zona dolorosa, enrojecida y caliente en el borde del pezón que puede parecer espantosa.

Este tipo de absceso requiere una atención inmediata. Si se trata a tiempo, es posible eliminarlo únicamente con antibióticos, pero, de no ser así, puede requerir drenaje mediante una incisión practicada bajo anestesia local o general. Estos abscesos suelen ser muy molestos y tienden a recurrir.

* La LLL es un organismo internacional con implantación en más de la mitad de las comunidades autónomas españolas. Es miembro del Consejo de Organizaciones no Gubernamentales de la UNICEF. Liga de la Leche, tel.: 91 663 99 46. Se puede obtener información relacionada con los Grupos de lactancia en <http://www.terra.es/personal7/alba-lac.mat>. (*N. del e.*)

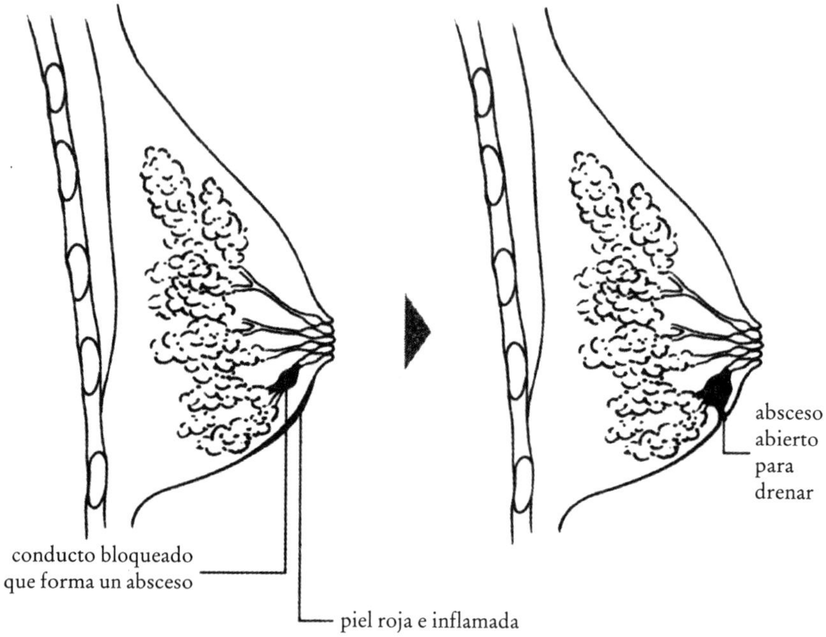

Absceso subaureolar.

OTROS TIPOS DE INFLAMACIÓN MAMARIA

Un *galactocele* es la dilatación e inflamación de un conducto en un pecho lactante. Cuando aparece esta alteración, incluso el amamantamiento suave puede desencadenar dolor y, quizá, las bacterias penetren en la piel y produzcan una inflamación mamaria.

La *mastitis periductal crónica* (asociada a bloqueo de los conductos llenos de secreciones acumuladas) es una alteración inflamatoria de la mama que suele ocurrir tras los 45 años.

La *estasis de los conductos mamarios* es una alteración benigna, poco frecuente después de los 40 años. Los conductos mamarios se distienden y se atascan con restos celulares y secreciones acumuladas, lo que desencadena una inflamación y, quizá, la inversión del pezón. La estasis puede ser muy dolorosa y llegar a producir abscesos subaureolares, retracción cutánea y ulceración, con inflamación intensa, enrojecimiento e hinchazón. El tratamiento suele consistir en la escisión quirúrgica local para eliminar la zona afectada. Es una alteración que puede reaparecer, y algunas mujeres contemplan la mastectomía como solución última.

La *enfermedad de Mondor*, o «flebitis mamaria», se debe a una vena inflamada, quizás a causa de un golpe u otro traumatismo. Da lugar a un cordón nudoso o estriado a lo largo del pecho, acompañado de dolor y una sensación de «estiramiento»; también puede producir dolor torácico. Es una enfermedad autolimitada, pero el calor puede aliviarla.

La *necrosis grasa* es un bulto inflamado en el tejido adiposo mamario, que suele aparecer tras un golpe o un traumatismo en el pecho. Requiere una biopsia para descartar la presencia de un cáncer. Normalmente aparece en las capas altas del pecho, sobre todo cerca del pezón, y es más frecuente en las mujeres con grandes pechos y tras los 50 años. El bulto adiposo puede ser mayor, puede mantenerse del mismo tamaño, o crecer hasta convertirse en un gran bulto caliente, enrojecido e inflamado, acompañado de hoyos en la piel. Algunos desaparecen. La respuesta a los bultos adiposos molestos es la escisión acompañada de pruebas para asegurarse de que no se trata de un nódulo canceroso (los nódulos debidos a una necrosis grasa pueden esconder un cáncer situado por detrás).

¿QUÉ ALTERACIONES MAMARIAS BENIGNAS AUMENTAN EL RIESGO DE CÁNCER?

Las pruebas de que existe relación entre los cambios mamarios benignos y el cáncer continúan siendo confusas. Del amplio espectro de lesiones mamarias benignas, actualmente se cree que sólo unas pocas aumentan el riesgo de padecer cáncer de mama: la densidad mamaria elevada, la hiperplasia epitelial atípica (sobrecrecimiento celular con células «atípicas»), los grandes quistes y la papilomatosis *ductal* (crecimiento celular múltiple en los conductos).

Aunque las mujeres con pechos densos no necesariamente desarrollarán cáncer de mama, el análisis de los resultados del Canadian National Breast Screening Study (NBSS) sugieren que tienen un riesgo entre cinco y seis veces mayor. Este dato puede ser útil para la detección precoz del cáncer, pero la densidad mamaria no

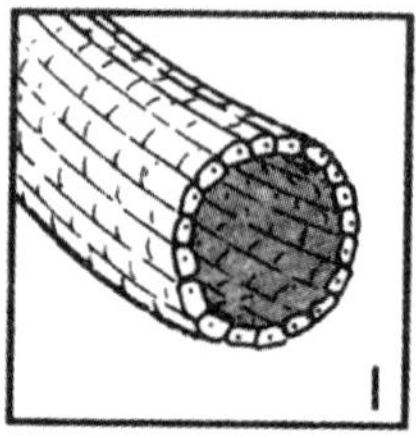

conducto lactóforo normal

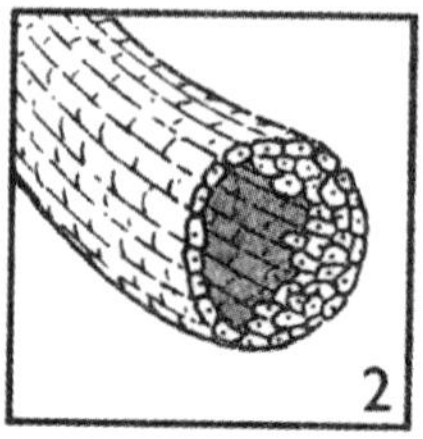

hiperplasia (demasiadas células)

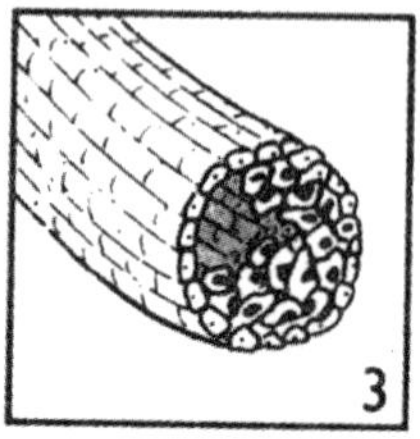

atipia (las células se vuelven anormales)

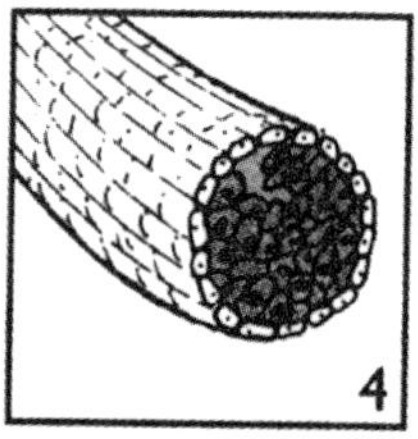

cáncer *in situ* (células cancerosas confinadas al conducto)

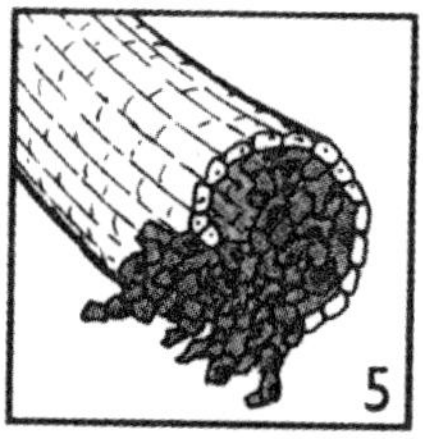

cáncer invasor (las células malignas se escapan más allá del conducto)

Cómo la hiperplasia puede evolucionar hasta el cáncer.

puede determinarse únicamente mediante el tacto, sino que se requiere una mamografía. Los pechos de las mujeres premenopáusicas delgadas suelen ser densos; tener hijos a una edad temprana tiende a reducir la densidad mamaria (véase también el capítulo 11).

Las pruebas científicas acumuladas sugieren que algunos cánceres de mama pueden ser el resultado final de una *continuidad de cambio* desde la hiperplasia benigna, la hiperplasia atípica y, finalmente, el carcinoma. Pero aunque parece ser que algunos cánceres surgen de la hiperplasia atípica benigna, la evolución no es inevitable. Sólo un pequeño número de mujeres que presentan cambios mamarios atípicos acaba desarrollando un cáncer. Si una mujer presenta una hiperplasia atípica combinada con otros factores de riesgo precoces y conocidos (como un cáncer de mama en parientes cercanos o un tejido mamario muy denso), el riesgo puede ser mayor. Las mujeres con hiperplasia atípica requieren un seguimiento cuidadoso.

Todavía está por dilucidar hasta qué punto los quistes mamarios muy grandes elevan el riesgo de padecer cáncer. Algunos estudios sugieren que puede haber un riesgo ligeramente superior en mujeres con grandes quistes fácilmente palpables, pero la magnitud del riesgo continúa sin conocerse.

Durante mucho tiempo se ha asumido que el fibroadenoma *no* eleva el riesgo de cáncer, pero algunos estudios muy recientes indican que determinados tipos de fibroadenoma podrían asociarse a un riesgo modestamente elevado, en especial si contienen células atípicas.

Las mujeres con un riesgo muy elevado de padecer cáncer de mama (por ejemplo, aquellas con pechos densos, las que presentan hiperplasia atípica y las que tienen familiares cercanas —madres, hermanas o abuelas— con cáncer de mama premenopáusico) quizá quieran tomar decisiones preventivas; incluso pueden ofrecerse como voluntarias para participar en ensayos clínicos como el International Prophylactic Tamoxifen Trial (véase el capítulo 20).

Capítulo 3

Problemas del pezón

Hay numerosas alteraciones y anomalías que pueden afectar al pezón. La mayoría no son graves.

Secreción por el pezón

Las secreciones por el pezón son bastante frecuentes; puede tratarse de unas gotas aparentes, un hilo de líquido o costras en los pezones. Al aumentar la popularidad de la autoexploración mamaria, hay más mujeres y más médicos que descubren que, al apretar el pezón, aparecen algunas gotas de líquido. En una clínica de mama de Estados Unidos, se observó que las secreciones del pezón estaban presentes en un 83 % de los pezones que se apretaban o se succionaban. La mayoría de las mujeres en edad fértil exudan un poco de líquido si el pezón se aprieta con fuerza. La secreción por ambos pechos es menos preocupante que la que emana de un solo pezón.

Las secreciones del pezón pueden aparecer por estimulación sexual, por cambios hormonales o tras el uso de determinados medicamentos. Las mujeres que toman píldoras anticonceptivas, fármacos para el control de la presión arterial (como la metildopa) o tranquilizantes mayores (como la clorpromacina) tienden a observar mayores secreciones porque estos fármacos aumentan los niveles de la hormona prolactina. La secreción mamaria puede ser un signo de estasis del conducto (véase el capítulo 2) u, ocasionalmente, de cáncer mamario.

Al contrario de la secreción que aparece al apretar el pezón, la secreción espontánea, persistente y no asociada a la lactancia, que procede directamente de los conductos mamarios de la superficie del pezón, puede significar que existe una enfermedad subyacente y requiere atención médica, especialmente si es sanguinolenta. En las mujeres premenopáusicas, una secreción espontánea del pezón raramente indica una alteración grave, sobre todo si sale por varios conductos. «La secreción del pezón no suele significar ningún problema —afirma un especialista en patología de mama—, a no ser que sea sanguinolenta, copiosa y lechosa, o que salga de una sola abertura. Las mujeres con secreciones purulentas, sanguinolentas, multicolores o pegajosas por el pezón, deberían consultar al médico y someterse a una exploración mamaria completa.»

Hay varias enfermedades que pueden producir secreciones falsas o pseudosecreciones en el pezón o cerca de él. Entre estas alteraciones se encuentran: el eccema, el pezón invertido, la erosión traumática (por fricción), que incluye el llamado pezón corredor, y las infecciones por herpes simple. Sólo un 4 % de todas las secreciones espontáneas unilaterales y sanguinolentas se deben a un cáncer. Por regla general, las secreciones purulentas, lechosas, multicolores o pegajosas no suelen estar relacionadas con un cáncer. Pero una secreción lechosa profusa en una mujer que no se encuentra en período de lactancia puede indicar la existencia de un tumor hipofisario y requiere una valoración hormonal completa.

Una secreción purulenta debida a una infección mamaria es unilateral y espontánea, y se acompaña de dolor e inflamación. Habitualmente aparece en mujeres con mastitis puerperal, mastitis de la lactancia o abscesos mamarios. Si hay un absceso, debe practicarse una incisión para drenarlo; también debería hacerse una biopsia de la pared del absceso para descartar un cáncer subyacente. El tratamiento suele consistir en la administración de los antibióticos adecuados (en función de los resultados de un cultivo en laboratorio).

En las mujeres posmenopáusicas, una secreción purulenta o sanguinolenta puede indicar la presencia de un *papiloma intraduc-*

tal (formación celular parecida a una verruga) en un conducto mamario que se erosiona y sangra, de una estasis (estrechamiento) del conducto o, en ocasiones, de quistes.

La *galactorrea*, una alteración observada en mujeres que no están amamantando, puede producir una secreción lechosa espontánea por múltiples conductos en mujeres en edad fértil. Más común tras el embarazo, puede durar uno o dos años, o más. La galactorrea puede desencadenarla una producción excesiva de prolactina, bien directamente desde la glándula hipófisis, bien indirectamente debido a alteraciones endocrinas (hormonales) o a ciertos medicamentos (como los anticonceptivos orales, la marihuana y los tranquilizantes). Una de las causas de esta alteración son los tumores hipofisarios, que pueden aparecer a cualquier edad e incrementan los niveles de prolactina. La alteración no suele ser tan preocupante como parece: a menudo se trata de un pequeño tumor que puede no requerir cirugía. Tienen que valorarlo conjuntamente un endocrinólogo y un neurocirujano. La bromocriptina bloquea la producción excesiva de prolactina. A menudo, la galactorrea grave se asocia con *amenorrea* (cese de la menstruación). El tratamiento suele consistir en antidepresivos tricíclicos, metildopa o anticonceptivos orales.

Tratamiento de la secreción del pezón

Al valorar la naturaleza y la causa de una secreción del pezón, el médico deberá determinar si está causada por una alteración hormonal o por alguna alteración patológica (anormal). La clave puede darla el hecho de colocar una gota de secreción sobre un papel y añadir un compuesto químico llamado guayacol. Si la muestra se vuelve azul, contiene sangre (que puede ser invisible a simple vista). Al igual que con el test de Papanicolau, que sirve para analizar la secreción vaginal, una muestra de la secreción del pezón se coloca sobre un cristal y se remite a un laboratorio para que analicen las células. Aunque esta prueba no tiene una precisión del cien por cien, puede indicar si la secreción contiene células anormales o células cancerosas.

Cuándo preocuparse por la secreción del pezón

- Cuando es persistente y en un solo lado.
- Cuando es espontánea y rezuma sin presionarlo.
- Cuando ocurre a menudo.
- Cuando es sanguinolenta o pegajosa, como la clara de huevo.
- Cuando aparece tras la menopausia y contiene sangre o pus.

A las mujeres mayores de 30 años se les puede solicitar una mamografía para detectar la existencia de un tumor subyacente en el conducto donde se produce la secreción. También puede realizarse un ductograma: el radiólogo inserta un catéter de plástico delgado en el conducto, introduce un colorante y toma una imagen. La técnica parece molesta, pero no lo es: el conducto ya está abierto porque la secreción lo ha ensanchado. El ductograma proporciona un «mapa» visual para localizar la fuente de la secreción.

A continuación puede realizarse un tipo de biopsia mamaria especializada ambulatoria bajo anestesia local. Se realiza una pequeña incisión en el extremo de la aureola, que se abre, se localiza el conducto anormal y se extrae. A veces se requiere la ayuda de una radiografía para localizar el conducto afectado; se introduce un alambre fino por el conducto con la finalidad de localizar la zona concreta que hay que extraer.

En mujeres que ya no se encuentran en edad fértil o en las que están seguras de que no volverán a amamantar, el cirujano puede extraer todos los conductos, en lugar de uno solo, para asegurarse de que no confunde el conducto afectado por otro. Incluso aunque no los extraiga todos, los conductos están tan próximos unos a otros que la extirpación de uno de ellos puede producir lesiones que interfieran en la lactancia con este pecho en el futuro.

Otros problemas del pezón

La *sequedad* o el *escozor en el pezón* no suelen indicar un problema grave, especialmente si el escozor se produce en ambos pezones. Es posible que se deba sólo a sequedad cutánea o a una reacción alérgica al sujetador o a la ropa interior, o bien al detergente utilizado para lavarlos. Durante la pubertad, las niñas a las que les crecen los pechos a menudo sienten escozor a medida que la piel se estira. Aparte de la sequedad cutánea, los científicos no saben qué otras causas pueden producir escozor en los pezones. Si es molesta, es posible calmarla con una loción de calamina u otros fármacos utilizados para tratar el prurito.

Un *pezón descamado* puede ser un signo de la enfermedad de Paget, una dolencia asociada a un cáncer subyacente que cursa con úlceras y descamación de la piel acompañadas de escozor, que a veces se confunde con un eccema. Si un pezón presenta una descamación importante y la lesión parece una úlcera abierta y no se cura con los tratamientos habituales para el eccema, debería consultarse a un médico. Obsérvese que la descamación del eccema suele ser bilateral y que aparece en la aureola *alrededor* del pezón (sin afectar al mismo), mientras que en la enfermedad de Paget, el pezón se descama y se ulcera. Para examinar la piel del pezón en la enfermedad de Paget, se secciona un fragmento de piel y se analiza; también puede realizarse una biopsia mediante la «punción» de una pequeña sección de la piel del pezón. A veces la enfermedad de Paget se asocia a un cáncer en alguna otra zona de la mama y puede extenderse desde el pezón hasta el interior del tejido mamario, una forma más agresiva que la que únicamente afecta al pezón. Su tratamiento consiste en cirugía para eliminar el cáncer, el pezón y la aureola, seguida de una tanda de radioterapia. Si el tumor penetra en la mama, quizás habrá que practicar una mastectomía.

ANOMALÍAS DEL PEZÓN

POLITELIA: PEZONES MÚLTIPLES O SUPERNUMERARIOS

Politelia viene del griego y significa «muchos pezones». Se trata de una anomalía frecuente; se observa en el momento del nacimiento de entre un 1 y un 5 % de la población, y es más frecuente en el lado izquierdo que en el derecho. En los hombres, a veces viene asociada a una ginecomastia (agrandamiento del pecho).

Los pezones múltiples o supernumerarios pueden presentarse con o sin tejido glandular mamario, con o sin aureolas. También puede haber varias mamas completas, generalmente situadas entre el tórax y el ombligo, a lo largo de la «línea de leche» que desciende hasta la ingle, en cada lado del cuerpo. Los pezones supernumerarios suelen aparecer por debajo de los pechos normales, aunque se han descrito en la vulva, el cuello, la espalda y el muslo. Raramente se encuentra una mama extra o una aureola sin pezón.

Un autor de la antigua Roma describió a «una bella mujer, con cuatro pechos en línea y todos producen abundante leche». Ana Bolena, una de las viudas de Enrique VIII, ostentaba la fama de tener múltiples pezones. También se decía que Astarté, la diosa fenicia del amor, tenía varios pechos y pezones. Darwin consideraba que los pezones adicionales constituían un paso atrás hacia los mamíferos con varias mamas de los que proceden los humanos. A menudo los pezones son bastante pequeños y pueden pasar desapercibidos o se pueden confundir con lunares. Normalmente, los pezones adicionales suelen hincharse en función del ciclo menstrual y, en las mujeres lactantes, secretan leche, pero por lo general no producen ninguna molestia, a no ser que la mujer los considere estéticamente desagradables.

Atelia: falta de pezones

La atelia es poco frecuente y por regla general, aunque no siempre, se asocia con la amastia (ausencia de pechos), una malformación congénita extremadamente rara. En casos en los que no existe tejido mamario, el músculo pectoral también puede ser deficiente. La atelia se corrige mediante técnicas similares a las empleadas para la reconstrucción del pezón tras una mastectomía, mediante cirugía plástica y utilizando un injerto del otro pezón o mediante tejido local (injertos) y algún pigmento utilizado en los tatuajes para corregir el color.

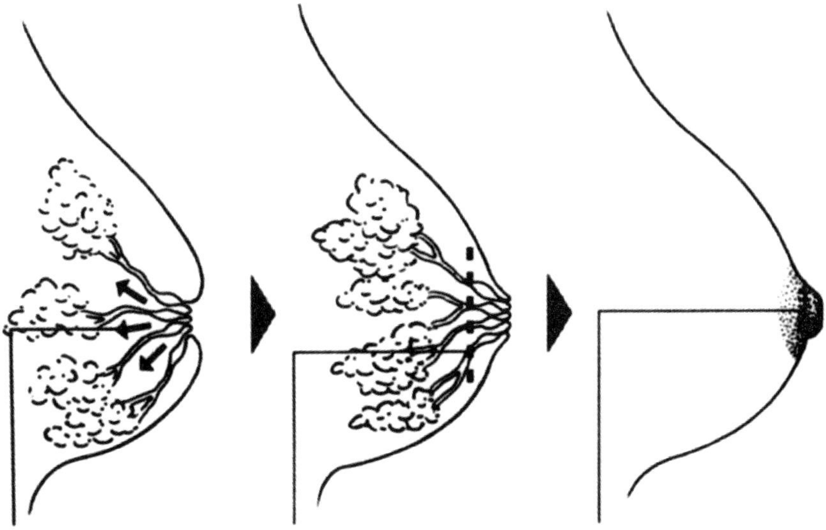

Corrección de un pezón invertido.

PEZONES INVERTIDOS

Un 2 % de las mujeres presenta pezones invertidos. Muchas mujeres se someten a una corrección quirúrgica, no sólo por motivos estéticos, sino también para poder amamantar mejor a sus hijos. Los pezones invertidos pueden ser de origen congénito (presentes en el momento de nacer), pueden aparecer tras una infección mamaria (mastitis), tras una intervención quirúrgica para reducir el volumen mamario, o como consecuencia de las cicatrices producidas por las biopsias. A menudo se invierten porque la cicatriz del tejido los retrae.

La cirugía para corregir la inversión del pezón sólo consiste en liberar el tejido cicatrizado; sin embargo, las intervenciones no siempre tienen éxito, porque puede volverse a producir la inversión. Antes de embarcarse en una cirugía correctiva, es esencial diferenciar un pezón «umbilicado» (que puede extraerse momentáneamente de su posición invertida) de un pezón «invaginado» (que no puede colocarse en posición). El amamantamiento suele ser posible en mujeres con pezones umbilicados, con la suficiente perseverancia y, quizá, la ayuda de un protector del pezón o una bomba de succión. La mujer con pezones invaginados tendrá dificultades en la lactancia, o no podrá amamantar.

Para corregir un pezón invertido, la cirugía permite liberar el tejido fibroso y el sistema de conductos que tiran de él; pero cuando la mujer con pezones invertidos desea amamantar, los cirujanos deben tener cuidado de no lesionar los conductos lácteos.

Pezones bífidos, fisurados o imperforados

Los pezones bífidos, fisurados e imperforados son muy raros y no tienen ningún efecto funcional adverso. En el caso de los pezones bífidos o duplicados, dos pezones comparten la misma aureola. Los pezones fisurados constituyen una forma leve de politelia; el pezón acostumbra a ser pequeño y débil, y puede irritar el paladar del bebé y provocarle el vómito. Es posible remediar esta situación cortando la piel de los bordes por arriba y por abajo. Se ha descrito un caso en el que el conducto lácteo se abría entre los pezones y la mujer no podía amamantar.

Capítulo 4

Detección precoz del cáncer de mama

Aunque produce una angustia comprensible, encontrar un bulto en el pecho no significa tener cáncer, y tener un cáncer de mama no significa necesariamente que haya que practicar una mastectomía, ni es una sentencia de muerte. Hay millares de mujeres que llevan una vida saludable diez, veinte, treinta o más años después de que les extirparan un tumor mamario maligno. Los cánceres de mama que son pequeños cuando se detectan tienen mayor probabilidad de ser curados, puesto que el cáncer se trata antes de que produzca metástasis (se extienda).

La detección precoz es vital

Para detectar precozmente un cáncer de mama, las mujeres mayores de 25 años deberían someterse a una exploración periódica de los pechos por parte de un profesional sanitario con experiencia y tendrían que explorarse sus pechos una vez al mes en busca de cambios extraños. Las mujeres mayores de 50 años deberían realizarse una mamografía (radiografía del pecho) en un *centro acreditado* por lo menos cada dos años.

Al contrario que los nódulos mamarios benignos, los tumores cancerosos pueden invadir y destruir los tejidos circundantes. Las células cancerosas se alejan del tumor y se desplazan hasta lugares distantes, donde forman *metástasis* (cánceres secundarios). Algunos cánceres de mama crecen deprisa y penetran rápidamente en los tejidos circundantes (a veces, en meses, sobre todo entre las mujeres jóvenes), mientras que otros requieren diez, veinte o más años para volverse invasores. Un porcentaje pequeño de cánceres no se extiende nunca.

MANERAS DE DETECTAR UN CÁNCER DE MAMA

El cáncer de mama puede detectarse mediante:

- una autoexploración mamaria (AEM);
- una exploración médica periódica por parte de un profesional sanitario;
- una mamografía.

La combinación de una exploración médica, la «vigilancia mamaria» o autoexploración por parte de la propia mujer y la mamografía detectan la mayor parte de los cánceres. Las mujeres acostumbran a descubrir el cáncer de mama cuando se palpan un bulto o un endurecimiento.

La incidencia del cáncer de mama (el número de casos nuevos detectados cada año) aumenta *progresivamente* a medida que la edad va avanzando. Entre las mujeres de menos de 40 años, un 70 % de los nódulos son benignos, pero a los 70 años, casi las tres cuartas partes de los nódulos biopsiados resultan ser cancerosos. Las mujeres que padecen cáncer en un pecho tienen mayor riesgo de presentar malignidad en el otro.

Para detectar precozmente el cáncer y reducir el riesgo, se aconseja a las mujeres que se exploren sus pechos cada mes y que se sometan a exploraciones médicas periódicas. Las mayores de 50 años deberían realizarse una mamografía cada dos años.

La nudosidad y la hinchazón mamaria que presentan muchas mujeres, especialmente antes de la menstruación, *no* son cáncer. Las hinchazones o pequeños bultos alrededor del pezón, llamados glándulas de Montgomery (véase el capítulo 1), tampoco son signos de cáncer. Sin embargo, un bulto, un endurecimiento o un

SEÑALES DE ALERTA DEL CÁNCER DE MAMA

- Nuevo bulto o un aumento de la densidad del tejido mamario al palparse el pecho.
- Cambio de tamaño, de forma o del contorno de un pecho o de un pezón.
- Inversión del pezón.
- Descamación de la piel del pezón.
- *Eritema* cutáneo (enrojecimiento), engrosamiento o ulceración.
- Bulto o hinchazón en la axila.
- Dolor mamario localizado persistente (un signo poco frecuente de cáncer de mama).
- Aparición de arrugas u hoyuelos en la piel del pecho.
- Secreción sanguinolenta espontánea por el pezón (raro).

cambio obvio, *nuevo* o *raro* en uno o en ambos pechos, tendría que ser motivo de exploración médica. Una hinchazón en la axila también puede ser un signo ocasional de cáncer y tendría que comunicarse al médico.

EXPLORACIÓN MAMARIA POR PARTE DE UN PROFESIONAL SANITARIO

Aunque se pueden pasar por alto algunos cánceres, la exploración mamaria periódica, realizada de manera completa por un profesional sanitario cualificado, es crucial para la detección precoz del cáncer. Deberían explorarse los pechos como parte de la revisión rutinaria del médico de familia, del ginecólogo o de cualquier otro profesional sanitario, especialmente después de los 50 años. Pero algunas mujeres se muestran reticentes a que les exploren el pecho, quizá por el propio miedo de que les encuentren un cáncer. Y no todos los médicos se sienten cómodos palpando el pecho de las mujeres para buscar anomalías. En el clima de confrontación actual, algunos médicos pueden tener miedo de que una exploración mamaria invada la intimidad de la mujer o sea motivo de una acusación de abuso sexual. Algunos de ellos no están preparados para ello o no son partidarios de explorar los pechos de las muje-

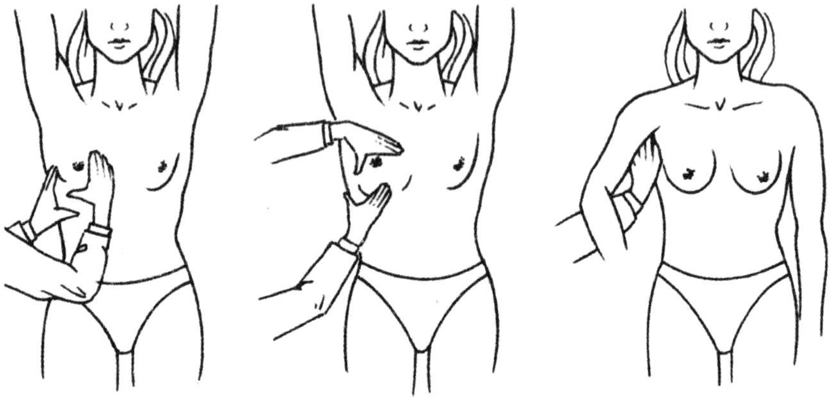

Exploración clínica del pecho.

En una exploración clínica del pecho, un profesional sanitario palpa los pechos de una manera sistemática y consistente.

res. Es posible que hayan tenido poca formación médica en este campo, y puede que no palpen el pecho de manera completa.

Sin embargo, la palpación mamaria (exploración manual) no es infalible; algunos cánceres muy grandes y difusos pueden pasar totalmente desapercibidos a la exploración manual, incluso aunque la realicen médicos experimentados. Un equipo de investigación norteamericano encontró que la exploración física sólo identificaba correctamente un 58 % de los quistes palpables. Otros investigadores documentan una sorprendente falta de acuerdo entre los exploradores con experiencia en relación con los hallazgos físicos.

La edad también desempeña su papel. La posibilidad de que un nódulo sea un cáncer en una mujer menor de 25 años es muy pequeña; además, también es más difícil detectar un cáncer en el tejido denso de una mujer joven. Cerca de la menopausia, o después de ella, los pechos se vuelven más grasos y menos densos, lo que facilita la detección de nódulos cancerosos y permite identificarlos mediante las mamografías.

Las mujeres que piensan que no se les exploran de manera regular y adecuada los pechos, pueden consultar con otro médico, pueden acudir a un centro ginecológico o de diagnóstico, o bien solicitar una visita con el especialista.

Mamografías

Si la exploración física de los pechos revela un cambio sospechoso, el paso siguiente es la mamografía (radiografía de los pechos) para decidir la necesidad de practicar una biopsia. En la actualidad, la mamografía es el método más adecuado para detectar un cáncer de mama de manera precoz. Junto con la exploración física, es la manera estándar para buscar un cáncer de mama.

Sin embargo, a pesar de que existe mayor riesgo, menos de la mitad de las mujeres norteamericanas de más de 50 años se realizan las mamografías recomendadas. Evitan realizarse mamografías porque piensan que es una técnica que les producirá daño, o que los rayos X «viajarán por su cuerpo y les producirán una lesión» (véanse los capítulos 5 y 6, donde se describen más detalles sobre la mamografía).

¿Por qué deberíamos hacernos la autoexploración mamaria?

Muchos cánceres de mama (aproximadamente el 75 %) todavía los detectan las mismas mujeres. Las mujeres se conocen sus pechos mejor que nadie, de modo que tienen mayor probabilidad de observar un cambio. Algunas mujeres siempre notan cierta nudosidad, que es su textura mamaria «normal», pero a pesar de ello pueden observar un aspecto o un «tacto» distinto o nuevo. Ocasionalmente, el cáncer de mama se descubre porque duele; sin embargo, más que una regla, esto constituye la excepción. Lo habitual es que un nódulo canceroso no produzca ninguna señal hasta que la mujer o el médico que la examina lo perciban o hasta que se observe en una mamografía.

La clave del éxito de la autoexploración mamaria consiste en notificar inmediatamente cualquier cambio. Naturalmente, descubrir un bulto nuevo puede hacer temblar de miedo a una mujer. Puede buscarse y notar el bulto sospechoso una y otra vez, para ver si se trata de su imaginación o si realmente está ahí. Algunos estudios demuestran que las mujeres, a menudo, tardan un tiempo en comunicar la presencia de un bulto a su médico (a veces, unas cuantas semanas), lo que ocurre no tanto por negligencia o ignorancia como por la aprehensión de que pueda tratarse de un cáncer.

A las mujeres que se detectan un bulto puede ayudarles recordar que la mayoría de las anomalías mamarias estudiadas resultan *no* ser un cáncer. «Como medida tranquilizadora —comenta un cirujano especialista en mamas— y para animar a las mujeres a que acudan deprisa a su médico para consultarles un problema de mama, les recuerdo que, de todos los nódulos que biopsiamos, la mayoría son cambios benignos, no cancerosos.»

La autoexploración mamaria (AEM) puede ser una valiosa ayuda para la exploración mamaria llevada a cabo por un profesional y para la mamografía en la detección precoz del cáncer, pero sólo si la mujer notifica rápidamente los cambios que encuentre. A muchas mujeres, la autoexploración les da una sensación de dominio sobre su cuerpo y les ayuda a reducir la ansiedad. Las que lo hacen esporádicamente (los «abandonos» de la AEM) dicen que se olvidan, que lo consideran problemático o que temen encontrar un bulto.

La gran ventaja de la AEM radica en llegar a saber cómo son los pechos normalmente, de modo que se nota cualquier cambio. A veces, la AEM descubre un cáncer que aparece entre las exploraciones médicas o las mamografías. Y puesto que muchas mujeres no se realizan chequeos médicos con suficiente periodicidad, la AEM resulta una herramienta de detección especialmente valiosa. Es un chequeo que se aprende fácilmente y se realiza una vez al mes; las mujeres utilizan las manos y los ojos para detectar cambios mamarios. *Debe* hacerse correctamente y la mejor manera de aprenderlo es con la ayuda de un profesional sanitario.

¿Por qué el entrenamiento en AEM es una buena idea?

Muy a menudo, la AEM se hace mal e incluso puede conducir a una falsa sensación de seguridad, de modo que el ritual mal hecho hace que la mujer no acuda a las revisiones médicas adecuadas. Por tanto, debería aprenderse con un profesional sanitario experimentado que asegure que se hace correctamente. Un estudio descubrió que incluso media hora de entrenamiento en AEM mejoraba enormemente la habilidad para detectar pequeños cánceres.

Aunque todavía no se ha demostrado claramente que la AEM reduzca la tasa de muerte por cáncer de mama, los principales estudios que se están llevando a cabo aportarán pruebas científicas más concluyentes sobre su valor para alargar la vida. Recientemente, un estudio conjunto de la Universidad de Toronto y del Mama Program de Helsinki ha demostrado que se produce un índice menor de mortalidad por cáncer de mama entre las mujeres que practican la AEM que entre las que no la practican. El estudio Toronto-Helsinki realizó el seguimiento de un grupo de 29.000 mujeres finlandesas para ver si aparecía cáncer de mama. Los resultados demostraron que había una mortalidad menor entre las que practicaban la AEM, independientemente de la edad, presumiblemente porque encontraban el cáncer en una etapa más precoz y más susceptible de ser tratado. Otro estudio reciente también mostró una reducción del índice de mortalidad entre las mujeres que hacían correctamente su AEM.

Cómo hacer la AEM

La AEM implica la observación visual y palpar todas las zonas del pecho con los pulpejos de los dedos, ejerciendo presión mediante un movimiento rotatorio. Se realiza regularmente cada mes, en la misma época (preferiblemente, entre siete y diez días antes de que termine el período). Las mujeres posmenopáusicas pueden hacerse la AEM el primer día de cada mes. La primera vez que se realizan una AEM, muchas mujeres se quejan de que se encuentran muchos bultos y nódulos en los pechos y que no pueden hallar la diferencia entre lo que es «normal» y lo que es «anormal». La primera vez que se detecta nudosidad mamaria, o si ésta preocupa a la mujer, siempre tendría que explorarla un médico. La clave consiste en distinguir cualquier nuevo bulto de la nudosidad habitual y la mejor manera de aprender lo que es normal *para una mujer* consiste en familiarizarse totalmente con sus pechos. «La rapidez y la facilidad con que las puntas de los dedos pueden reconocer algo nuevo resulta maravillosa», explica una mujer. Hay que acordarse de *notificar cualquier cambio*, gradual o súbito, al médico de cabecera o a otro profesional sanitario.

Los pasos clave en la AEM

Primera fase: buscar cambios

Ponerse de pie, desnuda, a medio metro de un espejo, con las manos en los costados, para examinar el contorno de cada pecho; hay que buscar alguna asimetría, distorsión, hinchazón, desigualdad o enrojecimiento. Si la mujer siempre ha tenido diferencias en el tamaño y en la forma de los pechos, ése es su patrón de normalidad.

Hay que buscar:

- asimetrías (una nueva diferencia entre ambos pechos);
- hinchazón;
- secreción por el pezón;
- descamación cutánea, especialmente alrededor del pezón;
- hoyuelos o arrugas en la piel;
- manchas rosadas o rojizas persistentes;
- retracción o inversión del pezón.

Con las manos en las caderas, flexionar los hombros hacia adelante y continuar mirando los pechos y la piel, como antes. Los dos pechos y los dos pezones deberían reaccionar al movimiento de la misma manera, sin que la piel se arrugue o se hunda. A continuación, se levantan las manos por encima de la cabeza, se colocan detrás de las orejas, y se vuelven a buscar los mismos cambios.

Si se observa alguna secreción espontánea sin apretar el pezón, o si la secreción aparece en otro momento del mes, hay que consultar a un médico.

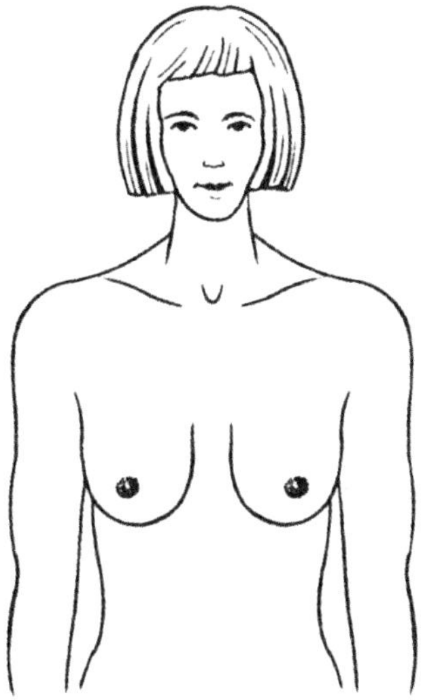

1. Observa tus pechos
en un espejo.

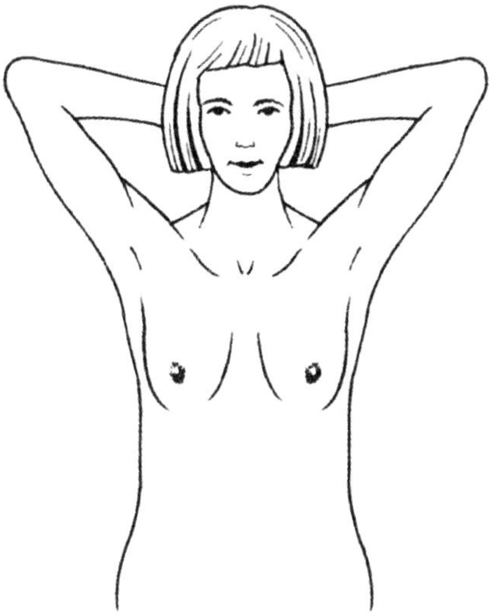

2. Levanta los brazos
por encima de la cabeza.

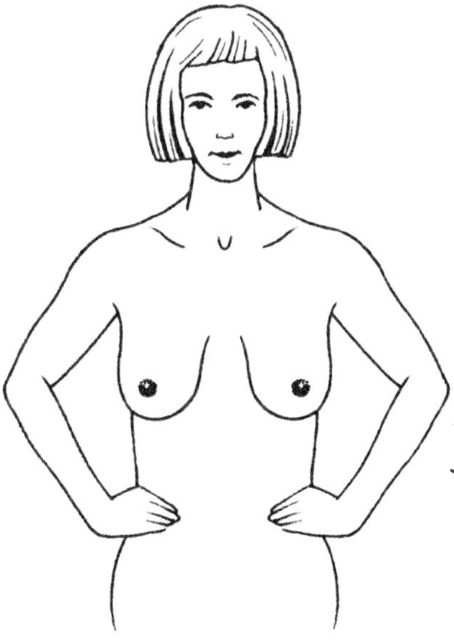

3. Apoya con fuerza
las manos en la cintura.

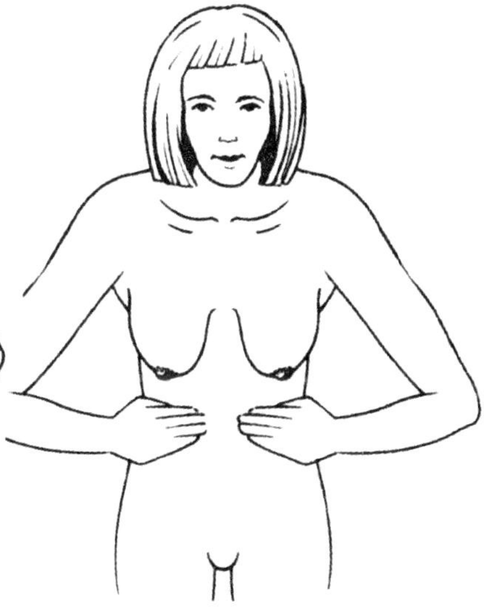

4. Empuja los hombros
hacia adelante.

Autoexploración: fase 1.

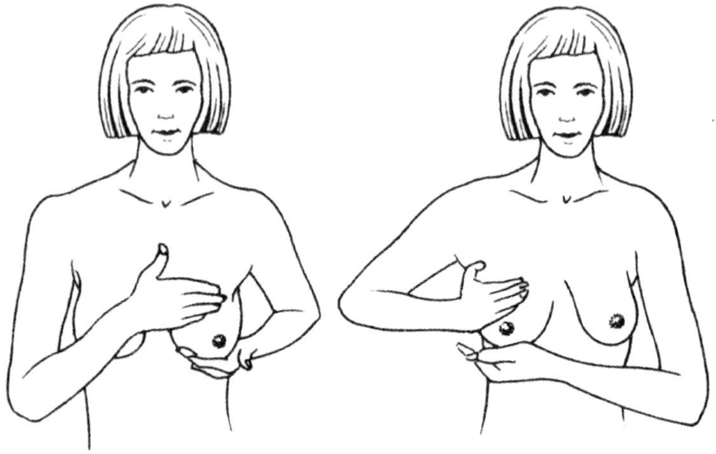

1. Cógete el pecho izquierdo y pálpalo suavemente con los dedos de la mano derecha.

2. Cógete el pecho derecho y repite la palpación.

Autoexploración mamaria: fase 2.

Segunda fase: palpar los pechos estando de pie

Todavía de pie, frente al espejo, hay que palpar cada pecho cuidadosamente con las puntas de los dedos, con un movimiento rotatorio, para comprobar si una zona del pecho presenta más nudosidad que otra. A continuación, se levanta el brazo izquierdo y con las puntas de los dedos de la mano derecha se palpa el pecho izquierdo y la zona circundante; luego se invierte el proceso. Una loción o algunos polvos pueden ayudar a que los dedos se deslicen más fácilmente sobre la piel; a algunas mujeres les gusta hacerlo mientras están enjabonadas, en la ducha. Entonces puede notarse cualquier hinchazón o cualquier bulto subcutáneo anormal bajo la piel. Algunas mujeres lo hacen buscando de arriba a abajo; otras, en sentido circular. La cuestión crucial consiste en buscar por todo el pecho. También hay que buscar bultos en la axila. A veces, el primer signo de cáncer es un ganglio agrandado en la axila. Si se halla un bulto en esta zona, hay que pedir a un médico que lo explore.

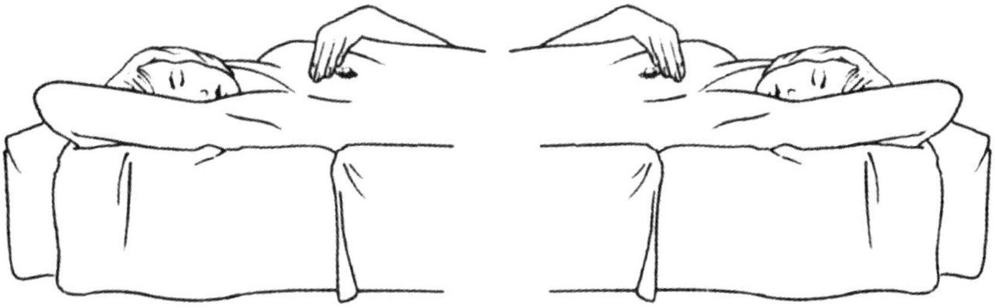

1. Acostada y con la mano derecha debajo de la cabeza, pálpate el pecho derecho con los dedos de la mano izquierda.

2. Repite la operación con el pecho izquierdo.

Autoexploración mamaria: fase 3.

Tercera fase: palpar los pechos estando acostada

Hay que estirar el brazo derecho y doblar el codo por detrás de la cabeza. Con las puntas de los dedos de la mano izquierda, se examina el pecho derecho desde la punta del pezón en círculos cada vez más grandes hasta el contorno del pecho y, luego, hacia el esternón, el hombro y la axila. Los dedos se mueven ligeramente hacia adelante y hacia atrás, en busca de irregularidades. Si los pechos son voluminosos, hay que poner especial cuidado en explorarlos totalmente. Se repite la operación en el lado contrario.

La AEM no debe hacerse nunca de manera apresurada. Incluso las mujeres con pechos pequeños deberían dedicar algunos minutos a explorar cada pecho una vez al mes.

Junto con las exploraciones médicas periódicas y las mamografías, la autoexploración mamaria puede aumentar las posibilidades de descubrir precozmente un cáncer de mama. Pero obsérvese que se requieren *las tres exploraciones* (la AEM, la exploración clínica y la mamografía). Aunque las mamografías son la única manera de identificar los tumores que resultan demasiado pequeños para palparse, pueden pasar por alto otros tipos de cáncer. Es posible que la mamografía muestre un pecho normal, incluso aunque se palpe claramente un bulto, y esto ocurre bastante a menudo. Por tanto, *nunca* hay que dejar de hacer una biopsia cuando en la AEM o en la exploración clínica se halla un nódulo sospechoso. En caso de preocupación, hay que buscar una segunda opinión o insistir en la necesidad de realizar una biopsia.

Incluso aunque la mamografía sea negativa, los bultos sospechosos identificados por la mujer o mediante la exploración clínica normalmente tienen que biopsiarse.

Se puede obtener mayor información sobre la AEM a través de la sociedad local contra el cáncer de mama; asimismo, algunas farmacias y compañías farmacéuticas proporcionan información y folletos que explican cómo realizar la AEM paso a paso.

ELOGIO DE LA AUTOEXPLORACIÓN MAMARIA

- La AEM es sencilla, una vez que se ha aprendido.
- Se aprende rápidamente, si la explica un experto.
- Es gratuita.
- Depende del control de la propia mujer.
- No requiere ningún equipo especial.
- No es invasora.

Capítulo 5

¿Qué sucede si un nódulo parece sospechoso?

Si una mujer descubre un nuevo nódulo o un endurecimiento en uno de sus pechos, debería comunicarlo rápidamente a su médico de cabecera o acudir a la clínica ginecológica más cercana para buscar consejo y una exploración más exhaustiva.

Es recomendable acudir con una amiga o una familiar, como «segundo par de orejas», como ayuda para recordar lo que dicen, puesto que, naturalmente, la mujer no sólo estará ansiosa, sino que se verá bombardeada por mucha información nueva. Le pueden sugerir que se realice algunas pruebas especiales como, por ejemplo, una mamografía o una ecografía, y es posible que la refieran a un cirujano o a un especialista en mamas.

En caso de encontrar un bulto, ¡no alarmarse!

En primer lugar, y ante todo, hay que recordar que un nódulo en un pecho no significa necesariamente que exista cáncer. La mayor parte de los nódulos mamarios que se biopsian *no* son cáncer, sino que responden a cambios benignos (no cancerosos). Lo mejor es tomárselo con optimismo y cautela hasta que se disponga de los resultados de las pruebas y no haya un diagnóstico firme. Si es benigno, la mujer puede dejar de preocuparse; si se trata de un cáncer, hay que empezar a luchar contra él.

¿A QUIÉN CONSULTAR SOBRE UN NÓDULO EN EL PECHO?

Los médicos de familia, los ginecólogos o las enfermeras suelen ser los primeros profesionales sanitarios a quienes las mujeres consultan sobre sus anomalías mamarias. El médico de familia puede referir a la mujer al cirujano o al especialista en mamas. «Si el médico no está muy familiarizado con las enfermedades del pecho —aconseja un especialista en mamas—, hay que solicitar una visita con el especialista.» Actualmente hay muchos especialistas y centros de diagnóstico expertos en cáncer, de modo que se puede tratar de buscar uno cercano. Algunas ciudades y poblaciones menores cuentan con centros de chequeo y clínicas de diagnóstico que constituyen un buen punto de partida. Los hospitales, las facultades de medicina y las autoridades sanitarias locales también pueden proporcionar una lista de especialistas en problemas de mama.

DECIDIR SI UN NÓDULO ES UN CÁNCER

Sólo con la palpación no se puede saber si un bulto es un cáncer o una alteración benigna, como un quiste inofensivo. Los médicos tratan de diferenciar los nódulos «definidos» o diferenciados de la nudosidad mamaria generalizada. Pero decidir si realmente se trata de un bulto definido entre el tejido glandular mamario, puede ser difícil. Las masas benignas (nódulos) suelen tener bordes suaves y son móviles (no fijos, sino desplazables), pero no siempre es así. La única manera de estar seguros es realizar una exploración adicional con una mamografía, una ecografía y quizá, finalmente, una biopsia para tomar una muestra de tejido de la zona sospechosa y examinarlo con el microscopio (véanse los capítulos 8 y 9, donde se proporcionan más detalles sobre las biopsias).

La ausencia de dolor es una característica, pero no es un signo dependiente del cáncer. Los bultos que son duros y carecen de bordes definidos *sugieren* cáncer, al igual que los que están fijos en la piel, pero tampoco se trata de indicadores fiables.

OTRAS PRUEBAS PARA DESCARTAR NÓDULOS

Si hay un bulto, un endurecimiento u otra anomalía mamaria, el paso siguiente suele ser realizar una mamografía y una visita al cirujano de mama para determinar la necesidad de practicar una biopsia. Aunque las pruebas o la intervención se retrasen un poco, esto no debería ser motivo de pánico. Incluso aunque se trate de un cáncer, problablemente el tumor habrá estado creciendo de manera silenciosa durante años y un retraso de algunos días o de unas pocas semanas no afectará al resultado. Si la zona sospechosa sugiere que se trata de un quiste con líquido, el médico puede aspirarlo (drenarlo) en el consultorio con una aguja delgada. También puede practicarse una biopsia con aguja de un nódulo sólido —extracción de muestras de tejido para ser examinadas— (véase el capítulo 8).

LA MAMOGRAFÍA PUEDE PROPORCIONAR LA CLAVE

Las mamografías complementan la exploración física: algunos nódulos que no pueden palparse son visibles en la mamografía y algunos nódulos que se palpan con la mano no aparecen en ella. Hasta un 15 % de los cánceres palpables tienen un aspecto normal en las mamografías. El objeto de este tipo de pruebas no es sólo caracterizar y localizar con precisión el nódulo, sino también encontrar otros cánceres ocultos que podrían estar presentes en el pecho. Los cánceres múltiples no son raros y los cánceres simultáneos en ambas mamas constituyen un 3 % de los casos (cerca del 65 % de ellos se detecta únicamente mediante una mamografía).

Si la combinación de una exploración clínica y la mamografía no proporciona suficiente información para decidir si un nódulo es canceroso, se requiere una biopsia para tomar una muestra de tejido de la zona sospechosa y examinarla. Sólo la biopsia puede confirmar si un bulto es benigno o maligno. En el pasado, cuando las biopsias tenían que realizarse con cirugía abierta, los cirujanos a menudo dudaban de si debían someter a las mujeres a una operación para biopsiar los nódulos «grises» que probablemente eran benignos. Sin embargo, en la actualidad existen técnicas de biopsia especiales, como la aspiración con aguja fina, que permiten obtener muestras de tejido sin necesidad de realizar una intervención quirúrgica (véase el capítulo 8).

NO HAY QUE RECHAZAR NUNCA UNA BIOPSIA DE UN NÓDULO SOSPECHOSO

«*No* hay que descartar la necesidad de investigar más y realizar una biopsia ante un hallazgo sospechoso, como un nódulo claramente palpable o un cambio asimétrico en el pecho —aconseja un experto en cáncer canadiense—. No hay que ignorar nunca un nódulo preocupante que haya identificado la mujer o el médico, incluso aunque la mamografía sea negativa. A pesar de que, en algunos casos, la probabilidad de que un nódulo sea un cáncer es bajísima, *nunca* es igual a cero. Cualquier método diagnóstico distinto de la biopsia no es más que una suposición.»

Para evitar pasar por alto un cáncer, incluso aunque el médico diga que «no hay motivo para preocuparse» y la mamografía sea clara, la mujer nunca debería ignorar su propia inquietud frente a un nódulo.

El mensaje final es que si la mujer piensa que hay alguna cosa que no anda bien, debería presionar para que le hagan más pruebas, incluso aunque los médicos minimicen el riesgo. «Si la mujer nota algo extraño —alerta un reconocido especialista norteamericano—, hay que hacer una biopsia, sea cual sea la opinión del médico. A menudo, la mujer está segura de que tiene un bulto, el cirujano está convencido de que no lo tiene y, uno o dos años más tarde, el nódulo aparece en la mamografía.» Es posible que la mujer piense que el médico no prestó suficiente atención. «Pero —continúa el experto— quizá la paciente —que, al fin y al cabo, se nota los pechos por dentro y por fuera, mientras que el médico sólo los palpa por fuera— *sienta* que pasa algo. En caso de duda, hay que buscar una segunda opinión. Si la paciente está equivocada, se tranquilizará; si tiene razón, puede ganar unos años de vida. Una biopsia es una intervención quirúrgica menor, de bajo riesgo y beneficios potenciales elevados.»

Los cirujanos explican qué hay que esperar

Antiguamente, antes de que las mujeres se sometieran a una biopsia de un nódulo, se les decía que, si el examen rápido de una sección congelada por parte del patólogo mostraba signos de cáncer en el tejido mamario, les practicarían una mastectomía «de una vez», aprovechando la misma anestesia. Actualmente, para asegurar una interpretación más precisa y decidir el mejor tratamiento, a las mujeres con nódulos mamarios se les suele practicar una técnica en «dos etapas»: en primer lugar, una biopsia para obtener una muestra y determinar la anormalidad en busca de cáncer; posteriormente, una o dos semanas más tarde, si *es* un cáncer, se realiza la intervención quirúrgica y los demás tratamientos.

«Es mejor explicar con detalle las pruebas y los tratamientos de antemano —comenta un cirujano— porque reduce la ansiedad, desmitifica la situación y permite que la mujer sepa a lo que se expone. Para empezar, si no estoy seguro de que el bulto es un cáncer, le explico a la mujer que debe biopsiarse el nódulo, a menudo mediante una biopsia por punción, que no requiere ni cirugía ni hospitalización. Si llega lo peor y *es* un cáncer, entonces discutiremos las opciones de tratamiento.» Informar con detalle a las pacientes puede reducir el terror al cáncer y les permite tomar parte en las decisiones, aumenta su sensación de control y reduce la sensación de desamparo.

Y ¿luego?

Si la biopsia demuestra que se trata de un cáncer, el paso siguiente es la cirugía. La cirugía actual para el cáncer de mama ya no significa necesariamente la realización de una *mastectomía* (extracción total del pecho), sino que a menudo se limita a una nodulectomía (extracción del nódulo y del tejido circundante) y a la extracción de algunos ganglios linfáticos axilares para ver si muestran signos de malignidad. «Practicamos una disección axilar para quitar algunos ganglios linfáticos —explica un cirujano—, puesto que ésta continúa siendo la mejor guía para determinar la fase en que se encuentra el cáncer.» Determinar la fase de la enfermedad significa establecer la extensión y el grado del cáncer para decidir el mejor tipo de terapia.

Tras la cirugía, según la fase y la extensión del cáncer, la mayoría de las mujeres también reciben una terapia coadyuvante (adicional), ya sea radioterapia, quimioterapia, terapia hormonal o bien una combinación de ellas; habitualmente las administra un oncólogo (especialista en cáncer).

Entender lo que significan la cirugía y las demás terapias, cuáles son las expectativas, por qué, durante cuánto tiempo y los efectos indeseables esperados ayuda a las mujeres a adaptarse al hecho de que pueden tener un cáncer. Actualmente, las mujeres están teniendo un papel cada vez más importante en la toma de decisiones sobre su tratamiento y participan en las discusiones del equipo médico.

¿Segundas opiniones?

Algunas mujeres se sienten incómodas con las pruebas o los tratamientos sugeridos, no se sienten suficientemente informadas, o no entienden las posibles opciones. Para ellas, una segunda opinión puede resultar útil. En su libro *Dr. Susan Love's Breast Book,* la doctora Susan Love, de la Harvard Medical School, sugiere que si las mujeres piensan que menosprecian o insultan a su médico por solicitar una segunda opinión, no deberían sentirse así. «Es su cuerpo y su vida, y están buscando la información más precisa sobre lo que puede ser una situación de vida o muerte. La mayoría de los médicos no se ofenderán, y no hay que intimidarse si alguno se molesta. Si lo desean, tienen que pedir al médico de familia, al cirujano o a otro especialista que les refiera a otro profesional sanitario.»

Capítulo 6

Imágenes del pecho

Se pueden obtener «imágenes» del pecho mediante distintos procedimientos con la finalidad de revelar su estructura interna y buscar signos de cáncer. Los métodos modernos de imagen incluyen la mamografía (rayos X), ecografía (ultrasonidos), TAC (tomografías, imágenes de rayos X, «corte a corte») y RMN (resonancia magnética nuclear). Los métodos que antaño fueron populares —como la *termografía* (visualización del calor) y la *visualización luminosa*— ya se descartaron hace mucho tiempo.

Mamografía

Las mamografías continúan siendo la herramienta de diagnóstico por la imagen más adecuada y utilizada para detectar cáncer de mama, incluso aunque pasen por alto entre el 10 y el 15 % de las alteraciones malignas. El objetivo de la mamografía no es sólo valorar un nódulo que ha descubierto el médico o la propia mujer, sino buscar anomalías escondidas que no pueden detectarse manualmente.

Una mamografía es una radiografía especial del pecho: *mamo* significa «pecho» y *grafía*, «retrato». Las mamografías miran *dentro* o «muestran una imagen» del tejido blando mamario, lo que permite al radiólogo detectar cualquier cosa anormal. La mamografía puede registrar los nódulos pequeños —de 0,5 cm de diáme-

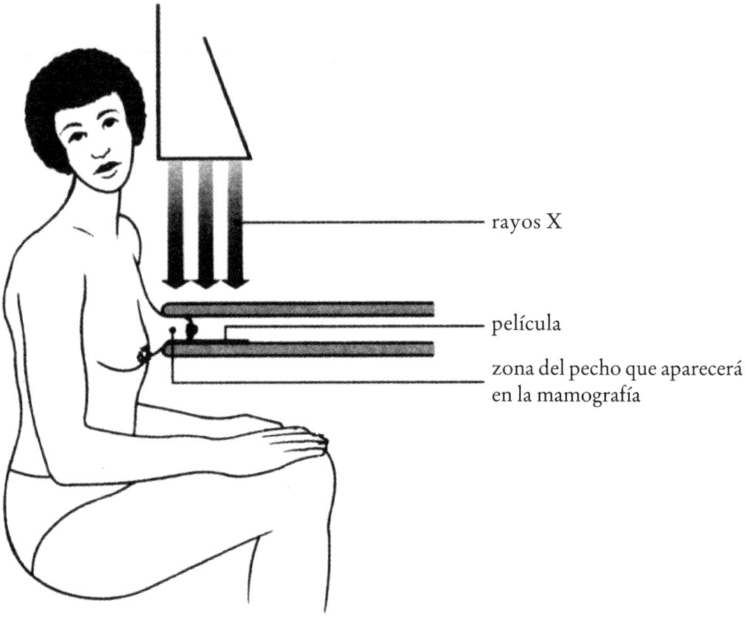

Hacerse una mamografía.

tro e incluso menos—, mientras que los bultos que son palpables suelen medir, como mínimo, 1 cm. Las mamografías también pueden detectar pequeñas «microcalcificaciones» que son incluso menores y pueden ser señales de alerta del cáncer.

Hacerse una mamografía

Hacerse una mamografía significa apretar el pecho momentáneamente entre dos placas (una de las cuales contiene la película) con la finalidad de comprimir el tejido y obtener una imagen radiográfica más nítida. Todo el proceso sólo requiere unos minutos. Normalmente se hacen dos de cada pecho. Hay que tomar precauciones en las mujeres con implantes mamarios.

Aunque tener que hacerse una mamografía puede causar cierta aprehensión, también debería generar la confianza de que, si hay un cáncer, podrá iniciarse enseguida el tratamiento. Algunas mujeres consideran muy molesta la compresión necesaria para conseguir una imagen radiográfica clara; sin embargo, la mayoría considera que las molestias son soportables y cada radiografía sólo dura unos segundos. Aparte de que se siente cierta presión transitoria mientras se comprimen los pechos, hacerse una mamografía no es demasiado angustioso: ¡muchas otras pruebas médicas son peores! Algunos radiólogos piden a la paciente que decida: «¿Podemos ejercer un poco más de presión para obtener una imagen mejor?». Y muchas pacientes responden: «Sí». Este breve examen puede salvar el pecho o, incluso, la vida.

¿Cómo detecta el cáncer una mamografía?

En una imagen de rayos X, los bultos mamarios benignos acostumbran a aparecer uniformes, redondeados y de bordes definidos; pueden presentar un «halo» de tejido graso circundante. Por contra, los nódulos cancerosos a menudo tienen una forma irregular, quizá con espículas o hebras; parecen más densos en el centro y pueden estar moteados por calcificaciones en su interior o alrededor de ellos. Para el ojo del radiólogo experto, estos cambios revelan o sugieren la presencia de cáncer.

¿Es segura la mamografía?

El equipo utilizado en las unidades de mamografía modernas y bien dotadas ha reducido enormemente las dosis de radiación, de manera que el riesgo debido a la cantidad de radiación se considera despreciable. Los modernos aparatos de rayos X liberan dosis minúsculas de radiación X, y los rayos *no* se quedan en el organismo.

Cuando las mujeres llegan a la edad en la que son más vulnerables al cáncer de mama, también son mucho menos propensas a los riesgos generados por las radiaciones. En las mujeres menores de 30 años, los médicos se preocupan por los peligros de la radiación (porque los pechos jóvenes son más vulnerables a la radiación y a futuros cánceres) y se plantean si hacer mamografías es realmente esencial.

Obtener la mejor mamografía

Puesto que la calidad de las mamografías, la nitidez de la imagen radiológica y la experiencia de los radiólogos varían enormemente, lo mejor es hacerse la mamografía en un centro de confianza. Los mejores son los que se dedican sólo al diagnóstico de enfermedades relacionadas con las mamas. En Canadá, están acreditados por la Canadian Association of Radiologists o su equivalente norteamericana. Para asegurarse de que la mamografía cumple los criterios estrictos, el American College of Radiology (ACR) inició un programa de acreditación voluntaria en 1987 y la Canadian Association of Radiologists (CAR) hizo lo mismo. Para ser merecedores del «sello de aprobación» de cualquiera de las dos asociaciones, los radiólogos, sus técnicos y su equipo deben cumplir unos estándares de calidad elevados, que se revisan cada tres años. Actualmente, la acreditación de la CAR es voluntaria; sin embargo, en Estados Unidos la acreditación es obligatoria. Si el hospital o el centro de radiología no están acreditados, se puede preguntar sobre la antigüedad del equipo, si sólo se utiliza para realizar mamografías, la cantidad de radiación empleada en cada imagen y quién la interpreta. Los radiólogos que interpretan las radiografías de mama para detectar cambios malignos tienen que tener una formación considerable y experiencia para detectar pequeñas desviaciones de la normalidad. Hay que tener el ojo bien adiestrado para detectar cánceres pequeños, difuminados o raros, especialmente en pechos densos o pequeños.

La mamografía tiene sus límites

Las mamografías sólo muestran la porción de la mama que puede comprimirse entre los platillos de rayos X. En los pechos que son muy glandulares o densos, es posible que los cánceres no se diferencien del tejido mamario normal y puede ser difícil detectarlos. Un tumor similar en el tejido graso será más fácil de ver. Éste es un motivo por el que la mamografía es mejor para detectar cáncer en el pecho de las mujeres mayores, en las que la grasa ha reemplazado al tejido glandular.

LAS VENTAJAS DE LA MAMOGRAFÍA

- Es la herramienta de detección precoz más al alcance para detectar un cáncer de mama.
- Puede señalar la presencia de puntos muy pequeños y precoces no palpables.
- A menudo, las mamografías pueden detectar cánceres de mama mucho antes de que se noten mediante una palpación.

LAS DESVENTAJAS DE LA MAMOGRAFÍA

- Puede proporcionar un resultado «falso positivo» que sugiera que un nódulo inocuo es canceroso, lo que produce ansiedad y una biopsia quirúrgica innecesaria. A algunas mujeres les han practicado varias biopsias por nódulos benignos basándose en lo que sugería una mamografía (sin embargo, con la exploración física de la mama sucede lo mismo).
- No es infalible al cien por cien y no detecta todos los cánceres de mama. Algunos cánceres que se palpan manualmente no aparecen bajo los rayos X.
- Puede haber «falsos negativos» que indiquen que no hay cáncer cuando sí existe, a menudo porque el cáncer no resalta sobre un fondo de tejido denso, o porque los radiólogos interpretan incorrectamente la imagen.
- En teoría, existe un pequeño peligro debido a la radiación, que depende de la dosis y del tipo de equipo utilizado.
- La técnica puede molestar durante un período breve y generar ansiedad.
- Puede proporcionar una falsa sensación de seguridad, de manera que las mujeres ignoran o no comunican los cambios observados entre las mamografías.

Aunque una característica de los cánceres es que tienen los bordes irregulares y con aspecto radiado, no todos se muestran así. A pesar de que la mayoría de los cánceres tienen características reconocibles, algunos resultan engañosos y parecen quistes benignos o fibroadenomas. Cuando una mujer presenta un nódulo «sospechoso», quizá requiera algo más que la doble exploración habitual. Tal vez haya que aumentar de manera especial el nódulo para conseguir una imagen más clara. Una imagen con mayor radiación ayuda a detectar cambios cancerosos. Algunas veces, los cánceres que pasan desapercibidos a los rayos X se detectan en las ecografías (véase más adelante).

Por el momento no existe una manera estandarizada ni acordada para expresar los cambios mamográficos. Aunque se consigne una mayor precisión si los que realizan o interpretan las mamografías también palpan los pechos (realizan una exploración física), resulta sorprendente que una mamografía aparentemente «normal» no proporcione ninguna garantía de que un nódulo palpado con la mano no sea maligno, ni asegura totalmente que no hay cáncer. Si la exploración clínica, la mamografía y la ecografía indican que el nódulo es benigno, habitualmente no hay por qué preocuparse. Pero hasta que no se biopsia una zona anormal y se examina el tejido, no hay garantía de que no existe malignidad. La mejor regla es: «En caso de duda, biopsiar» (en el capítulo 8 se proporciona más información sobre las biopsias).

ULTRASONIDOS O ECOGRAFÍA

Los ultrasonidos tienen un papel menor que los rayos X en el diagnóstico por la imagen de los nódulos mamarios, y *no* se trata de una prueba de rutina. Se utiliza para determinar si una masa observada en la mamografía o palpada durante la exploración física es más probable que sea un quiste o un nódulo sólido. Se trata de una herramienta *confirmatoria* para ver si un nódulo es quístico o sólido, porque las mamografías no pueden mostrar la diferencia. Sin embargo, si una ecografía no detecta una masa sólida, no existe ninguna garantía de que no esté allí; sencillamente, es posible que no la detecte. Los ultrasonidos también son útiles para determinar si un implante mamario se ha roto.

La ecografía se basa en el principio del sonar, el aparato utilizado en la marina para «escuchar» los ecos de los submarinos que navegan por debajo del agua. Como los submarinos, los tejidos reflejan las ondas de sonido (ecos) hacia un aparato detector que convierte los ecos en señales electrónicas que aparecen en una pantalla o que pueden imprimirse en forma de «sonografía». Los ultrasonidos *no pueden* diferenciar entre tumores benignos y malignos. Sin embargo, son una guía útil para realizar *biopsias por punción*, para ayudar al médico a colocar la aguja correctamente.

Aunque la mamografía continúa siendo el método diagnóstico principal, la ecografía proporciona información adicional. Resulta especialmente útil para valorar las mamas densas que pueden ocultar anomalías, pero también puede conducir a realizar investigaciones innecesarias. En mujeres menores de 30 años, es posible que la ecografía sea la primera prueba diagnóstica, ya que los pechos jóvenes son sensibles a la radiación y resulta deseable limitar la exposición a ella.

UTILIDAD DE LA ECOGRAFÍA MAMARIA

- Diferenciar quistes de masas sólidas.
- Valorar un nódulo invisible a la mamografía, sobre todo en pechos densos.
- Obtener información adicional.
- Guiar algunas intervenciones, como las biopsias con aguja.

TAC O ESCÁNER

La tomografía axial computerizada (TAC o escáner) utiliza la radiación para crear cortes transversales que proporcionan imágenes extremadamente detalladas. Hasta el momento, no es un método eficaz para explorar las mamas. El método utiliza más radiación que la mamografía y, a veces, requiere el empleo de productos por vía intravenosa que pueden desencadenar reacciones alérgicas, graves y potencialmente mortales.

RESONANCIA MAGNÉTICA NUCLEAR (RMN)

La RMN proporciona imágenes de tejidos y de estructuras del interior del cuerpo a partir de un campo magnético, sin emplear radiación, pero el proceso requiere que el paciente se tumbe en una mesa estrecha en el interior de un aparato que parece un tubo, en el que se crea un poderoso campo magnético que genera una gran ansiedad en cualquier persona que tenga claustrofobia. En las paredes de ese túnel, un dispositivo especial mide la manera en que los átomos de hidrógeno reaccionan ante unos imanes. Una computadora convierte las medidas en imágenes fotográficas transversales que muestran claramente la estructura del cuerpo, corte a corte. La RMN todavía se encuentra en los albores como herramienta para diagnosticar el cáncer de mama. Se trata de un método incómodo y caro, y no puede detectar pequeñas calcificaciones reveladoras en la mama. Todavía está por ver su utilidad final para detectar el cáncer de mama. Podría ser una valiosa ayuda a la mamografía, para examinar lesiones sospechosas, y como herramienta para «clasificar» las etapas del cáncer de mama.

Capítulo 7

Los beneficios de la exploración del pecho

Los esfuerzos realizados en el ámbito de la exploración del pecho y la mayor conciencia sobre él han dado como resultado una detección del cáncer de mama más precoz que en las décadas anteriores, y una mayor probabilidad de recuperación. Hasta el momento, se dispone de tres herramientas de exploración útiles, pero imperfectas, para detectar el cáncer de mama: la autoexploración mamaria (AEM), las exploraciones físicas realizadas por profesionales sanitarios cualificados y la mamografía. Ninguna de ellas es infalible a la hora de detectar un cáncer. Tanto la AEM como las exploraciones clínicas y la mamografía pasan por alto algunas alteraciones malignas, pero todas juntas constituyen la mejor manera de hallar un cáncer de mama de manera precoz. La mamografía rutinaria pretende detectar cánceres «ocultos» (escondidos) en el interior del pecho.

El gran debate sobre la exploración rutinaria

El debate sobre las mamografías rutinarias se centra en la edad a la que deberían empezar, cuán a menudo las mujeres tendrían que hacerse una mamografía y otras cuestiones, como el valor añadido de la autoexploración mamaria. Ya no existe ninguna duda de que las mamografías de rutina en las mujeres mayores de 50 años reducen su tasa de mortalidad por cáncer de mama. Los resultados de muchos estudios son concluyentes sobre el hecho de que las mamografías de rutina de las mujeres entre 50 y 69 años reducen en un 30 % la muerte por esta enfermedad. Por tanto, la exploración rutinaria se recomienda en todo el mundo para las mujeres de esa edad. Pero los expertos discuten sobre el valor de las mamografías de rutina en mujeres de 40 años, puesto que los estudios realizados no son concluyentes a la hora de demostrar si reducen la tasa de muerte por cáncer de mama en ese grupo de edad.

UNA «EXPLORACIÓN RUTINARIA» ES DISTINTA DE UNA MAMOGRAFÍA DIAGNÓSTICA

Es fundamental distinguir la exploración rutinaria de una mamografía diagnóstica. Aunque la técnica es similar en ambas, sus objetivos son distintos.

La *mamografía diagnóstica* se utiliza en mujeres que ya presentan algunos síntomas de alteración mamaria, para ayudar a realizar el diagnóstico. Normalmente requiere más tiempo que una exploración rutinaria, porque el radiólogo se asegura de que la zona sospechosa se encuentre dentro del campo de rayos X o toma imágenes «ampliadas» o «enfocadas».

La *mamografía de rutina* se utiliza para detectar una enfermedad no reconocida en una fase precoz, en una mujer sana que no tiene síntomas ni sospecha de un cáncer de mama. Es una medida de salud pública rutinaria que se aplica a grandes poblaciones de mujeres para detectar enfermedades ocultas o latentes, de modo que puedan tratarse en una etapa temprana, con el fin último de salvar vidas. En otras palabras, la mamografía de rutina se realiza en mujeres asintomáticas que no tienen nódulos conocidos, no presentan secreción por el pezón u otros signos obvios, para detectar pequeños cambios que pueden indicar la presencia de un cáncer. Las modernas mamografías de rutina pueden detectar cánceres de menos de 0,5 cm de diámetro, demasiado pequeños para palparse con la mano. Puesto que se realiza en muchas mujeres sanas, la mamografía de rutina requiere una valoración cuidadosa de su relación beneficio-coste y de su relación beneficio-riesgo. En un mundo con recursos sanitarios finitos, el coste de salvar una vida realizando mamografías a millares de mujeres debe estudiarse cuidadosamente. Aparte del coste en dinero, la exploración rutinaria puede conducir a resultados positivos falsos, y a realizar biopsias y generar ansiedad de forma innecesaria.

LAS EXPLORACIONES RUTINARIAS PUEDEN SALVAR VIDAS DESPUÉS DE LOS 50 AÑOS

Seis ensayos clínicos controlados con asignación aleatoria sobre la exploración rutinaria en mujeres de 40 a 74 años han demostrado una reducción de las muertes asociadas a cáncer de mama, especialmente en el grupo de más de 50 años, con una reducción del 20 al 30 % de las muertes por cáncer de mama en las mujeres que se sometieron a exploraciones rutinarias, en comparación con las que no se sometieron a ellas. «Los resultados de estos ensayos clínicos —afirma un investigador— muestran datos convincentes de que las mamografías rutinarias reducen la muerte por cáncer de mama en mujeres de más de 50 años, y que los cánceres hallados mediante mamografía son consistentemente menores que los descubiertos manualmente.» De los tumores hallados mediante mamografías de rutina, casi la mitad tienen menos de 2 cm de diámetro y es poco probable que se hayan extendido. Por regla general, cuanto más pequeño es el tumor, mejor es el pronóstico.

¿POR QUÉ LA «EDAD MÁGICA» DE 50 AÑOS?

No existe ninguna edad misteriosa ni predeterminada para la detección de un cáncer de mama o para que las mamografías rutinarias sean beneficiosas. Sólo es que la mayor parte de los estudios dividen a las mujeres en grupos de edad para ayudar en la investigación y para diferenciar a las mujeres premenopáusicas de las posmenopáusicas. Mientras que los resultados científicos concluyen que las exploraciones rutinarias tienen un beneficio claro en las mujeres de más de 50 años, el beneficio no resulta tan concluyente en las mujeres entre 40 y 49 años. Por tanto, mientras que la mayoría de las autoridades sanitarias apoyan la realización de mamografías rutinarias después de los 50 años, se discuten sus beneficios en las mujeres más jóvenes.

¿Y LAS MAMOGRAFÍAS DE RUTINA EN LAS MUJERES MÁS JÓVENES?

Unos cuantos estudios sugieren que las exploraciones rutinarias en mujeres de 40 a 49 años son beneficiosas, pero los resultados dependen del tiempo de seguimiento y, hasta el momento, son inciertos y poco consistentes. Excepto un estudio —el New York Health Insurance Plan (HIP)—, los demás han demostrado que la disminución de la tasa de mortalidad debida a la exploración rutinaria de mujeres menores de 50 años es escasa o prácticamente nula. Los ensayos clínicos sueco y británico han hallado beneficios modestos o despreciables al explorar de manera rutinaria a mujeres de 40 a 49 años. El U.S. Breast Cancer Detection and Demonstration Project (BCDDP) encontró ciertos beneficios asociados a la exploración rutinaria de mujeres menores de 50 años, pero estos resultados se han discutido bastante.

Canadá llevó a cabo uno de los ensayos de exploración rutinaria más grandes, el National Breast Screening Study (NBSS). Hasta el momento, el NBSS —al igual que muchos otros estudios— no ha encontrado beneficios en la mamografía de rutina en mujeres menores de 50 años. Y los que llevaron a cabo el estudio rechazan firmemente la utilidad de la mamografía de rutina en mujeres más jóvenes. Pero otros autores no concuerdan con ello. Por regla general, fuera de los Estados Unidos, la mamografía rutinaria está restringida a las mujeres mayores de 50 años. Algunas autoridades sanitarias (sobre todo norteamericanas) recomiendan la mamografía rutinaria en las mujeres de 40 años, incluso a pesar de que los estudios no hayan demostrado de manera concluyente que reduce la tasa de muerte por cáncer de mama. Argumentan que la línea divisoria de los 50 años es arbitraria y que no existe ningún motivo por el que la detección precoz del cáncer no pueda beneficiar a las mujeres más jóvenes (en realidad, muchas mujeres jóvenes solicitan mamografías para tranquilizarse cuando tienen unos pechos nudosos).

Aunque la mayor parte de los cánceres aparecen en mujeres posmenopáusicas, la enfermedad también se cobra vidas entre los 35 y los 50 años. Aproximadamente un 20 % de todos los cánceres de mama aparece en mujeres menores de 50 años; más de la mitad de los casos se detectan mediante exploración clínica y sólo una cuarta parte más por mamografía. Esto puede ser debido a que las radiografías son menos eficientes para detectar un cáncer en el pecho más denso de las mujeres premenopáusicas que en las mujeres posmenopáusicas o porque los cánceres se desarrollan más deprisa en las mujeres jóvenes. En términos de esperanza de vida, las mujeres más jóvenes tienen más que perder que las mujeres mayores de 50 años.

Los que defienden la exploración rutinaria de las mujeres de 40 a 49 años sugieren que debería hacerse cada año, puesto que los cánceres tienden a ser más agresivos en las mujeres jóvenes, y hacerse mamografías cada dos años puede que no permita detectar algunos cánceres de crecimiento rápido. Las mujeres con riesgo elevado de padecer cáncer de mama deberían preguntar cuáles son los beneficios de hacerse mamografías y cuándo deberían empezar.

Las autoridades sanitarias de varios países tienen opiniones distintas sobre las mujeres menores de 50 años. La American Cancer Society, por ejemplo, actualmente sugiere que todas las mujeres mayores de 20 años deben practicar la AEM cada dos meses y someterse a una exploración clínica cada tres años hasta los 40 años y, a partir de entonces, hacerse una mamografía cada uno o dos años. Por el contrario, el U.S. National Cancer Institute (NCI) modificó sus recomendaciones en noviembre de 1993 por la siguiente:

> Existe un consenso general entre los expertos de que se mantengan las recomendaciones del National Cancer Institute de 1987 sobre la mamografía de rutina en mujeres de 50 años o más [o sea, la exploración de rutina anual]. Para las mujeres menores de 50 años, el National Cancer Institute proporcionará un resumen de las pruebas científicas y los datos, y sugiere que se discutan con el médico de cada mujer.

En Canadá, cada provincia tiene unas recomendaciones distintas sobre la exploración de rutina. Sólo los territorios de British Columbia y del noroeste proporcionan exploraciones rutinarias en mujeres menores de 50 años. La Canadian Cancer Society recomienda la AEM de rutina *para todas las mujeres* de 40 años, y realizarse mamografías cada dos años entre los 50 y los 60. Las mujeres con riesgo elevado de padecer la enfermedad, tendrían que consultar de manera individual sobre la periodicidad de sus exploraciones, y las que requieran exploraciones rutinarias antes de los 50 años, deberían seguir un programa de exploraciones rutinarias estricto, si es posible. En Inglaterra, sólo se realizan mamografías a las mujeres mayores de 50 años, y sólo cada tres años.

Con todas estas opiniones médicas opuestas, ¿cómo pueden decidir las mujeres lo que es mejor para ellas, dónde y cuándo solicitar una mamografía, y con qué frecuencia? En las mujeres mayores de 50 años, no hay duda: las mamografías periódicas son una buena idea. Pero para una mujer que se encuentre, por ejemplo, al final de la década de los 30, en la mitad de la década de los 40 o acercándose a los 50 la decisión es más compleja. La mejor solución consiste en estar tan bien informadas como sea posible y hacer una valoración individual del riesgo. Hay que sopesar los factores de riesgo personales, teniendo en cuenta la historia familiar, si existen parientes próximas que han padecido la enfermedad, el estilo de vida, la dieta y otros factores de riesgo (que se enumeran en el capítulo 11). Si la mujer se encuentra en el grupo de alto riesgo, hay que discutir las ventajas de la mamografía con el médico de familia, el especialista o los profesionales de la salud del centro de diagnóstico de mama.

¿Cuál es la sugerencia para la exploración rutinaria en Canadá?

La mayor parte de las autoridades sanitarias recomiendan la mamografía rutinaria para todas las mujeres mayores de 50 años, hasta los 70 o más. En Canadá, hay cinco provincias y un territorio que disponen de programas que proporcionan exploraciones rutinarias organizadas para las mujeres mayores de 50 años, aproximadamente cada dos años. Junto a las mamografías periódicas, el programa de exploración rutinaria del pecho de Ontario también ofrece exploraciones clínicas de la mama realizadas por enfermeras, así como formación para aprender a realizarse la autoexploración mamaria.

Para las mujeres mayores de 50 años

Se aconseja realizarse una mamografía cada dos años. En la actualidad, Alberta, Nueva Escocia, Manitoba, Ontario y Saskatchewan exploran rutinariamente a las mujeres que tienen entre 50 y 69 años o más; Quebec también planifica hacerlo.

Para las mujeres que tienen entre 40 y 49 años

En Columbia Británica se realizan mamografías de rutina para mujeres de 40 a 49 años. Es la única provincia canadiense que actualmente realiza exploraciones rutinarias en mujeres menores de 50 años como parte de un programa establecido.

Para las mujeres con riesgo elevado de cáncer

La mamografía de rutina puede recomendarse en mujeres menores de 50 años, especialmente en aquellas con un riesgo conocido superior a la media —por ejemplo, las mujeres con pechos mamográficamente densos, las que tienen hiperplasia atípica (hallada en una biopsia), las mujeres posmenopáusicas obesas y las que tienen una tendencia genética a padecer cáncer de mama (mujeres cuyas madres tuvieron cáncer antes de la menopausia)—. «En el caso de las mujeres con historia familiar de la enfermedad —afirma un experto en mamas de Ontario—, recomendamos que las exploraciones rutinarias empiecen unos cinco años antes de la edad a la que apareció el primer cáncer en la familia.»

NORMAS NORTEAMERICANAS PARA LA EXPLORACIÓN RUTINARIA DE LAS MAMAS

En Estados Unidos, las recomendaciones para la exploración rutinaria son complejas y se van modificando periódicamente. Hoy en día, las diferentes asociaciones contra el cáncer sugieren distintas pautas de exploración rutinaria. Por ejemplo, la American Cancer Society ya no recomienda una mamografía basal antes de los 40 años, pero recomienda que las mujeres entre 40 y 49 años se hagan una mamografía cada dos años y, a partir de los 50, cada año. El American College of Radiology recomienda la realización de mamografías cada año en todas las mujeres mayores de 50 años; también recomienda la autoexploración mamaria a partir de los 20 años y una exploración clínica anual a partir de los 40 años. El National Cancer Institute (NCI) sugiere la realización de una mamografía anual en mujeres mayores de 50 años; para las mujeres menores de 50 años, el NCI aconseja que se discuta la necesidad de realizar mamografías con los profesionales sanitarios.

POCAS DE LAS QUE NECESITAN LAS EXPLORACIONES RUTINARIAS SE LAS HACEN

Sorprendentemente, pocas mujeres mayores de 50 años, que podrían beneficiarse de las radiografías periódicas, se someten a ellas. A pesar de los grandes esfuerzos para que haya una mayor conciencia sobre las enfermedades del pecho, menos de la mitad de las mujeres que tienen entre 50 y 69 años se somete a exploraciones mamarias de rutina (en 1994, menos del 40 % de las mujeres canadienses mayores de 50 años se habían hecho una mamografía).

Un motivo que explica por qué las mujeres mayores descuidan sus mamografías pueden ser los titulares que describen los motivos de las exploraciones rutinarias como «una enfermedad de las mujeres jóvenes». Muchas mujeres evitan hacerse mamografías o retrasan la consulta con el médico ante la aparición de un nódulo por miedo a encontrar un cáncer. La fobia al cáncer —el miedo a «la gran C»— está muy extendida y puede impedir que las mujeres se exploren el pecho, busquen atención médica o acudan a las exploraciones rutinarias. Algunas mujeres evitan las mamografías sencillamente porque piensan que les dolerá, o que los rayos X son peligrosos. Los profesionales sanitarios y las activistas están haciendo presión para que haya más programas informativos y para que se eduque más a las mujeres que se encuentran en situación de riesgo.

Capítulo 8

Biopsias

La biopsia —sacar muestras de tejido para examinarlas al microscopio— continúa siendo el último método para diagnosticar el cáncer. Sólo la biopsia puede confirmar un cáncer. Las biopsias de mama obtienen muestras de tejido de la zona sospechosa mediante una aguja o un bisturí. Si se ve que el nódulo es canceroso, posteriormente se practica una intervención quirúrgica y se aplica el tratamiento.

Antiguamente, las muestras de biopsia siempre se obtenían mediante cirugía, bajo anestesia general. Pero las técnicas modernas, que permiten guiar la aguja mediante técnicas no quirúrgicas que obtienen muestras de tejido con una aguja, están desplazando cada vez más la necesidad de realizar una biopsia quirúrgica. Los métodos más modernos son igualmente precisos, pero más rápidos, más baratos, menos invasores, no ponen tan nerviosas a las pacientes y no requieren anestesia general. Puesto que la mayor parte de las alteraciones mamarias investigadas resultan ser benignas, los médicos prefieren evitar las molestias y los costes de la biopsia quirúrgica siempre que sea posible.

LAS BIOPSIAS MAMARIAS NO QUIRÚRGICAS FACILITAN EL DIAGNÓSTICO

Las técnicas de biopsia no quirúrgica pueden realizarse en la clínica o en la consulta del médico; si se requieren técnicas de la imagen (radiografías o ecografías) para guiar la aguja, entonces se realizan en el servicio de radiología del hospital. Los distintos métodos son la *aspiración con aguja fina*, que emplea una aguja delgada para extraer líquido y algunas células de quistes sospechosos, y la cada vez más popular *biopsia nuclear*, en la que el radiólogo utiliza una aguja gruesa para extraer muestras mayores de tejido, con la ayuda de los rayos X o los ultrasonidos. Este método es especialmente útil para las alteraciones pequeñas y no palpables (que no se perciben con la mano), halladas en una mamografía o una ecografía. La biopsia con aguja se realiza de forma «ambulatoria»: tras descansar un poco, habitualmente la mujer puede volver a su actividad diaria. Si la biopsia con aguja demuestra que el nódulo es canceroso, probablemente poco después se practicará una intervención quirúrgica para extraer el tumor y el tejido circundante.

Cuando se confirma la presencia de cáncer, la biopsia con aguja evita la necesidad de someterse a dos operaciones quirúrgicas en poco tiempo, una para extraer y examinar las muestras de tejido y la segunda para completar la extracción del tumor y de los ganglios. Ya es suficientemente duro enfrentarse al hecho de tener cáncer sin tener que hacerlo durante el período de recuperación de una intervención quirúrgica con anestesia general. Sin la debilidad y el aturdimiento postoperatorios habituales de la anestesia general, las mujeres pueden tomar decisiones importantes sobre el tratamiento de su cáncer con la mente más clara.

Los patólogos examinan las muestras de biopsia

Un patólogo (un médico especializado en detectar los cambios celulares y de los tejidos que acompañan a la enfermedad bajo el microscopio) examina el tejido mamario obtenido por medio de la biopsia. El tejido que se va a examinar o bien se congela para realizar un análisis inmediato o «rápido» o bien se pone en parafina para cortarlo y examinar la muestra completa con mayor detalle. Un informe anatomopatológico requiere de tres a diez días.

Cuanto mayores sean las muestras de tejido, más fácil le resulta al patólogo detectar signos de cáncer. Si para el examen citológico sólo se dispone de unas cuantas células, tal como suele pasar con la aspiración con aguja fina, es posible que se pase por alto alguna alteración. Las muestras de tejido mayores, como las que se obtienen mediante biopsia quirúrgica o nuclear, permiten llevar a cabo un examen *histológico* completo (buscando no sólo en las células, sino también en toda la arquitectura del tejido). Si hay tejido suficiente, los patólogos expertos pueden determinar el tipo de cáncer y la etapa en la que se encuentra, si es localizado o invasor, si es agresivo o de crecimiento lento, e indicar los «factores de pronóstico» que predicen la evolución y ayudan a planificar el tratamiento.

Biopsia por aspiración con aguja fina (BAAF)

Para someterse a esta técnica, la mujer está sentada o tumbada boca arriba. Se limpia la piel alrededor del nódulo con antiséptico. A continuación, se inserta una aguja delgada en la zona anormal o en el área donde se encuentra el nódulo para extraer el líquido presente (y también algunas células) y examinarlo para detectar signos de cáncer. Si el bulto no puede palparse, será necesario guiarse con la ayuda de la ecografía o, más raramente, la mamografía, con la finali-

Tipos de biopsia disponibles en la actualidad

- *Aspiración con aguja fina* (AAF o BAAF [biopsia por aspiración con aguja fina]): sólo requiere unos minutos para extraer células de una zona sospechosa para la exploración citológica (de células aisladas). Si la anomalía o el nódulo puede palparse, la AAF se realiza en el consultorio; si no, se lleva a cabo guiada por ecografía en la sala de radiología del hospital.
- *Biopsia por punción nuclear*, realizada por un radiólogo en la sala de radiología: se emplea una aguja con un dispositivo provisto de un muelle que se guía mediante ecografía o rayos X (*estereotaxia*) para obtener un cilindro («núcleo») de tejido de una zona sospechosa para realizar un examen histológico.
- *Biopsia abierta o «formal» (quirúrgica)*: el método quirúrgico tradicional se realiza con o sin localización con rayos X y un alambre fino para indicar la zona de donde se debe tomar la muestra.

dad de insertar la aguja en el punto exacto. Todo el procedimiento requiere algunos minutos y produce unas molestias mínimas.

Si el nódulo es un quiste lleno de líquido, la aspiración con aguja, aparte de método diagnóstico, también puede ser el tratamiento. Una vez extraído el líquido, el quiste se colapsa y el bulto puede desaparecer. Si, tras el drenaje, persiste parte del nódulo, posteriormente se realizará una extracción más amplia del tejido (mediante biopsia nuclear), puesto que puede haber un cáncer escondido detrás o junto al quiste.

Si el nódulo que se va a examinar es una masa sólida, el médico puede sostenerlo entre los dedos e introducir y sacar la aguja fina con el fin de liberar algunas células y aspirarlas con la jeringa. Las células extraídas se extienden sobre un cristal o se colocan en alcohol y posteriormente se remiten al patólogo. Normalmente se requiere una semana para disponer de los resultados de anatomía patológica. Si el resultado de la BAAF muestra la existencia de signos definidos de cáncer, a menudo no se requieren más muestras de tejido; el paso siguiente es la cirugía. Sin embargo, si el resultado de la BAAF es negativo, no hay ninguna garantía de que no haya cáncer, de modo que para descartar la presencia de un tumor maligno será necesario practicar una biopsia nuclear.

La aspiración con aguja fina de nódulos sólidos tiene muchas limitaciones y raramente permite el diagnóstico de cáncer. Casi en el 30 % de los casos no se obtienen células para analizar, o se obtienen muy pocas. Incluso cuando se obtienen células solas, los patólogos necesitan mucha más experiencia especializada que para analizar cortes de tejido completo. Además, si el resultado es dudoso, quizá la aguja haya penetrado en una zona de tejido benigno o alrededor del cáncer y, aunque el patólogo describa «Ningún cambio que indique malignidad», se requiere una investigación adicional. Un nódulo canceroso puede contener tanto células normales como malignas y, si la aguja aspira células benignas en lugar de cancerosas, el resultado «Sin cáncer» es falso. Si el resultado de la BAAF no es concluyente y el informe dice: «Pocas células para analizar», habitualmente se requerirá una biopsia quirúrgica o nuclear, sobre todo si existe una sospecha de cáncer bastante clara. Las aspiraciones con aguja fina pasan por alto una tercera parte de

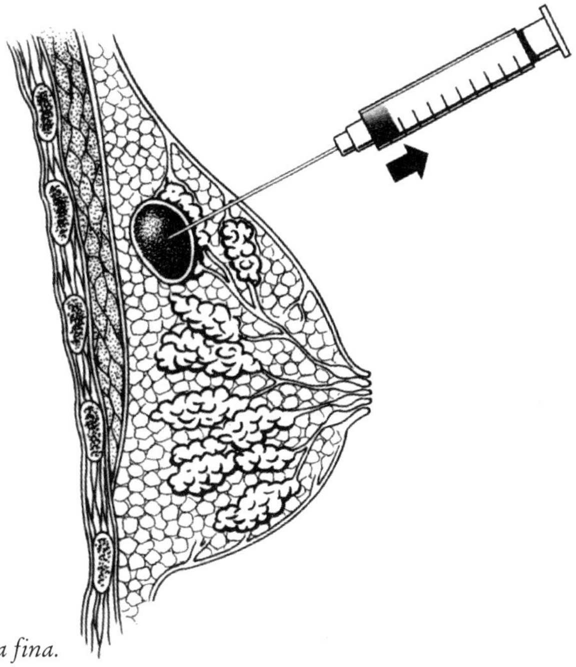

Aspiración con aguja fina.

PRINCIPALES VENTAJAS DE LA AAF

- Es sencilla e indolora, se realiza en el consultorio o en la sala de radiología del hospital.
- Es curativa si se drenan los quistes por completo.
- No requiere cirugía.
- Puede identificar rápidamente el cáncer y evita la necesidad de tomar muestras de tejido mediante cirugía.

PRINCIPALES DESVENTAJAS DE LA AAF

- Sólo puede «recoger» unas pocas células, no grandes terrones celulares. Aproximadamente el 30 % de los informes de los patólogos obtenidos a partir de las muestras de AAF dicen: «No hay suficiente tejido» (para completar el examen).
- No puede distinguir entre un cáncer no invasor y uno invasor.
- Da respuestas inciertas, porque a menudo la aguja no alcanza la zona cancerosa; incluso varias biopsias con aguja fina pueden no dar con el cáncer; en estos casos, la AAF se convierte en un paso inútil que genera una ansiedad innecesaria.

los cánceres que posteriormente se identifican como tales mediante biopsias quirúrgicas o nucleares con aguja gruesa, de modo que muchos clínicos prefieren otro tipo de biopsias.

Por regla general, los tres métodos de biopsia se complementan entre sí. La BAAF permite obtener una respuesta confirmatoria rápida, pero si resulta negativa o no permite sacar conclusiones, se requerirá una biopsia quirúrgica o nuclear con aguja gruesa para obtener una respuesta definitiva.

Biopsias nucleares con aguja gruesa

La biopsia nuclear supera muchas de las limitaciones de la BAAF y cada vez tiene más adeptos. Este tipo de biopsia se realiza en el servicio de radiología de la clínica o el hospital; es una biopsia guiada mediante ecografía o mamografía. Se utilizan agujas largas del calibre 14 que permiten extraer varias muestras de tejido para examinar que se congelan.

Los aparatos que muestran la imagen (rayos X o ultrasonidos) guían la aguja de biopsia hacia la zona sospechosa. Para introducir la aguja de biopsia en el pecho y obtener rápidamente algunas muestras de tejido (del tamaño de un grano de arroz) de la zona deseada, se utiliza un dispositivo dotado de un muelle, conocido como «pistola». Se toman varias muestras de tejido (normalmente, cinco) para reducir el riesgo de «falsos negativos». Si se emplean los rayos X como guía (estereotaxis), la mujer está tumbada boca abajo, aunque en algunas ocasiones permanece sentada. Cuando la aguja se guía mediante ecografía, durante la intervención está tumbada boca arriba y el radiólogo guía la aguja mirando el monitor.

A continuación, la mujer se coloca una bolsa de hielo durante unos minutos para detener el escozor. Para reducir el dolor, se puede tomar paracetamol (pero no aspirina, porque aumenta el sangrado). A menudo, las actividades normales pueden retomarse el mismo día, aunque se recomienda no realizar grandes esfuerzos durante una semana.

Este tipo de biopsia es tan preciso como las biopsias quirúrgicas, pero más rápido, más sencillo, más barato, menos desfiguran-

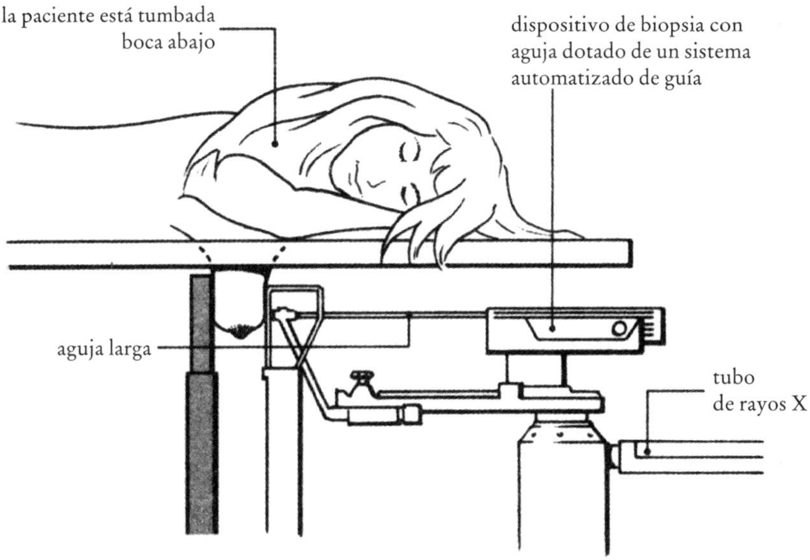

Hacerse una biopsia nuclear.

Escoger los ultrasonidos o los rayos X para realizar una biopsia nuclear, depende del tipo de anomalía, de qué método proporciona una imagen más clara y del equipo disponible. Algunas lesiones (por ejemplo, las que están en pechos muy densos), pueden verse mejor con ultrasonido, mientras que otras se observan mejor con rayos X. Si los ultrasonidos y los rayos X proporcionan imágenes igualmente buenas, a menudo se prefiere la ecografía como sistema de guía.

te y menos traumático. En manos de un radiólogo con experiencia en técnicas de diagnóstico por la imagen, la precisión de la biopsia nuclear se acerca a la de la biopsia tradicional mediante cirugía, y revela tanto el tipo de cáncer como su capacidad invasora.

Durante la realización de una biopsia guiada con rayos X, la mujer está tumbada boca abajo sobre una camilla especial, de manera que su pecho se introduce por una abertura. Esta posición evita el mareo que puede aparecer si la mujer está sentada y se pone nerviosa. El radiólogo hace su trabajo de manera que la mujer no lo ve, debajo de la mesa, y unas computadoras digitales calculan la localización exacta de la alteración. La zona que se va a examinar se «congela» y se practica una pequeña muesca en la piel para que pueda penetrar la aguja. El pecho se comprime para permitir obtener una imagen precisa. Cuando la aguja ya está situada en su lugar, un dispositivo automático hace un pequeño ruido cuando se inserta. La biopsia nuclear no es dolorosa. La mayoría de las mujeres explican que no hace daño, o que no duele más que perforarse la oreja. La mayor incomodidad es cierta rigidez de la nuca por el hecho de estar tumbada sobre el estómago durante una media hora (hay algunos centros en los que la paciente permanece sentada).

PRINCIPALES VENTAJAS DE LA BIOPSIA NUCLEAR POR PUNCIÓN:

- Tan precisa como la biopsia quirúrgica, pero más barata, más rápida, no tan invasora y psicológicamente menos traumática.
- Evita la necesidad de anestesia general y no produce tanto atontamiento posterior.
- Produce una cicatriz menor que la biopsia quirúrgica, por lo que no dificulta posteriores interpretaciones mamográficas.
- No tiene tantos fallos como la AAF (muestra insuficiente, resultados falsos negativos y necesidad de un patólogo celular experto).
- Permite obtener todo el tejido.
- Puede identificar anomalías malignas o benignas, como fibroadenoma, hiperplasia (sobrecrecimiento de tejido) o hiperplasia con atipia (y posibles señales de alerta para un cáncer de mama futuro); los cilindros de tejido suelen ser suficientes para determinar el tipo de cáncer, mostrar si es invasor o está localizado, y proporcionar información sobre la etapa en la que se encuentra, los receptores hormonales y otros factores pronóstico que predicen el resultado.
- Elimina la necesidad de dos intervenciones quirúrgicas: una para realizar un diagnóstico y otra para el tratamiento. Cuando ya se ha establecido el diagnóstico mediante biopsia nuclear con aguja, la mujer y el médico pueden comentar el tipo de intervención quirúrgica y el tratamiento posterior.

PRINCIPALES INCONVENIENTES DE LA BIOPSIA NUCLEAR:

- Las muestras todavía son pequeñas (si no se detecta cáncer, es posible que todavía se requiera una biopsia quirúrgica); cuando la biopsia nuclear difiere de los resultados de la mamografía, a menudo se recomienda una biopsia quirúrgica.
- No hay muchos lugares donde se practique la biopsia nuclear.
- No es una técnica apropiada para nódulos muy próximos al pezón, a la pared torácica, a la axila o a la superficie cutánea.

Si el resultado es «sin cáncer», la biopsia nuclear ha evitado una intervención quirúrgica. Como es comprensible, las mujeres se sienten inmensamente aliviadas si se demuestra la benignidad sin el trauma ni la ansiedad de una intervención quirúrgica. Sin embargo, en algunas alteraciones benignas (como la hiperplasia ductal atípica) todavía puede ser recomendable realizar una biopsia quirúrgica para descartar cambios cancerosos precoces. Se aconseja a las mujeres con una biopsia nuclear negativa que repitan la mamografía a los seis meses para asegurarse de que no ha habido cambios. A pesar de que la biopsia nuclear no tiene la mayor parte de los inconvenientes de la BAAF y es tan precisa como la biopsia quirúrgica, no puede utilizarse en determinadas situaciones, como una lesión mamaria muy profunda en un pecho muy pequeño (demasiado poco tejido) o en las mujeres que no pueden permanecer tumbadas boca abajo cómodamente durante el tiempo necesario (por ejemplo, las mujeres con artritis u otras enfermedades).

Biopsias quirúrgicas

Las biopsias quirúrgicas o bien son para *extirpar* el nódulo (quitarlo totalmente) o bien de tipo *incisivo*, sólo para extraer un pedazo para su examen.

La biopsia extirpadora se lleva a cabo en el caso de pequeños nódulos mamarios palpables. Si el nódulo resulta ser maligno, es posible que se requiera una intervención posterior para eliminar el tejido que estaba alrededor del tumor, para asegurarse de que se elimina completamente la parte cancerosa y, también, para extirpar algunos ganglios linfáticos de la axila, con el fin de detectar la presencia de células malignas y determinar la etapa del tumor (extensión y grado de invasión).

En la actualidad, las biopsias incisivas sólo se realizan ocasionalmente; por ejemplo, en caso de un nódulo muy grande. «Tratamos de no extirpar demasiado —explica un cirujano— porque si es benigno, como ocurre muchas veces, no queremos dejar una cicatriz demasiado grande o desfigurar el pecho.»

Las biopsias quirúrgicas suelen realizarse en el hospital, como intervenciones «ambulatorias» (de alta en el mismo día). La operación puede llevarse a cabo bajo anestesia local o general, dependiendo de la extensión de la cirugía y de las preferencias del cirujano y de la mujer. El tipo de anestesia (así como el tipo de biopsia) viene determinado por el tamaño y la localización del problema clínico.

En el caso de los nódulos que son pequeños, están bien definidos y cercanos a la superficie del pecho, el cirujano puede utilizar anestesia local, inyectada cerca del punto donde se realiza la incisión (la anestesia local también puede utilizarse después de cerrar la incisión, para minimizar el malestar postoperatorio). La anestesia general se utiliza en incisiones mayores.

A veces, se lleva a cabo un «congelado» rápido o un análisis perioperatorio en una sala adyacente al quirófano, mientras la mujer permanece sobre la mesa de operaciones. El patólogo «congela» rápidamente el tejido mamario, hace secciones, las tiñe y las examina al microscopio. Si el patólogo tiene una seguridad del cien por cien de que la muestra es cancerosa, da una respuesta inmediata y anima al cirujano para que tome las decisiones pertinentes. Pero, a menudo, las secciones congeladas dan un resultado falso negativo. Sólo el análisis completo y detallado de toda la muestra de tejido y sus bordes, de extremo a extremo —con un método «permanente», embebiéndolo en parafina, cortándolo y examinándolo zona por zona—, puede confirmar o descartar un cáncer.

Tras la biopsia quirúrgica y un reposo de unas horas, normalmente la mujer puede volver a su casa, con algún acompañante (habitualmente, tras la anestesia general, las personas se sienten mareadas).

La localización con alambre fino ayuda en la cirugía biópsica

La sofisticación de la mamografía moderna alerta a los clínicos sobre la presencia de alteraciones o nódulos demasiado pequeños para palparlos. Para estas pequeñas lesiones, a menudo se practi-

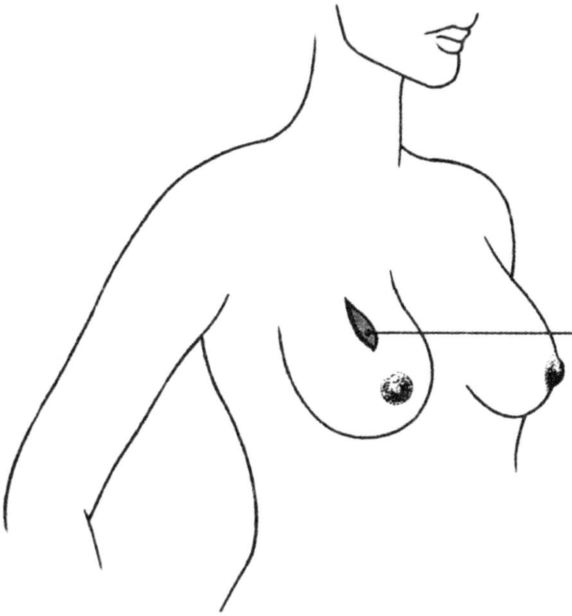

Biopsia quirúrgica.

ca una biopsia extirpadora con la ayuda de la *localización con alambre fino*, una técnica en la que el radiólogo señala la zona exacta que se va a biopsiar. La localización con alambre fino es especialmente útil cuando la mamografía revela la presencia de diminutas *microcalcificaciones*, manchas dispersas de calcio que pueden indicar un cáncer de mama precoz. Las microcalcificaciones raramente anuncian un cáncer, a no ser que se encuentren agrupadas en una zona del pecho, pero habitualmente se investigan por biopsia.

En la localización con alambre fino, se lleva a la mujer al servicio de radiología justo antes de la intervención. Se sienta como si le fueran a realizar una mamografía y, guiado por rayos X o ultrasonidos, el radiólogo inserta una aguja en el pecho, con la punta situada cerca de la alteración. A través de la aguja, el radiólogo introduce un alambre muy delgado —con un diámetro no mayor que un pelo— con un pequeño gancho en su extremo, que lo fija en un lugar para señalar el punto sospechoso para el cirujano.

El alambre se queda bien anclado mediante el gancho hasta la intervención; en este momento se retira junto con el tejido biopsiado. La muestra retirada se somete a rayos X mientras la paciente todavía está sobre la camilla del quirófano, para asegurarse de que el cirujano realmente ha quitado el tejido sospechoso. (En algunos centros, se inyecta un colorante en la zona sospechosa para guiar al cirujano.)

Muchas mujeres se someten a varias biopsias a lo largo de su vida sin que en ninguna de ellas se encuentre ningún signo de malignidad. Haberse hecho varias biopsias *no* aumenta la probabilidad de desarrollar un cáncer más adelante. Sin embargo, el hallazgo de hiperplasia «atípica» (células mamarias atípicas) en una biopsia —lo que ocurre en un 4 % de las biopsias benignas— *sí* acarrea un mayor riesgo, y se debe realizar un seguimiento exhaustivo de la paciente (véase el capítulo 2). E incluso tras una biopsia negativa, las mujeres mayores de 50 años tienen que continuar sus exploraciones rutinarias mientras sigan teniendo riesgo de desarrollar un cáncer de mama.

A LA ESPERA DEL INFORME DE LA BIOPSIA

El informe completo del patólogo puede tardar una semana o más; la espera puede parecer interminable, pero el informe completo es crucial para decidir el mejor tratamiento. Es un período que requiere una paciencia considerable, además de mucha comprensión y apoyo hacia la mujer que está esperando los resultados. El diagnóstico de cualquier tipo de cáncer provoca una ansiedad escalofriante. Pero el diagnóstico de un cáncer de mama supone un doble golpe para las mujeres: no sólo indica la presencia de una enfermedad potencialmente mortal, sino que también golpea la imagen de la mujer, su sentido de la feminidad y de la atracción sexual. En este momento, las mujeres requieren la máxima atención y comprensión.

Capítulo 9

El informe del patólogo

El análisis patológico de las muestras de tejido obtenidas por biopsia confirma el diagnóstico de cáncer de mama y establece el tamaño, el tipo y las características del tumor. El patólogo examina los bordes que delimitan el tumor y los ganglios linfáticos axilares extirpados, en busca de posibles signos de cáncer. Según las características del tumor, también se valora su pronóstico —probable evolución—. «El cáncer no es un extraterrestre que llega del espacio —observa un oncólogo conocido— y si centramos toda la atención en los nuevos marcadores tumorales y en los factores de pronóstico más o menos fantasiosos, tendemos a olvidar que la resistencia propia de la mujer y su sistema inmunitario desempeñan un papel importante en la evolución y la supervivencia.»

El cáncer se clasifica en tipos y grados a partir del examen detallado del tumor y del estado de los ganglios linfáticos que lleva a cabo el patólogo: si son «positivos» (muestran la presencia de cáncer) o «negativos» (sin cáncer). El análisis y el informe del patólogo sobre todos los factores valorados ayudan a los clínicos a planificar el tratamiento. Algunas mujeres tienen formas de cáncer de mama de evolución muy lenta, que han ido creciendo durante años sin producir síntomas; tras extirparlos, no reaparecen. Otras tienen tumores agresivos y de crecimiento rápido que, cuando se descubren, ya se han extendido. Los cánceres de mama en mujeres jóvenes (menos de 40 años) tienden a ser más agresivos que los de las mujeres mayores.

Los cánceres acompañados de ganglios linfáticos axilares «positivos» que también muestran signos de cáncer tienen peor pronóstico y más probabilidades de reaparecer que los casos «negativos» en los que los ganglios no muestran signos de malignidad. Esto es así porque la presencia de cáncer en los ganglios linfáticos axilares sugiere que las células cancerosas ya pueden haberse extendido desde el pecho hacia otros lugares. La extirpación de los ganglios linfáticos no influye en la supervivencia; sólo ayuda a establecer la etapa del tumor y a predecir su posible evolución. El tratamiento se gradúa en función del estado de los ganglios linfáticos, las características biológicas («marcadores») del cáncer y la edad de la mujer.

El examen del patólogo

Las muestras de tejido que llegan al laboratorio de patología se embeben en parafina, se tiñen y se cortan a rebanadas delgadas para poderlas examinar con el microscopio. Todos los ganglios axilares extraídos también se examinan para buscar signos de cáncer. El examen *histológico* mira tanto la arquitectura del tejido como las células. (Si sólo se proporcionan células aisladas —como sucede con la secreción del pezón o con la aspiración con aguja fina—, hay que hacer un examen *citológico* especial de las células aisladas.)

El examen se realiza sobre toda la muestra de tejido y revela si el cáncer es grande o pequeño, si está localizado o si invade los tejidos vecinos, si tiene un crecimiento rápido o lento, si es más o menos agresivo, y si tiene receptores hormonales (de estrógenos y progestágenos) o no. Tomados conjuntamente, todos los factores «de pronóstico» predicen el comportamiento del cáncer. El informe final del patólogo forma parte de la historia clínica de la mujer y se utiliza para seleccionar y dar seguimiento a la terapia. Cualquier tejido sobrante se guarda cuidadosamente de modo que puede volver a examinarse en el futuro si surge cualquier duda o cualquier problema.

El informe del patólogo suele tener tres secciones: la observación macroscópica (a simple vista), la descripción microscópica y el resumen o diagnóstico final. El informe describe el tamaño del tumor y si ha sido extirpado completamente —cuando los bordes están «limpios», sin signos de cáncer—. Los expertos insisten en la necesidad de obtener bordes amplios y extirpar bastante tejido en lugar de demasiado poco. «Habitualmente se pueden extirpar bordes amplios con un margen de seguridad, sin distorsionar demasiado el pecho, y dejándolo aceptablemente atractivo», observa un cirujano. Es mejor una extirpación amplia antes que dejar mayores posibilidades de que el cáncer reaparezca.

NO HAY MARCADORES MÁGICOS, SINO SIGNOS REVELADORES

Junto con el estado de los ganglios linfáticos, el pronóstico o la evolución del cáncer de mama está determinado por los signos biológicos del tumor. Los factores tumorales moleculares desempeñan un papel cada vez mayor para ayudar al oncólogo a estimar las probabilidades de recurrencia, así como la eficacia esperada de los distintos tratamientos. Aunque no hay ninguna característica del tumor que tenga la clave sobre su comportamiento, se están descubriendo un gran número de marcadores biológicos que ayudan a los médicos a decidir sobre el mejor tratamiento postoperatorio.

Los signos de anormalidad observados bajo el microscopio revelan un amplio espectro de cambios, desde benignos hasta muy cancerosos. Por ejemplo, las células cancerosas pueden estar tan distorsionadas e *indiferenciadas* (sin rasgos característicos) que ya no parezcan células mamarias. Las células muy alteradas o indiferenciadas que han perdido sus características diferenciales como células mamarias sugieren la presencia de un cáncer agresivo y un pronóstico peor que las muestras de tejido que poseen células mejor diferenciadas, que tienen un aspecto «parecido al pecho». El *grado nuclear* (el aspecto, el tamaño y la densidad del núcleo de las células) es útil para valorar la evolución del cáncer de mama. Cuanto mayor sea el grado, peor es la evolución. Otro signo revelador de un cáncer agresivo es la *infiltración* vascular y linfática, cuando se ven células cancerosas en el sistema linfático o en los vasos sanguíneos.

Las células que responden a las hormonas femeninas contienen receptores especializados en los que se fijan las moléculas de las hormonas (como si fueran una llave y una cerradura) para estimular el crecimiento. El crecimiento de las células mamarias cancerosas que tienen receptores hormonales puede verse acelerado por la presencia de hormonas femeninas, como estrógenos o progesterona. Los cánceres de mama con un gran número de receptores de estrógenos o de progesterona suelen ser menos agresivos y el tejido es más «parecido al mamario»; también es más probable que respondan bien al tratamiento antiestrogénico (con tamoxifeno o extirpando los ovarios) que los que tienen pocos receptores de este tipo.

Otros factores tumorales biológicos que pueden indicar la agresividad de un tumor incluyen la «ploidad» —el número de cromosomas—, varios factores de crecimiento (por ejemplo, la catepsina D, una enzima que indica gran agresividad tumoral) y la «fase S» —el número de células en proceso de división o de replicación (copiado) del ADN que contienen—. Los marcadores biológicos del tumor son especialmente útiles para ayudar a determinar el mejor tratamiento para los casos con ganglios negativos.

El tratamiento correcto para las mujeres sin ganglios cancerosos todavía es motivo de controversia. Aproximadamente un 70 % de los casos de cáncer de mama con ganglios negativos se resuelve sólo con la extirpación del tumor, mientras que el 30 % restante corre el riesgo de reproducirse y requiere un tratamiento posquirúrgico. «El problema —afirma un especialista en enfermedades de las mamas— consiste en decidir qué casos con ganglios linfáticos negativos irán bien y no necesitarán un tratamiento extra, y cuáles es probable que respondan mal y requerirán tratamiento adicional. Quizás alguno de los nuevos marcadores tumorales nos ayudará a seleccionar qué casos con ganglios negativos tienen mayor riesgo.»

Sin embargo, tal como observa un patólogo, «la plétora de nuevos marcadores biológicos y factores pronóstico que están apareciendo y su rápida comercialización pueden llevar a confusión, puesto que hay una falta de estandarización entre los distintos laboratorios para medirlos y decidir los puntos de corte para lo que se considera un riesgo elevado o un riesgo bajo. Es necesario estandarizar las técnicas de laboratorio y elaborar informes».

Al valorar el pronóstico, los médicos consideran las posibilidades de una recurrencia local del cáncer en el lado intervenido, el número probable de años de supervivencia «sin la enfermedad» y la posibilidad de que haya una extensión a distancia, que determina el *tiempo de supervivencia global* probable (en años) tras el diagnóstico. La reducción del riesgo de reaparición o la prolongación de la vida alcanzada mediante varios tratamientos puede expresarse en términos absolutos como «número de recurrencias», «años de supervivencia» reales o como un porcentaje o una proporción.

«PEQUEÑO» NO SIGNIFICA NECESARIAMENTE «PRECOZ»

Mientras que, por lo general, cuanto mayor sea el cáncer mayor es el riesgo de metástasis (de que se haya extendido), un cáncer pequeño *no* es ninguna garantía de confinamiento local. Simplificando, un cáncer de mama de etapa 1 y de etapa 2 todavía está confinado al pecho y es potencialmente curable: es un cáncer de «bajo riesgo». La etapa 3 corresponde a un cáncer de mama «avanzado», que se ha infiltrado en la piel, el músculo u otras estructuras, y la etapa 4 corresponde al cáncer metastásico que se ha extendido por otras partes del cuerpo (en los capítulos 12 y 13 se detalla la manera en que se clasifican las etapas del cáncer de mama).

La mayoría de los oncólogos cree que la supervivencia al cáncer de mama está relacionada no sólo con el tamaño y el tipo de tumor, sino que también viene predeterminada por factores genéticos y por el potencial de metástasis del cáncer. Incluso en las mejores circunstancias, no siempre es posible detectar un cáncer antes de que se extienda. Aunque popularmente se culpa de la disminución de la esperanza de vida al retraso en el diagnóstico, la detección de un cáncer de mama es, a menudo, imposible hasta varios años después de que aparezca la primera célula cancerosa en el pecho; en aquel momento ya se ha dividido varias veces y unas cuantas células ya se han escapado y han anidado en otra parte. Por tanto, el resultado depende tanto o más de la *biología* del tumor como de su tamaño. Aunque muchas mujeres sobreviven más si se les diagnostica en una fase temprana, esto no significa necesariamente que sus vidas sean prolongadas; simplemente puede significar que se dan cuenta de la enfermedad más temprano (véase también el capítulo 10).

FACTORES QUE INFLUYEN EN LAS EXPECTATIVAS DE SUPERVIVENCIA

- *Edad*: algunas mujeres jóvenes tienen unas perspectivas peores que las que tienen más de 50 años.
- *Afectación de los ganglios axilares*: las probabilidades de supervivencia a largo plazo sin enfermedad son mayores cuando ninguno de los ganglios axilares es canceroso y empeoran progresivamente a medida que aumenta el número de ganglios con malignidad.
- *Tamaño del tumor*: cuanto menor es el tamaño, mejores expectativas hay; los tumores menores de 1 cm de diámetro tienen bajas tasas de recurrencia; los riesgos de reaparición aumentan con el tamaño del tumor.
- *Grado de invasión*: los cánceres *in situ* (localizados) no han «invadido» ni han penetrado más allá de la mama; los invasores, sí.
- *Infiltración* de la sangre o del sistema linfático.
- *Grado nuclear y diferenciación*: aspecto, tamaño y densidad del núcleo celular.
- *Necrosis* (presencia de células muertas o moribundas en el tumor): indica el número de células tumorales que se están multiplicando activamente.
- *Mucha «fase S»* (elevada proporción de proliferación y multiplicación): lo que indica el número de células tumorales en división activa.
- *Variaciones del ADN.* número de cromosomas y variaciones del ADN (cromosomas anormales).
- *Ausencia de determinados «neu-oncogenes»* (genes involucrados en la diseminación del cáncer): lo que sugiere un crecimiento tumoral alterado e imparable.
- *«Factores de crecimiento» específicos* que estimulan el crecimiento, como D-catepsina, relacionada con la agresividad del tumor.
- *Receptores de estrógenos y progesterona*: receptores en las células del tumor mamario donde se pueden fijar las hormonas femeninas para estimular el crecimiento del cáncer.

Reacciones al diagnóstico de cáncer

Teniendo en cuenta el bombardeo mediático sobre el cáncer de mama, la mayoría de las mujeres que vivimos en Norteamérica somos conscientes de que es una enfermedad frecuente que puede golpear a cualquier mujer. Pero para la persona que acaba de saber que tiene un cáncer, la noticia es chocante. La reacción inmediata suele ser un miedo frío y debilitante, ansiedad por la intervención quirúrgica y la posible desfiguración, por la pérdida de la feminidad y del atractivo sexual, incertidumbre y aprehensión en relación con los tratamientos y la posible interrupción de la vida. Oír el diagnóstico es el primer obstáculo y una fuente de malestar. Más adelante vuelven a aparecer períodos concretos de estrés y angustia durante los tratamientos a menudo largos o durante la primera reaparición.

Muchas mujeres se sienten desesperadas, no saben qué pueden esperar o cómo afrontarlo; quizá se sientan golpeadas por la atención impersonal y mecanizada del sistema sanitario o confundidas por las distintas respuestas que les dan los diferentes profesionales. Sin embargo, algunas mujeres no parecen especialmente preocupadas por la muerte en el momento en que les descubren un cáncer. Pueden estar más preocupadas por la posible desfiguración como resultado de una operación, por la incertidumbre y los problemas derivados de los tratamientos. Sólo más adelante —a menudo, cuando finaliza la terapia— es cuando les golpea de lleno el impacto de la noticia.

Capítulo 10

Visión general del cáncer de mama

Hace un par de décadas, casi nadie hablaba del cáncer de mama si no era en susurros. Actualmente es tema de portada frecuente de algunos medios de comunicación. Los grupos de activistas se han movilizado para politizar la enfermedad y presionar para que haya mayor comprensión, mejores tratamientos y más fondos destinados a la investigación. Hoy en día, incluso se le dedican obras de teatro y espectáculos. Este capítulo describe algunos hechos sobresalientes de la enfermedad.

Los números en perspectiva

La enfermedad cardiovascular, los derrames cerebrales y el cáncer de pulmón son tres enfermedades que, cada una de ellas, mata a más mujeres en Canadá y Estados Unidos que el cáncer de mama. La enfermedad cardíaca mata a más mujeres que *todos* los cánceres juntos. Una de cada tres personas acaba desarrollando un cáncer, y una de cada cuatro morirá a causa de la enfermedad. Los tres tipos de cáncer más frecuentes en Norteamérica son el de mama, el de pulmón y el colorrectal (de intestino). En Estados Unidos y en Canadá, el cáncer de mama es el cáncer más frecuente entre las mujeres, pero el cáncer de pulmón es la principal causa de muerte por cáncer tanto en hombres como en mujeres; es responsable de una quinta parte de todas las muertes por cáncer en mujeres y de un tercio de todas las muertes por cáncer en hombres. En Canadá, cada año se diagnostica cáncer de mama a unas 17.000 mujeres y unas 5.400 mueren por esta causa (en comparación con las 5.800 muertes anuales por cáncer de pulmón y las 10.000 muertes por enfermedad cardiovascular).

Las estadísticas sobre el cáncer se presentan con relación a una población o a un número de personas: por ejemplo, «por 1.000» o «por 10.000». La *incidencia* es el número de casos nuevos notificados cada año, la *prevalencia* es el número de casos en un momento determinado y la *mortalidad* es el número de muertes anuales atribuidas a la enfermedad.

Muchas personas dicen que ha habido un aumento espectacular de la incidencia del cáncer de mama entre las mujeres jóvenes. En realidad, el incremento se ha producido en las mujeres mayores de 55 años. Puesto que actualmente los cánceres se detectan en una fase más precoz debido a la realización de mamografías de rutina y a una mejor vigilancia, parte del incremento de estas cifras puede ser debido a una detección más temprana de la enfermedad. Examinando los números, se ve que los datos de un censo de Estados Unidos y Canadá muestran un aumento del 30 % en la incidencia anual de cáncer de mama entre 1980 y 1987, un leve aumento hasta 1989 y, desde 1991, una ligera tendencia a disminuir. La subida brusca en la incidencia coincidió con el incremento de la práctica de la mamografía rutinaria y el descubrimiento de cánceres más pequeños y más localizados (de modo que los cánceres probablemente se detectaban antes). Puesto que el efecto de esta detección precoz se ha normalizado, la subida aparente de la incidencia en estos casos ha empezado a equilibrarse. Es posible que la supervivencia también esté mejorando ligeramente; en 1993, la supervivencia total a cinco años era del 78 %, comparado con un 64 % en la década de 1960. Varios estudios muestran un ligero descenso de la mortalidad en los últimos años (del 3 al 6 %); algunos lo atribuyen a una combinación de las exploraciones de rutina y un mejor tratamiento.

ANÁLISIS DEL VALOR ESTADÍSTICO «1 DE CADA 10»

Una de las estadísticas más espeluznantes que se han publicado hace referencia al hecho de que «1 de cada 10 mujeres tendrá cáncer de mama». Pero se trata de un riesgo *para toda la vida*, que sólo puede aplicarse a las mujeres ancianas, cuando han pasado de los 85 años; no se refiere a mujeres más jóvenes. El riesgo de padecer cáncer que tiene una mujer de 30 o 40 años es mucho menor que el de una mujer mayor. Una mujer de 40 años tiene 1 probabilidad sobre 63 de presentar cáncer de mama cuando tenga 50 años, 1 sobre 28 a los 60 años y 1 sobre 14 a los 70. Incluso una mujer de 75 años todavía no ha alcanzado el riesgo de 1 de cada 10; no le corresponde hasta que no tenga 85 o 90 años. Puesto que el cáncer suele desarrollarse muy lentamente en las personas ancianas, la mayor parte de estas mujeres morirán de otra enfermedad mucho antes de que lo hagan a causa del cáncer. Curiosamente, aunque las mujeres de 65 años tienen una probabilidad bastante mayor de tener cáncer de mama que las de 40 años, parecen menos conscientes de su situación y no están tan atentas a los signos de la enfermedad como las mujeres más jóvenes.

PROBABILIDADES DE LAS MUJERES CANADIENSES DE PADECER CÁNCER DE MAMA A DIVERSAS EDADES

Edad	*Riesgo*
30	1 de 2.472
40	1 de 262
50	1 de 63
60	1 de 28
70	1 de 14
80	1 de 12
85	1 de 10

De Health Canada (1994).

La incidencia depende de la raza y la historia familiar

Después de los 40 o 45 años, las mujeres blancas presentan los porcentajes de cáncer de mama más elevados; las siguen, por orden de frecuencia, las negras, las hispanas y las asiáticas. Las mujeres judías tienen un riesgo superior a la media, mientras que las mormonas o las adventistas del Séptimo Día tienen un riesgo inferior al habitual. Las tasas de incidencia en los Estados del norte de Estados Unidos son superiores a las de los Estados del sur, y las tasas en las áreas urbanas son ligeramente superiores a las de las áreas rurales. Las mujeres solteras y las que no han tenido hijos muestran un riesgo mayor que las mujeres casadas o las que han tenido varios hijos. Las mujeres de clase socioeconómica alta tienen un riesgo mayor. Un estudio finlandés reciente concluyó que las mujeres de los grupos con formación más elevada o con empleos más cualificados tenían una incidencia de cáncer de mama cercana al doble de la de los grupos socioeconómicos más desfavorecidos o con empleos menos bien pagados. Probablemente estas diferencias reflejan variaciones en los patrones de natalidad y de la edad en el momento del nacimiento del primer hijo.

Las variaciones dan la clave sobre las causas

La variación en las tasas de cáncer de mama entre las diversas razas y en los diferentes países, junto con estudios realizados con inmigrantes, da pistas sobre las posibles causas. Se cree que los factores ambientales desempeñan un papel clave en el cáncer de mama. Las diferencias internacionales en la incidencia del cáncer de mama se atribuyen a variaciones en el peso corporal, la dieta y factores relacionados con la reproducción —edad de la menarquía (inicio de la menstruación), edad del primer parto y número de hijos—. Algunos estudios sugieren que las mujeres japonesas pueden tener niveles de estradiol (estrógeno) menores que las mujeres norteamericanas, posiblemente debido a la dieta o a la menor grasa corporal, lo que puede explicar su tradicionalmente inferior incidencia del cáncer de mama. Pero se requieren más estudios para clarificar el panorama.

Tener una menarquía muy temprana, antes de los 12 años —una tendencia en aumento en Estados Unidos—, aumenta la probabilidad de padecer un cáncer de mama, al igual que tener un hijo en edad avanzada —otra tendencia en aumento en Occidente—. También se sospecha de otras causas del cáncer de mama, como seguir una dieta con gran contenido en grasa, ser de estatura alta, tener sobrepeso (en la posmenopausia) y la falta de ejercicio en la juventud (antes y durante la adolescencia).

¿QUÉ ES EL CÁNCER DE MAMA?

El cáncer de mama incluye un amplio espectro de enfermedades en las que algunos tumores son agresivos y presentan metástasis rápidamente, mientras que otros crecen lentamente —pueden requerir décadas para presentar síntomas—. El cáncer suele empezar como unas cuantas células anormales que, inicialmente, están confinadas en una pequeña área y, más adelante, se infiltran en los tejidos circundantes. Es posible que unas cuantas células cancerosas se escapen del tumor original («primario») y se extiendan a partes alejadas del cuerpo, donde forman *metástasis* (cánceres secundarios). El cáncer de mama permanece localizado (*in situ*) o se vuelve invasor. Algunos cánceres de mama penetran rápidamente en los tejidos circundantes y se diseminan —a veces en pocos meses, especialmente en las mujeres jóvenes—, mientras que otros requieren diez, veinte o más años para convertirse en invasores y algunos nunca se diseminan. Los cánceres de mama pueden aparecer en los conductos lácteos de la mama o en sus lóbulos.

CÁNCERES *IN SITU* MUY PRECOCES Y SU TRASCENDENCIA

La mamografía moderna es capaz de detectar anomalías mamarias muy precoces —en una fase precancerosa o preinvasora— e identifica células adormecidas que probablemente se convertirán en cáncer cinco, diez o más años después. Aparecen como calcificaciones diminutas que pueden convertirse en cánceres invasores si se dejan, pero si se extirpan a tiempo, es posible que el cáncer no llegue a desarrollarse nunca.

Los cambios precoces se llaman *carcinoma in situ* («en el lugar» y sin invadir los tejidos circundantes). Pueden permanecer dormidos durante largos períodos de tiempo, incluso durante toda la vida de la mujer. El cáncer ductal *in situ* (CDIS), en los conductos, es, con mucho, más común (del 80 al 90 % de los cánceres *in situ*) que el cáncer lobular *in situ* (CLIS), en los lóbulos mamarios. La evolución de estos cánceres *in situ* varía en función de su tipo y de la forma biológica, y de si aparecen en el tejido lobular o en los conductos. Los cánceres *in situ* están localizados y raramente forman un nódulo que pueda percibirse o producir algún tipo de dolor. Constituyen un dilema terapéutico porque, si se dejaran, muchos no evolucionarían o bien lo harían muy lentamente. Aunque, si no se tratan, pueden volverse invasores; algo que habitualmente sucede en un período de años, raramente puede suceder en unos meses.

En la categoría de «cáncer de mama mínimo», la mayoría de los expertos incluyen:

- el carcinoma ductal *in situ* (considerado canceroso);
- el carcinoma lobular *in situ* (considerado por la mayoría como no canceroso, pero marcador de un posible cáncer en el futuro);
- las microcalcificaciones microscópicas.

El *carcinoma ductal in situ* (CDIS) es mucho más frecuente que el CLIS y se convierte en un cáncer invasor en una cuarta parte de las mujeres en las que aparece. Los estudios *post mortem* de mujeres que murieron por otras causas, a menudo revelan la presencia de CDIS no identificados que nunca dieron ningún problema. El desarrollo de un CDIS depende de influencias hormonales; las células se amontonan en los conductos mamarios, como el orín de una cañería. Se trata de la *hiperplasia* intraductal o «exceso de células de los conductos». Al cabo de un tiempo, el exceso de células puede empezar a tener un aspecto peculiar o *atípico*; más tarde, el exceso de células puede parecer un cáncer, y es en este momento

CÁNCER DE MAMA: ALGUNOS HECHOS Y DATOS CLAVE

- *El cáncer de mama es una enfermedad crónica, potencialmente mortal, de características y gravedad distintas*, que va desde pequeños cambios o microcalcificaciones sólo detectables mediante rayos X hasta tumores grandes y palpables que pueden ser invasores y pueden dispersarse por otros lugares. Un cáncer de mama puede crecer bastante sin producir ningún dolor ni otros síntomas.
- *El cáncer de mama es más frecuente en el pecho izquierdo* que en el derecho (quizá porque el izquierdo tiende a ser mayor y tiene más tejido); aproximadamente el 1 % de los casos de tumores primarios se diagnostican en ambos pechos a la vez.
- *En Norteamérica, el cáncer de mama afectará a 1 de cada 10 mujeres* que lleguen a los 85 años o más, y va detrás del cáncer de pulmón en cuanto a muertes debidas a cáncer en mujeres. Actualmente se diagnostican unos 17.000 casos de cáncer de mama cada año en mujeres y unas 5.400 mueren por esta causa.
- *La mayoría de los cánceres de mama se da en mujeres de más de 50 años.* Cuanto mayor es la mujer, mayor es su riesgo.
- *Muchos cánceres de mama continúan descubriéndolos las propias mujeres*; el tamaño medio en el momento de descubrirlo es de 2 cm.
- *Encontrar un nódulo mamario canceroso de manera precoz* (especialmente en una etapa en la que es demasiado pequeño para ser palpado, pero es detectable mediante mamografía) puede alargar la supervivencia.
- *Los cánceres de mama extirpados cuando tienen menos de 1 cm de diámetro*, sin ganglios axilares afectados, dan a la paciente unas posibilidades de supervivencia excelentes.
- *Las mamografías sistemáticas en mujeres mayores de 50 años reducen la tasa de muerte por cáncer de mama en un 30 %.* Pero la mamografía pasa por alto entre un 10 y un 15 % de los cánceres y hasta un 40 % en el caso de cánceres detectados en mamas densas de mujeres jóvenes.
- *La mejor manera de detectar un cáncer de mama* consiste en la exploración física periódica por parte de un profesional sanitario competente, realizar la AEM (autoexploración mamaria bien hecha) y hacerse mamografías cada dos años tras cumplir los 50.
- *Los hombres también sufren esta enfermedad*: alrededor de un 1 % de los cánceres de mama en Norteamérica aparecen en hombres; la incidencia es de 1 de cada 1.000.

cuando recibe el nombre de *carcinoma intraductal in situ* o «cáncer confinado al conducto». En una mamografía, el CDIS suele aparecer como un racimo de calcificaciones. Aunque es posible que la enfermedad no evolucione nunca más allá de esta fase, siempre existe la posibilidad de que se convierta en un cáncer invasor, de modo que es mejor eliminar las células anómalas.

El *carcinoma lobular in situ* (CLIS) a menudo se descubre en algún momento cercano a la menopausia y sólo representa del 5 al 10 % de todos los cánceres *in situ*. El CLIS no es un nódulo definido, sino que es más un engrosamiento esparcido en el tejido mamario. Se considera un «marcador» del cáncer y es difícil extirparlo sin quitar uno (o ambos) senos, puesto que el riesgo afecta a ambos lados por igual. En un estudio famoso, de 211 pacientes con cáncer lobular *in situ*, sólo el 17 % (36 mujeres) desarrolló cáncer invasor en un período de treinta años, lo que sugiere que el CLIS constituye un «factor de riesgo» de cáncer, pero no es un cáncer en sí mismo. El CLIS sólo suele descubrirse cuando se realiza una biopsia para estudiar otro nódulo o una anomalía mamaria. Las opciones de tratamiento consisten en vigilar periódicamente el pecho mediante mamografías o bien extirpar ambos pechos. Esta aproximación puede parecer drástica, en un momento en el que a menudo se tratan los grandes cánceres con cirugía por láser. Sin embargo, el riesgo de que posteriormente aparezca un cáncer en las mujeres con un CLIS es para toda la vida (véase el capítulo 12, donde hay más información sobre el CDIS y el CLIS).

El *cáncer microinvasor mínimo* de menos de 1 cm de diámetro tiene un pronóstico favorable y puede tratarse mediante la extirpación del nódulo o del pecho. El término «invasor» significa que el cáncer ya ha invadido los tejidos vecinos. Habitualmente, un cáncer de mama de 1 cm ha estado creciendo durante bastantes años antes de que se detecte. Incluso un tumor de 0,5 cm de diámetro, apenas detectable en una mamografía, ya ha duplicado su número de células varias veces, y los científicos saben que las metástasis (dispersión) pueden aparecer cuando el tumor mamario se ha duplicado unas 20 veces. Por regla general, el riesgo de dispersión es menor para los tumores pequeños y algunos estudios sugieren tasas de supervivencia excelentes en mujeres con ganglios negativos tras extirparles los tumores que miden menos de 1 cm de diámetro. (Sin embargo, los tumores invasores con diámetro inferior a 1 cm todavía pueden presentar una tasa de reaparición del 28 %, a no ser que se irradie el pecho tras retirar el nódulo.) Las tasas de reaparición local son inferiores tras una mastectomía.

Puesto que las células del tumor se dividen más rápidamente que las células normales, tienen mayor necesidad de oxígeno y nutrientes para sustentar su rápido crecimiento, y se pueden desarrollar nuevos vasos sanguíneos para aportarles los nutrientes necesarios; esto explica por qué la «vascularización» del tumor se considera un signo de mal pronóstico, incluso en cánceres pequeños.

NUEVOS CONCEPTOS EN EL CÁNCER DE MAMA

La visión actual considera el cáncer de mama como una enfermedad potencialmente *sistémica* casi desde su inicio, que puede afectar a todo el cuerpo, desde una fase precoz, y debe tratarse de acuerdo con esta idea. Por tanto, el tratamiento se centra principalmente en detener o abolir la extensión a distancia. Las revisiones periódicas por parte del oncólogo o del cirujano (buscando un cáncer en el otro pecho o posibles recurrencias) son necesarias durante el resto de la vida en todas las personas que han tenido un cáncer de mama. En realidad, en estas visitas médicas de seguimiento frecuentes y periódicas muchas mujeres entablan una relación duradera con su oncólogo, que puede llegar a convertirse en su médico de cabecera.

UNA ENFERMEDAD QUE MARCA PSICOLÓGICA Y EMOCIONALMENTE

El cáncer de mama es una enfermedad que golpea dos veces a las mujeres. No sólo genera ansiedad sobre el tratamiento y miedo a la muerte, sino que también golpea el punto más vulnerable de la imagen de la mujer, su feminidad y su papel sexual. Puede afectar profundamente a sus relaciones sexuales y sociales, y también puede minar su autoconfianza como mujer. Los efectos psicológicos pueden ser profundos y trascendentes pero, gracias sobre todo a los esfuerzos de los grupos de activistas y de supervivientes para aumentar la alerta, la comunidad médica está empezando a reconocer el impacto emocional, psicológico y social del cáncer de mama y a tenerlo en cuenta al ofrecer un posible tratamiento. Generalmente, las mujeres de hoy en día están mejor informadas sobre la enfermedad, conocen más sus opciones y se involucran más en la toma de decisiones sobre el tratamiento.

Mirando hacia el futuro: posibles avances en el tratamiento

La mortalidad por cáncer de mama ha permanecido casi invariable durante medio siglo a pesar de los esfuerzos realizados para descubrir un tratamiento más eficaz o un verdadero método preventivo. Un adelanto muy notable o el descubrimiento de una «panacea» es poco probable, puesto que el cáncer es demasiado complejo. Es más probable que los progresos alcanzados en este ámbito dependan de un ataque amplio que cubra diversos frentes. «Un asesino de las células tóxicas no es la última respuesta —asegura un reconocido oncólogo—; lo que se necesita *no* son fármacos anticancerosos todavía más potentes, sino encontrar alguna manera para revertir el proceso maligno, quizá mediante factores anticrecimiento tumoral que detengan el crecimiento del tumor, o terapia génica para bloquear la acción de los genes que producen el cáncer.» Es posible que estas soluciones todavía se encuentren un poco lejos, pero, mientras tanto, ya se otean algunos avances en el horizonte.

Una estrategia consiste en *estimular los mecanismos de defensa del organismo* para desplazar el equilibrio hacia la destrucción de las células cancerosas. Las «inmunoterapias» con base biológica —como las células *killer* con linfocina activada (LAK)— y las proteínas tipo *heat-shock* (recientemente producidas mediante ingeniería genética) pueden detener el desarrollo de los tumores. Pero esta línea de trabajo está sólo empezando.

¿CÓMO EMPIEZA EL CÁNCER?

La teoría actual sugiere que el cáncer es el resultado de mutaciones (cambios) acumuladas en los genes que regulan el crecimiento celular, de modo que las células crecen sin control y forman el cáncer. El cáncer surge sobre todo a partir de cambios (defectos) operados en los genes RER (*reparación de errores de la replicación*), que suelen reparar el *ácido desoxirribonucleico* o ADN alterado tan pronto como lo detectan. Los genes RER defectuosos no pueden identificar y corregir los errores moleculares del ADN, que pueden irse amontonando (como símil, se puede imaginar un corrector ortográfico defectuoso de un procesador de textos). A partir de este momento, cada vez que el ADN se replica en cada división celular, también se copia el error. Un defecto en los genes RER también puede desestabilizar los genes próximos, lo que conduce a una división celular anormal y al cáncer.

Hablando en términos generales, el sistema inmunitario del organismo reconoce las células cancerosas como si fueran anormales y las destruye. Pero, a veces, el sistema inmunitario no puede hacerles frente y el cáncer gana la batalla. Cualquier método que pueda estimular de manera eficaz el sistema inmunológico, puede ayudar a luchar contra el cáncer, y se está investigando mucho en esta dirección.

Otro método que se está investigando consiste en *evitar que los cánceres se vascularicen* (*capten más sangre*) mediante sustancias como los «inhibidores del factor de crecimiento». Una vez que los tumores logran aporte sanguíneo, su crecimiento puede multiplicarse por 1.000, de modo que bloquear los factores de crecimiento que permiten que esto ocurra podría hacer que los cánceres se desecaran y murieran. La vascularización también permite que las células escapen hacia el torrente sanguíneo y produzcan metástasis en cualquier parte del organismo. Bloquear la vascularización ayudaría a prevenir esta dispersión.

Ahora se están descubriendo *nuevos marcadores tumorales biológicos* (como los receptores de los factores de crecimiento o los marcadores genéticos) que revelarán más sobre la naturaleza de un tumor concreto y permitirán diseñar un tratamiento más a la medida.

Entender la manera causando las mutaciones o el daño en que a los oncogenes (genes relacionados con el cáncer) y otras porciones de ADN fuerzan a las células a comportarse de manera anormal y pueden convertirse en cánceres, podría explicar por qué aparecen tumores mamarios secundarios en algunos tejidos, como el hígado o la médula ósea, pero casi nunca en otros, como los músculos; esto podría poner sobre la pista de fármacos o de terapia génica que volviera las células tumorales a la normalidad o, como mínimo, las inactivara.

Los *avances en los trasplantes de médula ósea y de células madre (formadoras de sangre)* constituyen una promesa.

Los *inhibidores para tumores secundarios* son otro camino por explorar. Algunas investigaciones recientes revelan que, a veces, los tumores primarios mantienen dormidos a los tumores secundarios en alguna otra parte del organismo, pero que cuando se extirpa el tumor primario mediante cirugía, esta inhibición del crecimiento desaparece y el tumor secundario se expande rápidamente. Si el factor que inhibe el crecimiento del tumor secundario pudiera identificarse, seríamos capaces de fabricarlo. La investigación de esta posibilidad avanza rápidamente.

Un *fármaco llamado gestodeno* es el componente de ciertos tipos de nuevas píldoras anticonceptivas combinadas; las pruebas preliminares sugieren que podría ayudar a prevenir el cáncer de mama. Otros fármacos en investigación son el vorazole y el liarazole, que afectan a los receptores hormonales del tumor y pueden detener su crecimiento.

Se están desarrollando *pruebas innovadoras* para identificar a las pacientes con cáncer de mama que podrían beneficiarse más de la hormonoterapia o de la quimioterapia; se trata de la *citometría de flujo de ADN* y de las medidas de los nuevos *oncogenes*.

Se está probando el *uso de la hormona sintética somatostatina* para detener el crecimiento del tumor.

Quimioprevención: se está investigando el tratamiento con tamoxifeno y la hormona *gonadotrofina coriónica humana* porque pueden prevenir el cáncer en mujeres que tienen un riesgo por encima de la media.

Cada vez más, los *grupos de apoyo*, las *redes de supervivientes* y los *grupos de autoayuda, consejo y educación* se están convirtiendo en elementos más cruciales en la batalla contra la enfermedad.

El activismo contra el cáncer de mama aumenta la concienciación

Durante la década de 1980, los dinámicos grupos de «supervivientes» del cáncer de mama y de activistas se multiplicaron en Norteamérica, en Gran Bretaña y por todas partes; se dedicaron a promover la concienciación, a informar a las mujeres sobre la enfermedad, a desarrollar un verdadero «consentimiento informado» del tratamiento, a mejorar el tratamiento y a buscar fondos para la investigación. Las redes de apoyo al cáncer de mama y las activistas han realizado grandes avances para mejorar el tratamiento del cáncer de mama, haciendo más conscientes a las mujeres sobre sus opciones, proporcionándoles conocimientos para poder tomar decisiones más apropiadas, dándoles una mayor sensación de control y ayudándolas a aceptar mejor la enfermedad; esto mejora la calidad de vida de muchas afectadas.

La doctora Susan Love, una cirujana especialista en enfermedades de mama de Estados Unidos, fue una de las primeras en llamar la atención sobre el tema y politizar el cáncer. Siguiendo sus pasos, muchas mujeres han hablado con valentía sobre su lucha, han alzado los velos del silencio y han revelado su dolorosa realidad, han exhibido sus cicatrices como consecuencia de una mastectomía y sus cabezas calvas tras la quimioterapia para sacar su cáncer del armario y hacer que las personas interesadas se unieran para discutir sus problemas.

Las asociaciones de supervivientes y las organizaciones de activistas pueden proporcionar información a las mujeres y apoyar su causa. Su objetivo final es ayudar a las mujeres con cáncer de mama a tomar decisiones racionales sobre su tratamiento junto con el equipo médico. En contraposición a una aproximación de alta tecnología, con sus métodos intervencionistas y cuantitativos, el movimiento del cáncer de mama adopta una visión más holística, «centrada en la mujer», de baja tecnología, que fomenta una sensación de control, promueve tratamientos no tóxicos y, por encima de todo, busca la prevención.

Las activistas utilizan varias tácticas para llamar la atención, como la portada del *New York Times Magazine* de 1993, que mostraba el torso de una mujer con la cicatriz de la mastectomía. Otras actividades incluyen la organización de grupos de autoayuda, la preparación de folletos y la organización de eventos. Cuando las mujeres consiguen superar la desesperanza y la tristeza de tener un cáncer, algunas de ellas sienten que el hecho de ayudar a las otras en la misma lucha y unirse a grupos de apoyo también contribuye a su lucha particular contra la enfermedad.

Las artistas se incorporan a la causa

Actualmente, artistas y poetas están utilizando su talento para mostrar su apoyo a las pacientes y a las supervivientes de cáncer de mama. En 1993, el Washington National Museum of Women in the Arts organizó una exposición de catorce cuadros de la pintora Hollis Sigler, una superviviente de cáncer de mama. En Gran Bretaña, en 1995, la galería de arte London's Barbican presentó una gran exposición de pinturas y dibujos de Susan Macfarlane, donde se representaban escenas íntimas de mujeres en las diversas etapas del tratamiento y la recuperación de un cáncer de mama, con el fin de animarlas a desmitificar la práctica clínica. Las pinturas despertaban una gran compasión. Una de ellas, por ejemplo, muestra a una mujer joven el día después de su intervención, aprendiendo a hacer ejercicios con el brazo; otra simboliza la meditación. Recientemente, la Woodlawn Arts Foundation financió una exposición itinerante por todo Canadá que se llamaba «Las supervivientes alzan la voz»; la exposición empezó en el Toronto's Royal Ontario Museum y mostraba el trabajo de veinticuatro artistas. Sus obras mostraban la naturaleza errática y aleatoria de la enfermedad, los problemas que se encuentran durante la lucha y la frialdad de la tecnología utilizada en la atención médica actual.

Capítulo 11

¿Quién tiene más riesgo?

Canadá y Estados Unidos están a la cabeza en las tasas de cáncer de mama; estas tasas son especialmente elevadas en países como Dinamarca, Holanda y Hungría, y mucho más bajas en Tailandia, China, Japón, África y Argelia. Los epidemiólogos creen que estas variaciones están relacionadas con el estilo de vida y las influencias del medio, y también con factores ligados a la reproducción, como la edad de la menarquía (inicio de la menstruación) y los patrones de natalidad. Pero los factores de riesgo se refieren a grupos o poblaciones; estimar el riesgo de una persona concreta es más difícil.

Sopesando los riesgos individuales

El cáncer de mama no se limita a las mujeres que tienen un riesgo elevado. Cualquiera puede tenerlo. Los riesgos globales dependen de rasgos biológicos sobre los que una mujer no tiene ningún control —como la edad avanzada, los genes (características hereditarias), la densidad mamográfica del pecho (tal como se observa bajo los rayos X), los niveles de hormonas femeninas (estrógenos) del organismo— y factores relacionados con el estilo de vida que pueden modificarse, como la dieta (cantidad de grasa ingerida), el alcohol, el ejercicio y la edad en el momento de quedarse embarazada.

Al sopesar los riesgos individuales de padecer cáncer de mama, hay que tener en cuenta tanto los antecedentes familiares como los factores que no se heredan. La mayor parte de los cánceres de mama no son hereditarios, sino *esporádicos*, provocados por múltiples «insultos» ambientales que lesionan el material genético, el ADN. Los factores de riesgo del cáncer de mama identificados hasta el momento incluyen ser de estatura alta, tener obesidad posmenopáusica, tener densidad mamaria elevada, seguir una dieta rica en grasas y baja en frutas y vegetales, consumir mucho alcohol, hacer poco ejercicio (especialmente durante la juventud) y estar expuesta a estrógenos y, posiblemente, a algunas sustancias medioambientales como los organoclorados del DDT y otros pesticidas (aunque este punto todavía está pendiente de confirmación).

Las mujeres con varias familiares próximas afectadas de cáncer de mama (especialmente en edades jóvenes y, sobre todo, en ambas mamas) pueden tener una predisposición heredada al cáncer de mama y un riesgo superior a la media (en algunos casos, esto es válido tanto para hombres como para mujeres). Sin embargo, sólo entre el 4 y el 5 % de todos los cánceres de mama son hereditarios. En otras familias, varios miembros pueden padecer la enfermedad debido a una mezcla de factores ambientales y de estilo de vida.

Explorar la conexión genética

El hecho de tener una o más parientes de primer grado (madres, hermanas, hijas, abuelas) con cáncer de mama dobla el riesgo de padecer esta enfermedad. Si *ambas*, la madre y una hija, tuvieron cáncer de mama, el riesgo es especialmente elevado, sobre todo si el cáncer se diagnosticó a una edad temprana, antes de la menopausia, y si afectó a ambas mamas. Los miembros de estas familias especialmente propensas al cáncer pueden tener un gen de «susceptibilidad al cáncer» que les confiere una elevada probabilidad de padecer la enfermedad. (Un gen es un segmento de una de las moléculas de ADN que se encuentra en los cromosomas, dentro de cada célula del organismo; determina nuestro mapa genético.)

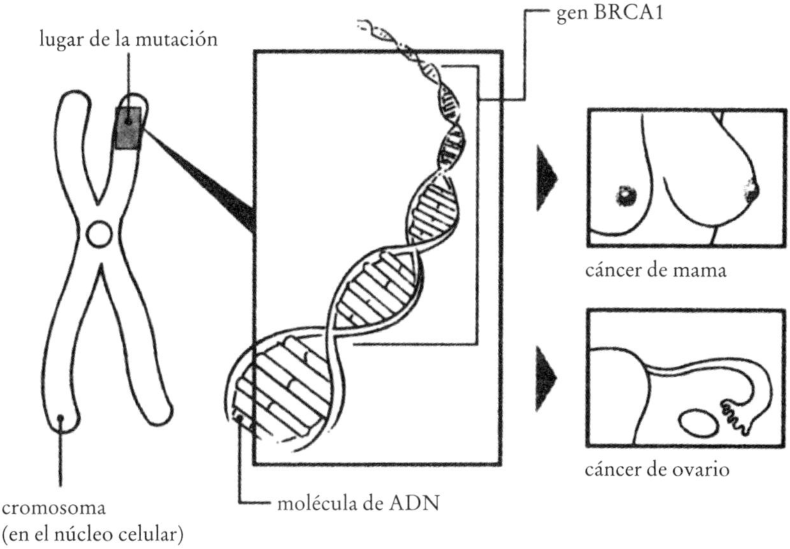

Un gen de susceptibilidad al cáncer de mama.

Algunas investigaciones recientes han descubierto dos genes mutantes (alterados) que confieren susceptibilidad al cáncer de mama: el BRCA1, en el cromosoma 17 (al que se atribuyen la mitad de los casos de cáncer de mama hereditario), y, más recientemente, el BRCA2, en el cromosoma 13. Estos genes sólo afectan a algunas familias y sólo explican un 5 % de todos los cánceres de mama. Es probable *pero no seguro* que los genes mutantes produzcan cáncer de mama en algún momento futuro, quizá décadas más tarde.

El gen BRCA1 se transmite en lo que se conoce como «herencia autosómica dominante», lo que significa que un progenitor lo transmite al 50 % de su descendencia o, dicho de otro modo, que *la mitad de las hijas de un progenitor afectado* tienen probabilidad de heredarlo. Pero sólo se trata de un «promedio» del riesgo y, en cualquier familia, todas, ninguna o unas cuantas hijas pueden heredar el gen alterado. Además, las que son portadoras de la susceptibilidad al cáncer, no es *seguro* que desarrollen la enfermedad. Tienen una probabilidad cercana al 90 % de desarrollar un cáncer de mama a lo largo de su vida y una probabilidad del 50 % de desarrollarlo a los 50 años o bien una del 10 % de *no* desarrollarlo nunca. El gen no es el cáncer. Las mujeres que nacen con el gen defectuoso, sólo desarrollarán un cáncer si durante su vida coinciden con otros «insultos» que provocan cáncer.

A pesar de que las personas con el gen mutante BRCA1 tienen una elevada probabilidad de desarrollar un cáncer de mama (y, quizá, también cáncer de ovario), estos cánceres sólo aparecerán en las etapas tardías de la vida, de modo que es posible que las portadoras no sepan durante años e incluso durante décadas si se encuentran entre el 10 % de las que no tendrán un cáncer hereditario o bien entre las desafortunadas que lo padecerán. Si una mujer con una historia familiar de cáncer de mama alcanza los 65 años sin estar afectada, probablemente no heredó la predisposición.

Muchas portadoras del BRCA1 también tienen riesgo de tener cáncer de ovario o de colon, aunque los cánceres de ovario y de colon (intestino) tienden a aparecer más tarde que los de mama. Por el contrario, el gen mutante BRCA2 no eleva el riesgo de padecer cáncer de ovario, pero eleva el riesgo del cáncer de mama en los parientes masculinos portadores (los hombres pueden transmitir los genes de susceptibilidad al cáncer de mama tanto a sus hijas como a sus hijos).

Actualmente, las pruebas genéticas pueden identificar a las personas portadoras de los genes mutantes BRCA1 o BRCA2, de modo que las portadoras pueden vigilar la aparición de signos precoces de la enfermedad y recibir tratamiento rápidamente, o pueden adoptar medidas de prevención. Pero hasta el momento sólo se ofrece realizar la prueba para detectar estos genes con fines científicos a algunas familias propensas al cáncer. Sin embargo, en un futuro no tan distante es posible que estas pruebas se conviertan en algo al alcance de todos; esto podría abrir una «caja de Pandora» en relación con los problemas potenciales por sus muchas implicaciones éticas, sociales y psicológicas. Actualmente se está debatiendo tanto la información genética como los usos que se harán de ella; nos encontramos en un proceso de transición.

Es posible que las personas portadoras de genes de susceptibilidad al cáncer puedan sentirse estigmatizadas y que las etiqueten de «enfermas», incluso aunque no tengan síntomas y que nunca lleguen a desarrollar un cáncer. Podrían tener que enfrentarse a situaciones de discriminación en el mercado laboral y en las compañías de seguros (las compañías de seguros y sus empleados podrían obtener y utilizar la información genética para marcar a muchas personas, negándoles un trabajo o ciertos beneficios). Quienes obtengan un resultado negativo en la prueba podrían padecer la «culpa del superviviente» por no ser portadoras del gen maldito de la familia. A veces se originan disputas familiares entre los miembros que desean hacerse la prueba y los que no. El consejo genético antes y después de las pruebas es esencial para ayudar a las personas a entender los resultados y a reconocer sus implicaciones.

¿Cuáles son las opciones para una mujer portadora de un gen de susceptibilidad al cáncer BRCA? Simplemente puede hacerse chequeos médicos frecuentes para identificar los signos de cáncer de mama (u ovario) lo más precozmente posible y someterse al tratamiento adecuado. También puede optar por una mastectomía bilateral y extirparse ambos pechos *antes* de desarrollar un cáncer (quizá también debería considerar la posibilidad de extirparse los ovarios). Sin embargo, se trata de medidas drásticas para personas que es probable (pero no seguro) que desarrollen cáncer, sobre todo porque no hay ninguna intervención quirúrgica que tenga una seguridad del cien por cien. Incluso tras una mastectomía bilateral preventiva existe una pequeña probabilidad de desarrollar un cáncer en la pared torácica (o en el abdomen, tras la extirpación de los ovarios). Es posible que, en el futuro, otras estrategias preventivas como la terapia génica sean más eficaces.

Tomemos como ejemplo el caso de Sarah, de 27 años. Su madre y su hermana mayor tuvieron cáncer de mama cuando eran jóvenes (antes de los 40 años) y tiene una hermana adolescente. (Su abuela murió de cáncer de mama antes de que Sarah naciera.) Ciertamente, con tres parientes cercanas con cáncer de mama a una edad temprana Sarah tiene un riesgo elevado de padecer la enfermedad, con una probabilidad del 50 % de haberla heredado de su madre. Decide acudir a una clínica local de consejo genético. El consejero genético le sugiere la realización de una prueba para buscar genes mutantes. Le avisa de antemano de que incluso aunque no sea portadora de estos genes, todavía existiría la probabilidad habitual de padecer un cáncer *esporádico*. La prueba es positiva. Sarah es portadora del gen BRCA1. Decide que le practiquen una mastectomía bilateral (extirpación de ambos pechos), incluso aunque todavía no haya ningún signo de cáncer. El consejero genético le explica que, incluso aunque le hayan extirpado ambas mamas, todavía existe una pequeña probabilidad de desarrollar un cáncer en la pared torácica y de tener más adelante un cáncer de ovario, pero que podría encontrarse entre el 10 % de portadoras del BRCA1 que *nunca* desarrollarán cáncer de mama.

A Sarah también la informan de que el cambio en la imagen corporal debido a la mastectomía bilateral puede ser duro de superar, y que quizá desee la reconstrucción mamaria. Asimismo, le explican que la doble mastectomía *no* alterará los riesgos para su descendencia, que también heredaría el gen BRCA1. A Sarah también le aconsejan considerar la posibilidad de explicarle a su hermana menor la cuestión del gen, de modo que pueda decidir si quiere hacerse la prueba.

A continuación, incluimos algunas de las preguntas de difícil respuesta: ¿debería Sarah explicarle a su hermana menor y alertar a las parientes más lejanas de que su prueba sobre el gen de susceptibilidad al cáncer fue positiva? ¿Y a sus jefes? En el mercado de trabajo, ¿estaría en desventaja si la gente supiera que es portadora de un gen de una enfermedad potencialmente mortal? ¿Cuáles son las implicaciones legales? Para afrontar estos dilemas, los miembros de las familias con «riesgo elevado» de padecer cáncer y que consideren la posibilidad de hacerse una prueba genética requieren consejo genético previo y posterior a la prueba, para estar seguros de que son capaces de aceptar la posibilidad de ser portadores de un gen de susceptibilidad al cáncer. Algunas personas pertenecientes a familias propensas al cáncer rehúsan el consejo genético o niegan el peligro y, a veces, más que buscar cuidados extra evitan la vigilancia necesaria y no buscan ayuda si les aparece un nódulo.

TENER CÁNCER EN UN PECHO SIGNIFICA MAYOR RIESGO EN EL OTRO

Una mujer con cáncer en un pecho tiene un riesgo promedio de dos a cuatro veces mayor que el riesgo medio de padecer un cáncer primario en el pecho opuesto, especialmente si es joven cuando le aparece el primer cáncer o si tiene una historia familiar de cáncer de mama.

EL PESO Y LA ALTURA SON FACTORES DE RIESGO

La altura se asocia a un ligero aumento del riesgo de padecer cáncer de mama, y la mayor parte de los estudios han llegado a la conclusión de que el peso corporal elevado y la obesidad aumentan el riesgo de padecer cáncer de mama en las mujeres posmenopáusicas, aunque parece que la obesidad es un factor de protección en las mujeres premenopáusicas. El aumento del riesgo en las mujeres obesas posmenopáusicas parece estar relacionado con un incremento de sus niveles de estrógenos, puesto que los estrógenos se producen en el tejido adiposo a partir de la conversión de otras moléculas.

LOS PECHOS MAMOGRÁFICAMENTE DENSOS TIENEN UN RIESGO MAYOR

Un estudio canadiense reciente ha demostrado, entre otros, que las mujeres con pechos mamográficamente densos tienen una probabilidad unas seis veces mayor de tener cáncer de mama que las que tienen pechos más «fláccidos» (grasos). La elevada densidad no puede determinarse por «palpación», sino que sólo es posible determinarla con las mamografías; tanto puede ocurrir en los pechos pendulares o «caídos» como en los que son firmes y duros. Los investigadores creen que el tejido mamario denso puede contener factores de crecimiento superabundantes que estimulen la formación de cáncer. Es más probable que los pechos densos se den en mujeres que empiezan a menstruar a una edad más precoz que las que inician sus períodos más tarde. También parece que la densidad mamaria aumenta con la exposición a los estrógenos, la delgadez y el consumo de alcohol (lo que también aumenta las concentraciones de estrógenos en el organismo).

Los estrógenos desempeñan un papel clave

Hay una evidencia clara de que las hormonas ováricas como los estrógenos y la progesterona desempeñan un papel clave en el desarrollo del cáncer de mama, probablemente porque aumentan la división celular (el papel principal de los estrógenos en el cuerpo es el de promover el crecimiento de los tejidos relacionados con la reproducción, incluyendo el tejido mamario).

La exposición a los estrógenos a lo largo de la vida influye de manera significativa en el crecimiento del cáncer —a mayor exposición a los estrógenos, mayor riesgo—. Las mujeres a quienes se les han extirpado los ovarios antes de los 35 años tienen tasas de cáncer de mama mucho más reducidas. Las mujeres con menopausia precoz —natural o debida a la extirpación de los ovarios— también tienen una menor probabilidad de desarrollar un cáncer de mama. Las mujeres que empiezan a menstruar antes de los 12 años tienen mayor riesgo de padecer la enfermedad a causa de los años adicionales de exposición a los estrógenos (el riesgo de cáncer de mama se triplica en las mujeres que empiezan a menstruar a los diez años). Esto podría explicar por qué las mujeres que retrasan la edad de sus embarazos o que no tienen hijos, o tienen pocos, presentan mayor riesgo: están expuestas durante más tiempo a los estrógenos. El embarazo detiene la producción de estrógenos. Además, en las mujeres que amamantan a sus hijos la lactancia detiene la ovulación y la menstruación, y reduce la producción de estrógenos mientras continúa, de manera que los períodos prolongados de lactancia pueden reducir el riesgo. Una menopausia tardía prolonga la exposición a los estrógenos y aumenta el riesgo de padecer cáncer de mama.

Los expertos creen que parte del incremento aparente del cáncer de mama puede deberse al uso durante largos períodos de anticonceptivos orales que contienen estrógenos. En medio de este océano de resultados contradictorios, un estudio británico reciente concluyó que existía un riesgo de padecer cáncer de mama ligeramente más elevado entre las mujeres jóvenes que tomaban la píldora y estudios norteamericanos recientes también mostraban que existía mayor riesgo para las que la habían tomado durante diez años o más. Sin embargo, actualmente la Organización Mundial de la Salud opina que no se ha producido un incremento del riesgo de padecer cáncer de mama asociado al uso de la píldora. No se recomienda ningún cambio especial en las estrategias de control de la natalidad, pero esta posibilidad tiene que seguirse de cerca; hay un número sustancial de mujeres que han tomado estas hormonas durante varios años.

También se cree que el tratamiento hormonal sustitutivo con estrógenos (habitualmente con progesterona añadida) incrementa ligeramente el riesgo de padecer cáncer de mama. Se pensaba que el hecho de añadir una segunda hormona, la progesterona, minimizaba el riesgo, pero algunas pruebas recientes sugieren que la progesterona no es necesariamente protectora frente al cáncer de mama. La escasa información disponible hasta el momento sugiere que el riesgo para las mujeres que utilizan la combinación de estrógeno más progestágeno como tratamiento hormonal es, como mínimo, tan elevado como el de las mujeres que utilizan estrógenos solos y, quizá, más elevado. Un estudio sueco de gran magnitud mostró que el riesgo de padecer cáncer de mama aumentaba en las mujeres tratadas con estrógenos solos, y que existía un riesgo aún mayor en las que tomaban progestágenos. Algunas investigaciones norteamericanas también sugieren que el tratamiento continuado con estrógenos, iniciado antes o durante la menopausia, puede aumentar el riesgo de padecer cáncer de mama. Las pruebas científicas actuales permiten concluir que existe un posible incremento del riesgo de cáncer de mama en mujeres posmenopáusicas que toman hormonas durante seis años o más, aunque todavía no está confirmado.

Tratamiento hormonal sustitutivo tras el cáncer: ¿sí o no?

Puesto que las mujeres viven más y las tasas de cáncer de mama no disminuyen, surge la pregunta de si las mujeres que tenían cáncer antes de la menopausia deberían tomar un tratamiento hormonal sustitutivo (THS) para reducir las molestias de ésta. A las mujeres se les diagnostica cada vez en una etapa más precoz el cáncer de mama; algunas entran en la menopausia temprana debido a los tratamientos y, al tener una expectativa de vida más larga y un riesgo de recurrencia del cáncer más bajo, es posible que algunas deseen seguir una pauta de THS.

La mayoría de los médicos expertos desaconsejan enérgicamente los THS en mujeres con cáncer de mama, pero están cambiando las actitudes en este sentido, porque las mujeres expresan sus dudas sobre los riesgos de padecer osteoporosis (fragilidad ósea) y enfermedades cardíacas, aparte de los sofocos y otras molestias propias de la menopausia. Se preguntan si sería posible seguir un tratamiento hormonal, por lo menos durante algunos años. Un informe del U.S. Centers for Disease Control evaluó el aumento del riesgo de padecer cáncer de mama proporcional para cada año de uso de estrógenos. El riesgo no parecía aumentar hasta, por lo menos, cinco o seis años. Entre las mujeres con antecedentes familiares de cáncer de mama, las que habían utilizado *alguna vez* un tratamiento sustitutivo con estrógenos tenían un riesgo significativamente mayor que las que no lo habían utilizado.

«Las mujeres que han tenido cáncer de mama o tienen riesgo de padecerlo deberían ser cautelosas con el uso de estrógenos», aconseja un experto de la Universidad de Toronto. Alerta a las mujeres y a sus cuidadores para que «*no* ignoren el posible aumento de riesgo de padecer cáncer de mama derivado del tratamiento con estrógenos». Pero este riesgo modesto debe sopesarse frente a los beneficios probables del tratamiento hormonal: menor probabilidad de un ataque cardíaco, reducción del riesgo de osteoporosis y alivio de las molestias de la menopausia. Junto con sus médicos, las mujeres deberían considerar los pros y los contras del uso de estrógenos tras la menopausia.

Dieta y cáncer de mama

Parece que las dietas con elevado contenido calórico y ricas en grasas animales incrementan el riesgo de padecer cáncer de mama; posiblemente, las que son de bajo contenido en grasas y con una elevada presencia de frutas y vegetales (de cinco a diez piezas diarias) reducen el riesgo. Algunas pruebas recientes sugieren que los fitoestrógenos de los productos que contienen soja o aceite de oliva pueden reducir el riesgo de cáncer de mama, aunque todavía no está demasiado clara la relación exacta entre dieta y cáncer de mama. Se sabe que las dietas con alto contenido en grasa promueven el cáncer de mama y de intestino en animales de experimentación, pero algunos investigadores atribuyen el mayor número de casos de cáncer más al exceso de calorías que a un consumo elevado de grasa. Sea como sea, comer menos cantidad de grasa, especialmente grasa saturada, suele ser saludable, y si se reduce el consumo de grasas esto no sólo beneficia al sistema cardiovascular, sino que también reduce el dolor mamario cíclico en quienes lo padecen (véase también el capítulo 20).

Beber alcohol puede incrementar el riesgo

Beber cantidades moderadas o bajas de alcohol (una copa al día o menos) eleva ligeramente el riesgo de cáncer de mama, posiblemente porque el alcohol aumenta los niveles de estrógenos. Un gran metanálisis (juntar los resultados de varios estudios y analizarlos conjuntamente) muestra una amplia variación en la relación entre beber y el cáncer de mama, pero es suficientemente inquietante para dar pie a las mujeres a que vigilen su consumo de alcohol. «Las mujeres se encuentran en un dilema —señala un experto—; beber moderadamente (de una a dos copas al día, *pero no* cada día) parece protegerles el corazón, pero podría aumentar el riesgo de cáncer de mama.»

La falta de ejercicio durante la juventud es otro factor de riesgo

Algunos estudios recientes han relacionado el cáncer de mama con una falta de ejercicio enérgico durante la juventud, especialmente antes de la pubertad y durante la adolescencia. Los padres deberían animar a sus hijas para que practicaran algún deporte y llevaran a cabo otras actividades vigorosas desde la infancia, no sólo como una estrategia protectora frente al cáncer de mama, sino también como una medida saludable en general.

Resumen de los factores de riesgo

Factores de riesgo no modificables:

- Edad avanzada: tener más de 50 años es el mayor factor de riesgo.
- Antecedentes familiares (afecta entre un 4 y un 5 % de quienes padecen cáncer de mama): es probable que las personas portadoras de los genes recientemente descubiertos BRCA1 o BRCA2 tengan cáncer a una edad temprana; también pueden tener un riesgo mayor de padecer cáncer de colon, de ovario y (en hombres) de próstata.
- País de nacimiento (raza).
- Menarquía precoz (empezar a menstruar antes de los 12 años), porque supone estar más años expuesta a los estrógenos.
- Menopausia tardía (después de los 50 años), porque proporciona unos años adicionales de exposición a los estrógenos.
- Ciertas patologías mamarias benignas, como la hiperplasia atípica (hiperactividad del tejido, con células atípicas), papilomas múltiples y quistes muy grandes.
- Alta densidad mamaria (detectada mediante mamografía).
- Cáncer *in situ*: tanto el carcinoma lobular *in situ* (CLIS) como el carcinoma ductal *in situ* (CDIS).

Factores de riesgo modificables:

- No haber tenido ningún hijo.
- Pocos embarazos o embarazos tardíos (primer embarazo a término después de los 30 o 35 años): cuanto mayor sea el número de ciclos ovulatorios antes del primer embarazo, mayor es la probabilidad de tener cáncer de mama; las mujeres con un primer embarazo antes de los 25 años tienen un riesgo reducido.

COMPARACIÓN DE LOS DISTINTOS FACTORES DE RIESGO		
Elevado *(riesgo superior a 4 veces el normal)*	**Moderado** *(riesgo de 2 a 4 veces el normal)*	**Bajo** *(riesgo de 1 a 2 veces el normal)*
• Cáncer previo en un pecho. • Antecedentes familiares de cáncer de mama premenopáusico, sobre todo si fue en ambos pechos. • Biopsia mamaria anterior con hiperplasia atípica. • Mamografía en la que se observa alta densidad mamaria.	• >30 años al nacer el primer hijo. • Biopsia mamaria anterior con hiperplasia atípica. • Obesidad posmenopáusica.	• Menarquía antes de los 12 años. • Menopausia tras los 50 años. • Historia de cáncer posmenopáusico en parientes cercanas. • Uso de hormonas femeninas durante más de 10-15 años, como anticonceptivo o tratamiento sustitutivo. • Consumo de alcohol moderado o elevado. • Dieta rica en grasas animales (posiblemente).

- Consumo de alcohol habitual (más de 4 o 6 copas de vino por semana o su equivalente en licor o cerveza).
- Obesidad posmenopáusica: se relaciona con un aumento ligero del riesgo de padecer cáncer de mama (pero, antes de la menopausia, la delgadez parece aumentar el riesgo).
- Uso prolongado de píldoras anticonceptivas con estrógenos, especialmente antes del primer embarazo a término: puede incrementar ligeramente el riesgo, aunque los distintos estudios no son concluyentes; se cree que las nuevas píldoras con dosis más bajas no proporcionan ningún riesgo adicional, a no ser que empiecen a tomarse a una edad muy temprana y que se tomen más de siete y diez años de manera continuada.

- Tratamiento hormonal sustitutivo (THS): la relación entre la administración de estrógenos después de la menopausia y el cáncer de mama no está clara, pero las pruebas reunidas apuntan hacia un aumento de riesgo probable, aunque no confirmado, entre quienes han recibido una pauta de THS durante varios años.
- Radiaciones (exposición a rayos X ambientales): especialmente en mujeres muy jóvenes (antes de los 30 años), aunque los rayos X utilizados para el diagnóstico médico no conllevan riesgo.
- Falta de ejercicio físico enérgico durante la juventud, especialmente antes de la pubertad y durante la adolescencia.
- Una miscelánea de factores (como los campos electromagnéticos, los residuos organoclorados, los implantes mamarios de silicona, fumar o haber tenido abortos) se han relacionado con el cáncer de mama, pero no se ha demostrado que aumentaran el riesgo.

Nota: A pesar de esta lista, la mayor parte de los cánceres de mama aparecen en mujeres que no tienen ninguno de estos factores de riesgo (aparte de la edad). *Todas las mujeres están en situación de riesgo.*

Capítulo 12

Tratamiento del cáncer de mama

Al decidir cuál es el tratamiento más eficaz para el cáncer de mama, los clínicos consideran tanto los riesgos de recurrencia *local* en el lugar operado, como las probabilidades de una diseminación *a distancia*. Una discusión global con el equipo médico determinará el mejor tipo de cirugía y de tratamiento postoperatorio. No existe ningún método universalmente aceptado ni hay acuerdo entre todos los médicos expertos sobre la «mejor manera» para tratar a los millares de mujeres que presentan un cáncer de mama cada año. A pesar de las enormes cantidades de dinero invertidas en la investigación del cáncer, no se ha producido ningún avance importante en el tratamiento, aunque algunas mujeres consiguen curarse con los métodos actuales. Hoy en día, la mayor parte de las mujeres reciben algún tratamiento coadyuvante (adicional) tras la extirpación quirúrgica del tumor, con el fin de erradicar cualquier célula cancerosa persistente y mejorar las posibilidades de supervivencia.

Tratamiento actual con múltiples especialistas

Tras pasar por el quirófano para extirpar el cáncer, generalmente las mujeres se derivan a especialistas o a centros de atención al cáncer para que reciban consejo y tratamiento adicionales. Allí les tratará un equipo de profesionales sanitarios, que incluye

TRATAMIENTO GLOBAL DEL CÁNCER DE MAMA

- *Biopsia diagnóstica* (para tomar muestras y analizar el tejido anormal y comprobar si es canceroso).
- *Tratamiento que incluye*:

— *control local*: cirugía (nodulectomía o mastectomía) para extirpar el tumor y algunos ganglios linfáticos axilares para detectar si son cancerosos;
— *radiación en el lado operado*, tras la nodulectomía, para detener las recurrencias locales o la evolución del tumor;
— *control sistémico (a todo el cuerpo)*, para destruir las células cancerosas que se puedan haber escapado fuera del pecho, mediante quimioterapia, tratamiento hormonal o ambos.

PASOS HABITUALES EN EL TRATAMIENTO DEL CÁNCER DE MAMA

Biopsia diagnóstica.

Informe del patólogo.

Cirugía para extirpar el tumor y los ganglios; examen patológico.

Determinar la etapa del cáncer: según el estado de los ganglios, las características del tumor y la presencia o ausencia de enfermedad a distancia.

Tratamiento sistémico coadyuvante.

Local: radiación tras la nodulectomía para evitar recurrencias.	*Sistémico*: tratamiento hormonal o quimioterapia para destruir células cancerosas que puedan haberse escapado de la mama.

a un médico de familia, especialistas en exploración y diagnóstico mamarios, radiólogos, patólogos, cirujanos, enfermeras, consejeros, fisioterapeutas, psicólogos y, sobre todo, oncólogos (especialistas en cáncer). El tratamiento se basa, fundamentalmente, en los resultados globales de muchos ensayos clínicos que han examinado las tasas de supervivencia en todo el mundo tras los diversos tipos de intervención quirúrgica y varios tratamientos postoperatorios. Un análisis cuidadoso de los resultados de varios ensayos clínicos reunidos en la conocida como «Oxford Overview» (que mostró una mejora en la supervivencia) ha conducido hacia la estrategia de tratamiento actual, que se va actualizando continuamente, a medida que aparecen los resultados de ensayos clínicos a largo plazo.

El *oncólogo radiólogo* administra la radioterapia y el *oncólogo médico* suele planificar y supervisar el tratamiento farmacológico y hormonal posquirúrgico. El tratamiento adicional (coadyuvante) se adecua a la edad de la mujer (si se encuentra en la pre o en la posmenopausia), la etapa del tumor y sus características. Puesto que las estrategias de tratamiento varían de un centro a otro, las mujeres deberían buscar ayuda en el centro que cuente con los especialistas en mama y los clínicos con más experiencia y más actualizados, aunque, por encima de todo, tendría que ser un equipo en quien confiaran y con quien se sintieran cómodas. Si no están convencidas de que están recibiendo el mejor tratamiento posible y el más actualizado, o la información que están buscando, lo más indicado es buscar una segunda opinión. Pueden solicitar a su médico de familia o a otro profesional sanitario que las derive a un especialista para realizar la consulta.

Una estrategia «en dos etapas» más suave

Cuando la biopsia y el informe anatomopatológico muestran la presencia de un cáncer, el paso siguiente suele ser la cirugía, para extirpar el tumor maligno y algunos ganglios linfáticos axilares (debajo del brazo), para comprobar si contienen células cancerosas o no. Ahora, en muchos casos, el diagnóstico de cáncer de mama y la cirugía subsiguiente se llevan a cabo en dos etapas. En primer lugar, se biopsia el nódulo o el tejido anormal para ver si es canceroso o no; posteriormente, se discuten las opciones terapéuticas y se lleva a cabo la intervención quirúrgica escogida y el tratamiento posterior. Retrasar el tratamiento algunos días, o una o dos semanas, *no* supone ningún peligro para la mujer ni empeora el resultado. El proceso en dos etapas concede un tiempo a la paciente para pensar y para comentar las distintas opciones con el equipo médico. Sin embargo, en determinadas circunstancias, la regla de las dos etapas no puede aplicarse; por ejemplo, si una biopsia confirma la presencia de cáncer, sólo se requiere una operación para extraer el tumor y algunos ganglios linfáticos.

El método moderno es más suave que lo que se hacía antiguamente, cuando a una mujer con un nódulo mamario sospechoso se le explicaba que había que extraer la zona anormal en la mesa de operaciones y, mientras permanecía allí, se buscarían rápidamente signos de malignidad con una sección congelada y, en caso de encontrar un cáncer, se le extirparía el pecho mientras todavía se encontrara bajo los efectos de la anestesia. Entonces, se despertaría y vería que le habían quitado todo el pecho. Este procedimiento drástico, llevado a cabo en un abrir y cerrar de ojos, significaba que se «sometía» a la mujer a no saber si iba a salir de la anestesia sólo con una pequeña cicatriz de biopsia o con todo el pecho fuera.

La nodulectomía o extirpación «sólo del nódulo» se está convirtiendo en el estándar

Si el cáncer es pequeño y está confinado en el pecho, sin ningún signo de diseminación a distancia (esto sucede en más del 70 % de los casos actuales), los cirujanos suelen sugerir que se practique cirugía «conservadora» (nodulectomía) para extirpar el nódulo canceroso y el tejido circundante (bordes), pero no todo el pecho; habitualmente, también se extirpan algunos ganglios linfáticos de la axila para analizar si son cancerosos. La nodulectomía está reemplazando gradualmente a la mastectomía para los cánceres pequeños. Cada vez es más popular, no sólo por motivos cosméticos, sino también porque la mayor parte de los cánceres de mama que se descubren hoy en día (hasta 4 cm de diámetro) son menores que las formas más avanzadas que se diagnosticaban hace quince o veinte años.

«Cada vez estamos encontrando más y más cánceres en una fase precoz y susceptible de ser tratada —comenta un radiólogo—, probablemente a causa de la mayor atención prestada al cáncer, la práctica de la autoexploración mamaria y gracias a la mamografía, que detecta los cánceres antes de que sean palpables.» Por tanto, la cirugía empleada para extirpar sólo el pedazo de mama afectada por el tumor se está convirtiendo en una opción segura y cada vez más aceptada.

Diversos estudios, incluidos los realizados en el Toronto's Princess Margaret Hospital y el gran estudio NSABP norteamericano (el National Surgical Adjuvant Breast and Bowel Project) que incluyeron datos de 480 centros de Estados Unidos, han confirmado que no hay ningún tipo de cirugía que muestre una tasa de supervivencia mayor que otra. Después del diagnóstico, las mujeres sometidas a nodulectomía con conservación del pecho viven tanto como las sometidas a mastectomía total. Las cifras de supervivencia son las mismas, tanto si a una mujer con cáncer de mama se la somete a una mastectomía radical, a una mastectomía radical modificada o a una nodulectomía.

«Hablando en términos generales —comenta un investigador británico del cáncer—, hemos evolucionado desde la época de la supercirugía mutilante (las mastectomías radical y superradical) hasta la cirugía conservadora, que requiere radioterapia postoperatoria y una voluntad para aceptar una mayor probabilidad de recurrencias locales como precio por la aceptación estética.» Con pocas excepciones (véase el capítulo 13), el «estado de la cuestión» actual consiste en emplear la cirugía conservadora o nodulectomía, seguidas de radioterapia, para los tumores inferiores a un determinado tamaño. Sin embargo, es posible que las mujeres que consideren inaceptable el riesgo de una recurrencia tras la nodulectomía prefieran la mastectomía; también sería aconsejable para las mujeres que no pueden recibir radioterapia postoperatoria a causa de la enfermedad o por algún otro motivo.

Actualmente el tratamiento coadyuvante tras la cirugía es habitual

La cirugía sola no garantiza la curación. El tratamiento actual se centra en el cáncer de mama como enfermedad *sistémica* que tiene por objetivo detener las metástasis mediante un ataque «a todo el cuerpo». Mientras que algunas mujeres nunca tienen una recurrencia del cáncer tras extirparles el tumor mamario original, en muchos casos la extirpación del tumor «primario» no es suficiente. Es posible que algunas células malignas microscópicas se hayan escapado (hayan sufrido una metástasis) y se alojen en alguna otra parte del cuerpo, quizá lejos del cáncer original; allí se multiplican y, finalmente, forman otro tumor que puede permanecer sin detectarse durante años o incluso décadas. Cuando las células cancerosas se han diseminado más allá del pecho, ningún tratamiento «local» puede impedir que crezcan y formen tumores. Por tanto, tras la cirugía se utiliza un tratamiento sistémico para matarlas o para evitar que formen nuevos brotes de tumor en cualquier otra parte del organismo. Ahora la mayoría de las mujeres con cáncer de mama recibe algún tipo de tratamiento coadyuvante posquirúrgico.

El tratamiento coadyuvante puede mejorar la supervivencia sin enfermedad y la supervivencia general de los pacientes con ganglios linfáticos axilares positivos (cancerosos). Por tanto, hoy en día la mayoría de las mujeres con ganglios linfáticos positivos recibe quimioterapia o tratamiento hormonal. Hasta hace poco, las mujeres con ganglios negativos no recibían habitualmente tratamiento sistémico, pero los resultados de un estudio de 1989 mostraron que el tratamiento sistémico coadyuvante puede mejorar la supervivencia sin enfermedad en las mujeres con ganglios negativos. Por tanto, muchas mujeres con cáncer de mama y ganglios negativos también reciben tratamiento posquirúrgico. El tratamiento farmacológico posquirúrgico, antiguamente reservado a la enfermedad metastásica avanzada, ahora se ofrece rutinariamente a *todas* las mujeres con ganglios positivos y, cada vez más, a mujeres con ganglios negativos, especialmente las que se cree que tienen un elevado riesgo de reaparición de la enfermedad.

Al decidir cuál es el mejor tratamiento, los médicos consideran tanto las características del tumor como el estado de los ganglios axilares. La *irradiación* del pecho operado se lleva a cabo para reducir las reapariciones locales. La *quimioterapia* (con medicamentos anticancerosos) se utiliza para destruir las células cancerosas distantes que pueda haber en cualquier otra parte del cuerpo. Los *preparados hormonales*, como el tamoxifeno, se emplean para matar o para retrasar el crecimiento de los cánceres hormono-dependientes. A veces, se intenta la extirpación o la ablación (destrucción) del ovario. En general, la quimioterapia se administra más a menudo en mujeres premenopáusicas, mientras que el tratamiento hormonal es más probable que beneficie a las mujeres posmenopáusicas con cánceres que contienen receptores hormonales, pero no hay normas generales.

LOS GANGLIOS LINFÁTICOS NEGATIVOS SON UNA BUENA SEÑAL

Un factor crítico para predecir la supervivencia a largo plazo es la presencia de malignidad en los ganglios linfáticos de las axilas. Las mujeres poseen entre 30 y 60 ganglios linfáticos y, generalmente, los cirujanos extirpan entre 8 y 20 de los que son más accesibles para analizarlos. Si el análisis de los ganglios linfáticos resulta negativo, las expectativas de supervivencia sin enfermedad a largo plazo son buenas. Según los datos de las estadísticas actuales, entre el 60 y el 70 % de las mujeres con cáncer de mama en Norteamérica tiene ganglios negativos en el momento del diagnóstico, mientras que entre el 30 y el 40 % tiene ganglios que muestran signos de cáncer. Si los ganglios contienen células cancerosas, existe una elevada probabilidad de diseminación a otras partes del cuerpo; si el análisis de los ganglios linfáticos resulta negativo, hay una probabilidad del 70 % de que no haya ninguna recurrencia (por lo menos, durante muchos, muchos años). Pero todavía queda un 30 % de las mujeres con ganglios negativos que verá cómo se reproduce la enfermedad. «Paradójicamente —observa un cirujano—, aunque los cánceres de mama que se encuentran hoy en día se detectan con un tamaño cada vez menor (inferior a 2 o 3 cm de diámetro), cerca del 30 % *todavía* tiene ganglios positivos cuando se descubren.»

Incluso aunque las mujeres con cánceres pequeños y ganglios axilares negativos tengan el mejor pronóstico tanto por lo que se refiere a sus posibilidades de supervivencia global como a su supervivencia sin recaídas, algunas mujeres con ganglios de mal aspecto en la biopsia sobreviven durante varias décadas. El cáncer de mama con ganglios positivos tiene una tasa de reaparición del 60 al 75 % al cabo de diez años (en comparación con el 30 % de los casos con ganglios negativos). La probabilidad de recurrencia es proporcional al número de ganglios positivos. El mejor pronóstico se da cuando no hay ningún ganglio positivo. Cuanto mayor es el número de ganglios linfáticos positivos, menor es la probabilidad de supervivencia. (En el futuro, los sistemas de identificación de las etapas mediante marcadores mejores pueden evitar la necesidad de tomar muestras de los ganglios axilares.)

La controversia sobre el tratamiento de los casos con ganglios negativos

Muchos oncólogos creen que las mujeres con cáncer de mama con ganglios negativos también deberían recibir tratamiento coadyuvante. Una alerta del National Cancer Institute de Estados Unidos recomienda que deberían «considerar la quimioterapia o el tratamiento hormonal». Otros especialistas no están de acuerdo; lo argumentan diciendo que, en las pacientes con ganglios negativos, las decisiones relacionadas con el tratamiento son mucho más complejas. Tal como dice un oncólogo: «Sabemos que el 70 % de las mujeres con ganglios negativos y tumores en fases tempranas respondería bien sin tratamiento sistémico, y sólo un 30 % tendría una recaída. Por tanto, someter o no a *todas* las mujeres con ganglios negativos a un tratamiento farmacológico no demasiado agradable es una cuestión filosófica. Naturalmente, para quienes lo necesitan es una decisión de vida o muerte». Una posibilidad consiste en administrar tratamiento sistémico sólo a algunas mujeres con ganglios negativos con pronóstico poco favorable. Los científicos están intentando encontrar marcadores tumorales específicos para identificar *qué* casos con ganglios negativos requieren tratamiento sistémico.

Etapas y pronóstico

Una vez se ha extirpado el cáncer, se valora su grado, su etapa y la agresividad antes de decidir el tratamiento futuro. Ciertas características son indicativas de un cáncer más agresivo o más invasor que requiere un tratamiento más enérgico. Por ejemplo, las mujeres con tumores ricos en receptores de estrógenos (RE) tienen cánceres con células más «mamarias» y responden ligeramente mejor (con una supervivencia libre de enfermedad más prolongada) que los casos con pocos o ningún RE. Los tumores con células que no se dividen de una manera demasiado activa tienen mejor pronóstico que aquellos en los que las células se dividen más rápidamente.

Otras características son:

- *edad*: hay una probabilidad ligeramente más elevada de reaparición local en las mujeres más jóvenes;
- *tamaño del tumor*: el riesgo de reaparición es mayor en cánceres más grandes;
- *tamaño de la extirpación*: existe menos riesgo de recurrencia local cuando se lleva a cabo una escisión con «bordes amplios» o si se extirpa mucho tejido mamario normal alrededor del borde del tumor (todavía hay menos recurrencias tras la más extensa «cuadrantectomía» que tras una simple nodulectomía; véase el capítulo 13).

Distintos sistemas de clasificación del cáncer en etapas

Existen distintos sistemas para clasificar la extensión del cáncer de mama (para determinar las etapas). El más conocido es el sistema TNM. En este sistema, la T se refiere al tamaño del tumor; la N, a la presencia de cáncer en ganglios axilares (*nodes*, en inglés), y la M se refiere a la presencia o la ausencia de metástasis distantes (diseminación). Este sistema proporciona una estimación aproximada de la etapa de la enfermedad y se utiliza como guía para el tratamiento. Si existe la sospecha de que el cáncer se ha diseminado, se pueden buscar las metástasis mediante análisis de sangre, radiografías, ecografías y TAC o tomografías óseas. Pero la determinación de la etapa y las pruebas no pueden predecir el pronóstico o el resultado en una mujer *concreta*, sino que sólo determinan su probabilidad. Cada caso es distinto.

El sistema TNM (International TNM Classification Staging System) para el cáncer de mama puede resumirse como sigue:

- T0 = sin tumor primario.
- Tis = cáncer *in situ*.
- T1 = tumores de hasta 2 cm de diámetro.
- T2 = tumores que miden entre 2 y 5 cm de diámetro.
- T3 = tumores de más de 5 cm de diámetro.
- T4 = tumores de cualquier tamaño que se extienden a la pared torácica o a la piel; incluye el cáncer de mama inflamatorio.

La clasificación de los ganglios axilares es:

- N0 = sin signos de cáncer en los ganglios.
- N1 = ganglios axilares positivos (cancerosos), pero móviles (no fijos).
- N2 = ganglios axilares positivos «fijos» entre sí o bien a otras estructuras.
- N3 = ganglios axilares positivos con diseminación a ganglios linfáticos mamarios internos.

La clasificación de las metástasis es:

- M0 = sin metástasis distantes.
- M1 = con metástasis distantes (incluyendo la diseminación a los ganglios linfáticos supraclaviculares).

Actualmente, la mayor parte de los cánceres mamarios se detectan en las etapas 1 y 2, lo que significa que el tratamiento puede tener una buena respuesta. Los cánceres de la etapa 3 a veces responden al tratamiento, pero no tan a menudo ni tan bien como los tratados en una etapa más precoz. Los cánceres de la etapa 4, habitualmente no son curables, pero a menudo responden al tratamiento durante un tiempo y siempre hay una pequeña probabilidad de que remitan temporalmente o desaparezcan.

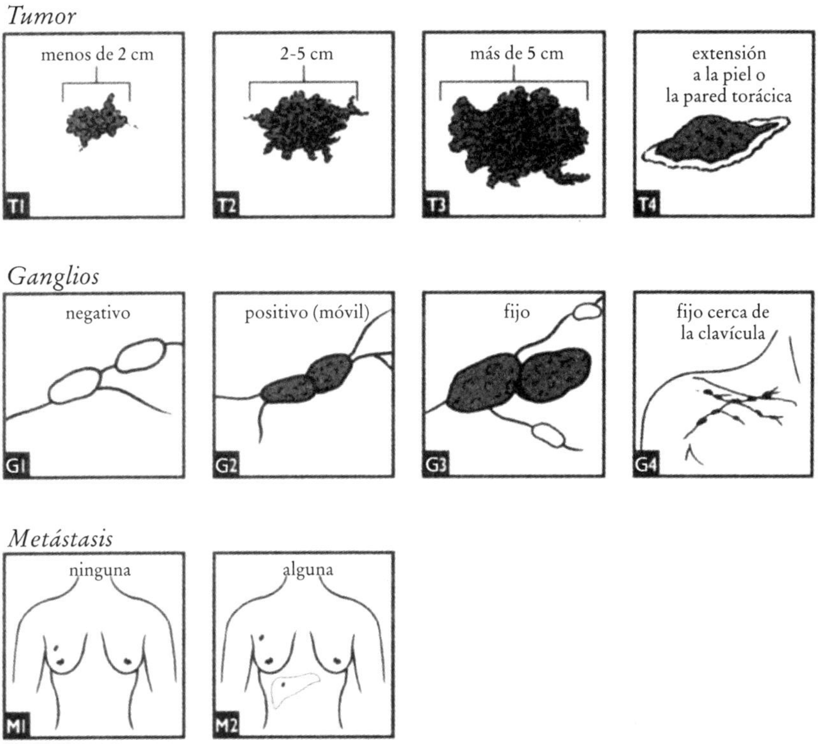

Determinación de la etapa de un tumor canceroso.

Categorías del cáncer de mama según las «etapas»

- Etapa 1: tumores menores de 2 cm sin ganglios positivos ni metástasis.
- Etapa 2: tumores de 5 cm o menos, con algunos ganglios positivos, sin metástasis.
- Etapa 3: tumores mayores de 5 cm con ganglios positivos «fijos» a la piel o a la pared torácica.
- Etapa 4: cáncer metastásico con diseminación (los lugares principales son el pulmón, el hueso, el cerebro y el hígado).

FACTORES EN LA DETERMINACIÓN DE LA ETAPA DE UN CÁNCER

1. *Tamaño del tumor y valoración anatomopatológica.*
2. *Análisis de los ganglios linfáticos.* Los cirujanos extirpan entre 8 y 20 ganglios axilares para su análisis al microscopio. A menudo, los ganglios linfáticos «claramente positivos» pueden verse y palparse; los ganglios linfáticos claramente hinchados, los que se pueden palpar o los que están sobre las clavículas (*ganglios supraclaviculares*), generalmente indican un cáncer metastásico. Los ganglios «positivos microscópicamente» sólo muestran el cáncer mediante un análisis con microscopio.
3. *Radiografía pulmonar o tomografía ósea* para buscar signos de malignidad; posiblemente, también tomografía hepática

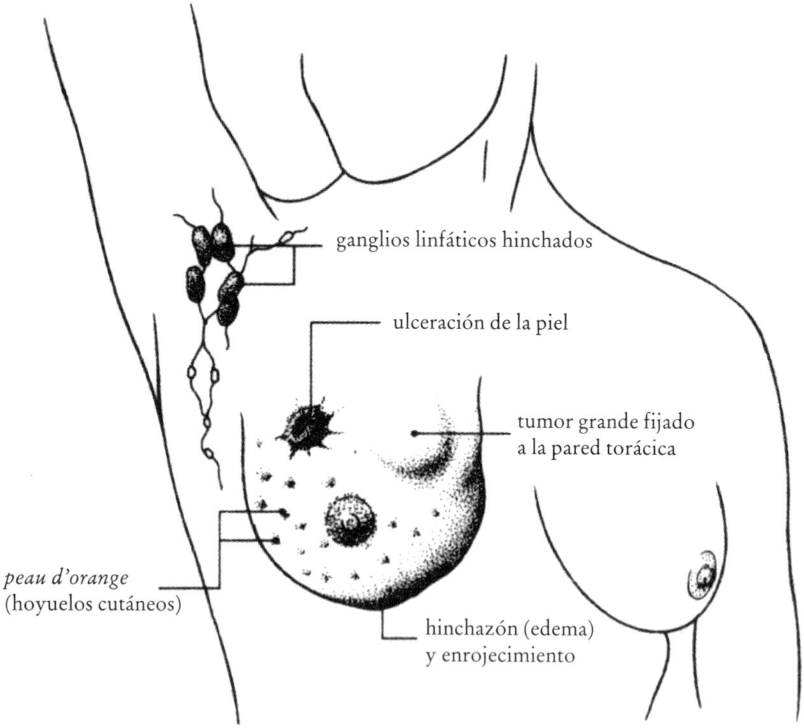

Cáncer de mama avanzado localmente.

y, si hay una sospecha de metástasis o alguna señal de su existencia, un TAC.

4. Los *signos de cáncer de mama avanzado* incluyen:

- hinchazón (edema) de la piel que hay sobre el nódulo;
- hoyuelos cutáneos, lo que se conoce como *peau d'orange* («piel de naranja»);
- ganglios linfáticos agrandados, que pueden palparse;
- piel enrojecida, inflamada, alrededor o encima del nódulo mamario; quizás indica un cáncer mamario inflamatorio.

ESTAR «INFORMADA» Y TOMAR PARTE

Hoy en día, las decisiones sobre el tipo de cirugía que va a realizarse y el seguimiento postoperatorio suelen tomarse conjuntamente entre la mujer y sus cuidadores. Aunque algunas mujeres se sienten cómodas sabiendo poco sobre su cáncer y el tratamiento planificado, otras quieren participar totalmente en su tratamiento. Muchas mujeres quieren saber detalles sobre el diagnóstico, si el cáncer se ha extendido, su etapa, las probabilidades de curación y los tratamientos disponibles. El conocimiento las hace sentir como si tuvieran mayor control y mayor «poder». En general, las mujeres que reciben información clara y detallada sobre la enfermedad y los tratamientos propuestos se enfrentan al diagnóstico mejor que aquellas con poca o ninguna información.

«Pero algunos médicos son muy condescendientes —comenta una activista del cáncer de mama— y muchas mujeres se quejan de que sus médicos todavía les proporcionan poca información, o que se la proporcionan de manera apresurada o haciéndolas sentir estúpidas.» Es probable que, en las personas legas, un diagnóstico de cáncer de mama dé lugar a todo tipo de desinformación y rumores. Entre las secuelas emocionales de descubrir que padecen un cáncer, es comprensible que las mujeres se sientan vulnerables, desamparadas, asustadas y confusas.

Las personas que obtienen la mayor parte de la información sobre su salud de los medios de comunicación o por el sistema de boca a oreja pueden sentirse desconcertadas por las visiones contrapuestas que aparecen en libros, revistas, programas de radio y televisión, o las anécdotas personales de amigos, parientes y colegas. Es posible que una mujer se sienta aliviada al escuchar algo sobre los beneficios de un tratamiento ofrecido o bien vea frustradas sus esperanzas por un periodista que lo llama «peligrosamente tóxico», quizá castigando a un centro médico por utilizarlo, y obligue a la mujer a «defenderse a toda costa». Puede ser tan desconcertante como escuchar opiniones distintas de diferentes miembros del mismo equipo de atención.

El tratamiento del cáncer de mama varía de un lugar a otro, dependiendo del conocimiento, la experiencia y el sesgo de los médicos. Puesto que los propios expertos discrepan sobre cuál es el mejor tratamiento, no es un asunto fácil para una mujer hallar la manera de contraponer las opiniones contradictorias. Puede encontrar desconcertante saber que el tratamiento que le recomiendan es distinto al que le han dado a una pariente o a una amiga. Por ejemplo, una mujer de Vancouver a quien le practicaron una mastectomía sin tratamiento postoperatorio se sorprendió al saber que a su prima de Montreal le practicaron una nodulectomía seguida de radioterapia y, más tarde, quimioterapia, mientras que a una compañera del trabajo le realizaron una mastectomía y, más tarde, le extirparon los ovarios. Naturalmente, el tratamiento *debe* hacerse a medida de cada mujer de acuerdo con el tipo de tumor y su etapa evolutiva, pero no todas las mujeres lo saben o no a todas se lo han explicado correctamente.

Promover la relación con el equipo de salud

En alguna época, las mujeres y sus familiares eran «miembros silenciosos» del equipo de salud, y eso si es que llegaban a considerarse parte del mismo. Hoy en día, se anima a las personas con cáncer a tomar un papel activo en su tratamiento, a desarrollar una buena «relación» médico-paciente, y a que todos los jugadores conozcan el papel que desempeñan. Esto puede ser desafío, puesto que hay muchos especialistas involucrados. Lo mejor es que la mujer intente encontrar un miembro del equipo médico con quien se sienta cómoda y que le sirva como guía y apoyo (el oncólogo, una de las enfermeras o el médico de cabecera, por ejemplo) y a quien pueda hacerle las preguntas cruciales que desee. Es posible que la mujer tenga la sensación de estar bombardeada por información extraña, pero los profesionales bien formados normalmente simplifican los hechos y explican las alternativas en cualquier etapa del tratamiento. No importa lo complejo que pueda parecer un problema; el equipo de salud puede ayudar a la mujer en la toma de decisiones proporcionándole un «esbozo» y, mirando más allá de los detalles, puede poner el acento en la recuperación.

LA BUENA COMUNICACIÓN AYUDA A LAS MUJERES A HACER FRENTE A LA ENFERMEDAD

Es más probable que las personas se sientan satisfechas con la atención médica que reciben si tienen la sensación de que sus preocupaciones, su pena y su problema se toman seriamente, si sus cuidadores reconocen sus dudas y las comentan. Es crucial que se establezca una buena comunicación médico-paciente en el caso de las mujeres con cáncer de mama con el fin de permitir que las mujeres emocionalmente más débiles aprendan más sobre su enfermedad, consideren los tratamientos disponibles y participen en la toma de decisiones. Se han realizado varios estudios para analizar la manera en que la información, especialmente las malas noticias, se comunica a las personas con cáncer; se ha observado que existen grandes lagunas en la comprensión del paciente y el recuerdo de la información proporcionada. Las noticias no deberían darse mientras la mujer todavía está aturdida por la anestesia, ni debería comentarlas inadvertidamente un residente, el patólogo o alguien que no sea el cuidador directo. Un grupo de investigación norteamericano estudió el uso de técnicas psicoterapéuticas por parte de los cirujanos al informar a las mujeres que tenían cáncer de mama; encontraron que ciertas técnicas podrían ayudar a las mujeres a aceptarlo con menos estrés.

Actualmente, se alienta a los médicos para que mejoren la relación médico-paciente, para ser más «amigos» del paciente y, por encima de todo, para mejorar sus habilidades de comunicación. El antiguo modelo autoritario de la atención médica se va dejando atrás gradualmente para dejar paso a un modelo *biopsicosocial* más «amigable» que anime a los médicos a proporcionar más información a las personas y considerar el impacto de la enfermedad y su tratamiento sobre su vida social, emocional y familiar. «La empatía —explica un psiquiatra— significa escuchar, no sólo lo que dice una persona, sino también lo que no dice: abrir el libro oculto de los miedos y las preocupaciones.» Por ejemplo, la hostilidad del paciente puede enmascarar ansiedad; los médicos tienen que comprender y solventar las preocupaciones que las mujeres quieran discutir. Teniendo en cuenta que la tecnología es cada vez más compleja, los profesionales sanitarios prefieren que las personas den su «consentimiento informado» para cualquier prueba o tratamiento que vayan a realizar. Se aconseja a los cirujanos y a otros médicos que *verbalicen* la empatía, utilizando frases sencillas como: «Sé que esta noticia es muy desconcertante», y que den «permiso» a la mujer para que exteriorice sus emociones sin avergonzarse por llorar o por sentirse mal.

Es crucial que las personas tengan tiempo suficiente para absorber las noticias y reaccionar emocionalmente antes de que el médico siga adelante con más explicaciones médicas. Comunicar la información es un proceso *interactivo* entre la mujer y sus cuidadores.

ENCONTRAR INFORMACIÓN FIABLE Y AL MÉDICO APROPIADO

Muchas mujeres se sienten intimidadas por los médicos y los hospitales. Tienen miedo de preguntar qué les espera o exponer sus preocupaciones; se sienten inseguras sobre cómo hablar con los médicos, son reticentes a presionarles para que les respondan o para solicitar que las deriven a otro médico. «La mejor idea —sugiere un psicólogo— es encontrar a un médico o a un cuidador en quien la paciente confíe, con quien se sienta cómoda y a quien le pueda hacer preguntas.» También es importante que busque tanta información sobre la enfermedad y sobre tratamientos actuales como sea posible, de fuentes *fiables*, tales como las asociaciones locales o estatales relacionadas con el cáncer, centros o clínicas de diagnóstico especializados en el tratamiento de las mamas, un médico de familia en quien confíe, un especialista en mamas, la unidad de mama del departamento de oncología de un gran hospital o bien de otros profesionales especializados en problemas de las mamas.

«Tiene que ser una consumidora inteligente —sugiere un miembro del Canadian Breast Cancer Support Service—, pero no hay que perder demasiado tiempo yendo de un médico a otro, con la esperanza de que le digan lo que le gustaría oír. Hay que encontrar un médico que se ajuste a las necesidades de la persona, alguien que la escuche con paciencia y le proporcione las explicaciones deseadas. Tiene que preguntar todo aquello que le preocupe. Escribirlo para no olvidarlo y, en caso de que no se quede satisfecha con la manera de responder o los detalles proporcionados, hay que buscar una segunda opinión.» El cirujano seleccionado debería ser un cirujano hábil y bien formado en cirugía mamaria. Es posible que la paciente quiera preguntar si él o la unidad donde trabaja tratan frecuentemente a mujeres con cáncer de mama. Se puede preguntar sobre el tipo de cirugía planificada y sobre otros tratamientos sugeridos. La clínica o el hospital y sus médicos, ¿prefieren un determinado tipo de tratamiento, o lo determinan caso por caso? Al trabajar con los oncólogos tras la operación, hay que encontrar los que parezcan más reconocidos, los que más se presten a responder preguntas y a compartir información con el paciente de un modo abierto y comprensible.

Al acudir a las visitas médicas, especialmente poco después del diagnóstico, es importante que alguien (una amiga, el esposo o un familiar) acompañe a la paciente para calmar su ansiedad, estimularle la memoria sobre preguntas que puede formular y, por encima de todo, recordar lo que se dijo. Habría que escribir las respuestas y asegurarse de que se recuerda correctamente la información —y anotar cualquier detalle sobre el tipo de cáncer de mama y su tamaño, los resultados de las pruebas y la etapa de la enfermedad—. Los detalles de los análisis y los tratamientos suelen ser difíciles de memorizar. Algunos investigadores han demostrado que, cuando alguien visita a un médico por primera vez en rela-

ALGUNAS PREGUNTAS QUE HACER SOBRE EL CÁNCER DE MAMA

- ¿Qué tipo de cáncer tengo y en qué fase está?
- ¿Cuáles son los tratamientos recomendados y por qué?
- ¿De qué manera ayudará el tratamiento y cuántas mujeres se benefician de él?
- ¿Cuándo, dónde y con qué frecuencia me aplicarán el tratamiento?
- ¿Cuáles son los efectos indeseables habituales? ¿Me sentiré mal?
- ¿Existe algún riesgo con el tratamiento?
- ¿Cuál es la duración aproximada de cada sesión de terapia?
- ¿Qué sucede si me salto una sesión? ¿Puedo recuperarla?
- ¿Qué sucederá si rechazo este tratamiento?
- ¿Qué problemas debo comentar y a quién?
- ¿Cómo puedo contactar con el médico o el equipo médico entre las visitas?
- ¿Puedo tomar otros medicamentos o beber alcohol durante el tratamiento?

ción con una enfermedad, se pierde aproximadamente la mitad de la información al cabo de 80 minutos o en el tiempo que la persona tarda en volver a su casa.

Muchas mujeres con cáncer de mama manifiestan que padecen un estrés *extremo* en los períodos de espera: en la espera para tener el diagnóstico y, más adelante, en la espera para someterse a la radiación y a otros tratamientos. Algunas se quejan de «falta de comunicación» o de un «vacío» tras el diagnóstico, de que las dejan aterrorizadas sin mantener ninguna conversación con ellas. No resulta sorprendente que el tratamiento final pueda llegar como un alivio después de toda la espera y la incertidumbre; permite que las personas se embarquen en el proceso de ajuste, comprensión y lucha contra la enfermedad.

LOS GRUPOS DE APOYO Y ASESORÍA PUEDEN AYUDAR

Los consejeros, los psicólogos, los dietistas y las enfermeras de las unidades de cáncer de mama, de radiología u oncología pueden representar una gran ayuda en estos momentos, al igual que puede serlo el médico de familia. Los asesores expertos en los problemas y los retos concretos del cáncer pueden representar una ayuda considerable. Los grupos de apoyo y de autoayuda también pueden ser útiles para enfrentarse a la enfermedad, para quienes deseen participar en ellos. Algunas mujeres consideran que involucrarse en asociaciones de supervivientes o bien en organizaciones de activistas es una manera constructiva de hacer frente a la enfermedad y sentir un mayor control. Las amigas, los familiares, los esposos, los novios, los hijos y los compañeros de las mujeres con cáncer también necesitan apoyo emocional para reconducir sus temores. Las enfermeras con una formación especial y experiencia como consejeras, los asistentes sociales, los psicólogos y los psicoterapeutas pueden brindar apoyo. (Véase la lista de recursos al final del libro.)

Capítulo 13

Opciones quirúrgicas

Actualmente, las operaciones de cáncer de mama son mucho menos drásticas que los métodos antiguos —popularmente conocidos como el método «abre, corta y quema»—, en los que se extirpaba todo el pecho y se vaciaba la axila y un pedazo importante del músculo subyacente, dejando el tórax hundido y deformado, y el brazo muy debilitado. Hoy en día, siempre que sea posible, los cirujanos eliminan justo el tumor y dejan intacto el resto del pecho.

En lugar de la extirpación de la mama o *mastectomía* radical, las modernas intervenciones para el cáncer de mama se basan, sobre todo, en la llamada «cirugía de conservación del pecho», en la que se extirpan sólo el nódulo canceroso y los tejidos que lo rodean mediante un procedimiento llamado *nodulectomía*. También se extirpan algunos ganglios linfáticos axilares y se analizan en busca de signos de cáncer.

Cambio de tendencia en la cirugía mamaria

La *mastectomía radical* de Halsted la ideó el cirujano norteamericano William Halsted, que siguió la teoría de que el cáncer se diseminaba «por extensión directa a través de los ganglios linfáticos; partiendo del pecho directamente hacia los ganglios linfáticos, luego se extiende a los ganglios linfáticos regionales antes de afectar a otras partes del cuerpo». Su operación dejaba el pecho muy deformado, porque no sólo eliminaba el tumor, sino todo el pecho y las estructuras circundantes, incluyendo los músculos pectorales y muchos ganglios linfáticos. Aunque reducía la probabilidad de que se produjeran recurrencias locales, esta operación tan drástica raramente era curativa. Pensando que la intervención no era suficientemente drástica, los cirujanos todavía extirparon otro nivel de ganglios linfáticos para intentar mejorar las tasas de curación. Al no tener suerte, añadieron la extirpación de los ganglios linfáticos mamarios internos (situados detrás del esternón), en lo que se conoce como *mastectomía radical amplia*. Más adelante, también empezaron a eliminar los ganglios linfáticos situados por encima de la clavícula en la *mastectomía suprarradical*. Aunque eran terriblemente deformantes, estas técnicas quirúrgicas cada vez más drásticas no proporcionaban cifras de supervivencia mejores. Estaba claro que la cirugía no constituía una curación real para el cáncer de mama.

Con esta constatación y la introducción de la radioterapia durante la década de 1940, los cirujanos dieron marcha atrás en este tipo de cirugía tan destructiva. La *mastectomía radical modificada*, que extirpa bastante menos tejido, proporcionaba tasas de supervivencia igualmente buenas, pero con mucha menor discapacidad. Más tarde quedó claro que la extirpación del tumor tratando de salvar el pecho proporcionaba la misma supervivencia a largo plazo que la extirpación de la mama.

Actualmente sabemos que para los cánceres relativamente pequeños, menores de 4 cm de diámetro, las tasas de supervivencia son las mismas para la extirpación limitada al nódulo que para la mastectomía, puesto que la nodulectomía se acompaña de radioterapia del pecho afectado. En 1989, una conferencia de consenso de los National Institutes of Health (NIH) de Estados Unidos propuso que la cirugía menos radical fuera el tratamiento estándar para el cáncer de mama; los expertos afirmaron: «La conservación del pecho es el tratamiento apropiado para la mayoría de las mujeres con cáncer de mama en etapa 1 y 2, y proporciona una tasa de supervivencia equivalente a la de la mastectomía total y, además, conserva el pecho». Los NIH también recomendaron que se extirparan los ganglios linfáticos axilares en la misma intervención y que, tras la nodulectomía, se practicara radioterapia de manera rutina-

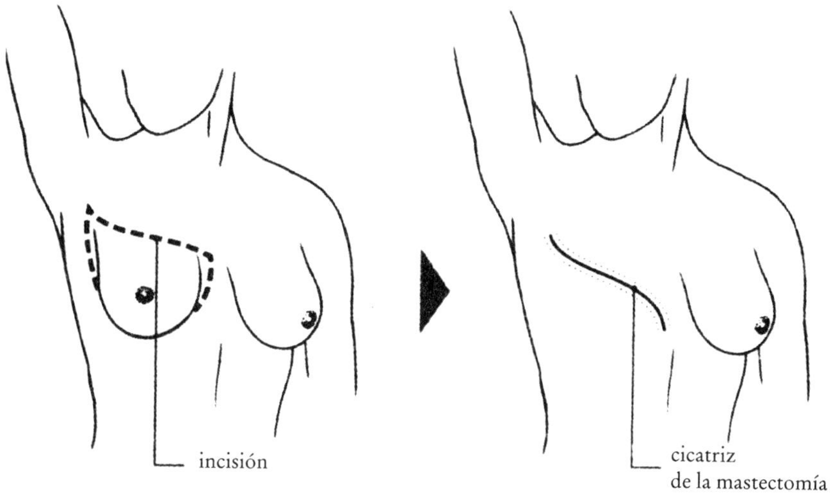

Mastectomía radical modificada.

ria. Puesto que cada vez se detectan más cánceres de mama cuando son relativamente pequeños, la cirugía conservadora de la mama es cada vez más común.

El papel de la disección de los ganglios axilares también ha cambiado. Ya no se practica como una curación, puesto que el cáncer de mama no se disemina necesariamente por el sistema linfático. En lugar de eso, la extirpación de los ganglios se utiliza sobre todo para determinar la etapa del cáncer, para predecir el pronóstico de supervivencia y ayudar a los médicos a escoger el mejor tratamiento posible. «Si llegan métodos nuevos —observa un oncólogo—, es posible que se abandone la extirpación de los ganglios para determinar la etapa, en especial porque produce problemas de hormigueo (debido a la lesión de los nervios axilares) y linfedema (acumulación de líquido), lo que puede resultar muy molesto.»

Un vistazo a las opciones quirúrgicas actuales

La *mastectomía parcial* o *nodulectomía* elimina sólo el tumor y algunos de los ganglios linfáticos axilares más accesibles, dejando el resto del pecho intacto, y se acompaña de radioterapia postoperatoria. La nodulectomía respeta tanto la esfera del pecho como el pezón y la aureola, siempre que sea posible. Los cirujanos escinden el tejido mamario adicional situado alrededor del borde del tumor para asegurarse de que quitan todo el cáncer. La operación se lleva a cabo bajo anestesia general, habitualmente se requiere ingresar en el hospital de cuatro a cinco días para asegurarse de que la cicatriz se está curando bien y que no surgen complicaciones. La nodulectomía seguida de radioterapia da la misma probabilidad de supervivencia y de control local del cáncer que la mastectomía, siempre que se practique una escisión de tejido suficientemente amplia alrededor del tumor.

La *mastectomía simple ampliada* o *radical modificada* elimina todo el pecho y algunos ganglios linfáticos axilares. Se llama «modificada» porque elimina menos músculo torácico circundante que la operación de Halsted. Habitualmente se practica bajo anestesia general y la estancia hospitalaria suele oscilar entre tres y siete días. Se deja un tubo de drenaje (de «desagüe») para evitar la acumulación de líquido. La cicatriz es larga y recta o en diagonal a lo largo de la pared torácica.

La *mastectomía total simple* extirpa el pecho, pero no toca los músculos ni los ganglios linfáticos axilares. Se realiza cuando no se sospecha que haya cáncer en los ganglios (por ejemplo, como medida preventiva en las mujeres con una historia familiar de cáncer de mama que puedan decidir que les extirpen ambos pechos para reducir el riesgo de desarrollar una enfermedad). También puede hacerse una mastectomía simple para el carcinoma ductal *in situ*, para prevenir que más adelante se vuelva invasor.

La *mastectomía segmentaria* o *mastectomía de escisión amplia* elimina el tumor y más tejido normal que una nodulectomía simple, pero todavía deja suficiente esfera para dar un aspecto normal al pecho.

La *cuadrantectomía* elimina una cuarta parte del pecho y de su piel.

Es muy raro que todavía se realice una *mastectomía radical (de Halsted)*, pero hay unos cuantos casos en los que puede considerarse una versión suave (por ejemplo, para un tumor grande que ha invadido la pared torácica, de modo que la única manera de escindirlo completamente consiste en eliminar parte del músculo, del pecho y de la piel que lo recubre).

La *disección axilar* suele acompañar a la cirugía del cáncer de mama. Generalmente, los cirujanos eliminan los ganglios linfáticos situados debajo del brazo como una técnica separada y después de suturar la primera incisión, para que el aspecto sea más limpio. Antes de suturar la herida, el cirujano suele colocar un pequeño tubo de drenaje en la zona donde se han extirpado los ganglios, para que salga todo el líquido que pueda acumularse. Algunos estudios muestran que no hay ningún beneficio en relación con la supervivencia sea cual sea el tratamiento de los ganglios axilares —extirpación, irradiación o no intervención—, pero la extirpación minimiza las recurrencias locales en la axila y proporciona la información necesaria sobre el pronóstico que se requiere para establecer la etapa del cáncer.

Decidir conjuntamente la cirugía necesaria

No existen guías absolutas para decidir quién debería someterse a nodulectomía y quién a mastectomía. Hoy en día, la mayor parte de los cirujanos hacen todo lo posible para preservar el pecho de una mujer y escoger la intervención menos invasora compatible con el grado de evolución de la enfermedad. Puesto que la elección del tipo de operación quirúrgica depende sólo en parte de criterios médicos, la decisión sobre la «cirugía más apropiada» suele consultarse a la mujer y a sus familiares. La decisión depende de las preferencias de la mujer y del consejo del cirujano, que, a su vez, depende del tamaño y del tipo de tumor, de su diámetro en relación con el tamaño del pecho y de su posición en éste (si se encuentra en los conductos mamarios o en los lóbulos), y si está fijo o es móvil, si está localizado o es invasor. Es posible que todavía se requiera la mastectomía para los grandes tumores localizados en pechos pequeños, los tumores avanzados, los que se ubican inmediatamente junto al pezón o en casos *multicéntricos* con varios tumores en un pecho. La localización del tumor en el pecho también tiene su importancia. Si está en el medio del pecho, es posible que haya que extirpar el tumor, lo que tiene un mal resultado estético; de nuevo, quizá sea preferible la

ESCOGER UN CIRUJANO

Al enfrentarse al cáncer, muchas mujeres se sienten emocionalmente exhaustas y dejan la elección del cirujano a su médico de familia o al profesional sanitario que les ha diagnosticado el cáncer. Sin embargo, por desconocimiento o por sesgo, no todos los médicos de familia pueden referir a la mujer al mejor cirujano de la zona. Algunos tienden a referir a las pacientes al hospital con el que trabajan o donde conocen a algún colega. «Si hay una buena relación con el médico de familia o si ya se ha discutido el problema con el oncólogo —aconseja una experta en cáncer de mama—, se le puede pedir el nombre de un buen cirujano especialista en mama.» Aparte de ser habilidoso con las técnicas quirúrgicas, el cirujano ideal debe tener empatía, escuchar atentamente y explicar las cosas de manera clara. «Sin embargo —observa una consejera—, esta combinación es rara, y es preferible seleccionar un cirujano especializado en intervenciones de mama antes que una compañía cálida en la cabecera de la cama.» La información sobre los cirujanos locales puede obtenerse por diversas vías. En Canadá, mediante el programa Reach to Recovery de la Canadian Cancer Society o a través de las clínicas locales de exploraciones sistemáticas, los departamentos de sanidad, los grupos de apoyo y de defensa del cáncer de mama o bien mediante las enfermeras de la clínica o del hospital.

mastectomía. Pero la cirugía reconstructiva del pecho, realizada al mismo tiempo que la mastectomía o más adelante, puede restablecer tanto el pecho como un pezón para las mujeres que lo deseen.

Por regla general, la nodulectomía se sugiere en las mujeres con cánceres de mama pequeños (inferiores a 4 cm de diámetro), sin pruebas de diseminación en la piel, los huesos, los pulmones ni otros lugares. Para los tumores más grandes, el tamaño del pecho debe considerarse cuidadosamente. Los tumores mayores de 5 cm suelen extirparse mediante una mastectomía radical modificada.

UNA PRUEBA DE QUE LA NODULECTOMÍA REALMENTE FUNCIONA

«Aunque es agradable poder decir a las mujeres con cáncer de mama que es posible practicarles una nodulectomía y que no es necesario extirparles todo el pecho —observa un cirujano de la

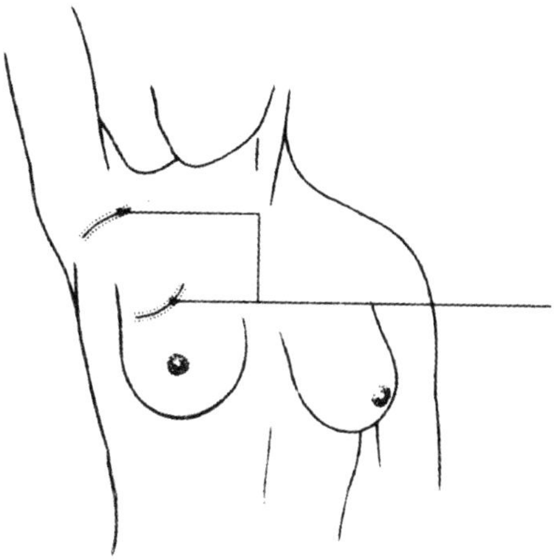

Nodulectomía.

Universidad de Toronto—, me gusta explicarles *por qué* ya no se considera necesario extirpar el pecho. La prueba de que la nodulectomía y la mastectomía proporcionan tasas de supervivencia iguales procede, sobre todo, de un gran ensayo clínico norteamericano realizado a mitad de la década de 1970 (el National Surgical Adjuvant Breast and Bowel Project o estudio NSABP "06"), que demostró de manera clara que las posibilidades de curación o de supervivencia a los diez años (que es la mejor aproximación a la curación) eran las mismas si se extirpaba todo el pecho o si sólo se eliminaba el nódulo canceroso.»

Este estudio NSABP incluyó a 2.000 mujeres con cáncer de mama y las asignó aleatoriamente a uno de los tres grupos de tratamiento siguientes:

- *mastectomía*: extirpación de todo el pecho y de algunos ganglios linfáticos axilares;
- *nodulectomía*: extirpación «sólo del nódulo» y extirpación de algunos ganglios axilares;
- *nodulectomía e irradiación* posterior del pecho operado.

La supervivencia global fue absolutamente equivalente en los tres grupos. Pero las mujeres que no recibieron irradiación tras la nodulectomía, presentaron una alta tasa de recurrencia local del cáncer en el lado intervenido, incluso aunque no hubiera ninguna disminución de la supervivencia global. «Esto significa que, si no se irradia tras la nodulectomía —explica el cirujano—, existe un riesgo inaceptablemente elevado de reaparición local —entre el 25 y el 40 %—, lo que se reduce entre un 8 y un 10 % si se aplica un tratamiento de radioterapia posquirúrgico en el lado intervenido.» Hoy en día, la radiación suele aconsejarse tras la nodulectomía.

PROS Y CONTRAS DE LA NODULECTOMÍA

Las ventajas de la nodulectomía son: cirugía menos extensa, menos efectos posquirúrgicos, conservación del pecho, se evita la necesidad de prótesis (pecho artificial) y un trauma psicológico menor (menor erosión de la propia imagen, de la feminidad y de la autoestima). Además, después de haber comentado que tener cáncer de mama no es necesariamente sinónimo de perder el pecho, las mujeres se pueden mostrar más propensas a buscar consejo médico más rápidamente tras descubrirse un nódulo, en lugar de retrasarlo, como sucede a menudo (a veces, con resultados trágicos).

Las desventajas de la nodulectomía son: necesidad de irradiación posquirúrgica, necesidad de chequeos más cuidadosos y frecuentes y, posiblemente, mayor preocupación por las recurrencias locales. Las mujeres sometidas a nodulectomías deben considerar las probabilidades algo mayores de reaparición local y su capacidad de enfrentarse a la radioterapia diaria durante cuatro semanas, aunque las sesiones sólo duren entre 10 y 15 minutos diarios (véase información adicional sobre radioterapia en el capítulo 14).

SEGUIMIENTO TRAS LA NODULECTOMÍA

Curiosamente, a pesar de que se pensaba que la nodulectomía hacía «sentir mejor» a las mujeres, algunos estudios muestran que las ventajas psicológicas de la nodulectomía en comparación con la mastectomía son menos espectaculares de lo esperado. Esto se debe, sobre todo, al hecho de que, aunque se conserva el pecho, esto es a coste de un mayor temor a que se produzca una recurrencia.

La mujer debe someter su pecho afectado a chequeos periódicos y cuidadosos para detectar cualquier posible reaparición en ese lado. Tendrá que aprender a reconocer la sensación normal de su pecho tratado. Tras la radiación, puede haber zonas con cicatrices, durezas o nudosidades, que deben seguirse. La mejor manera para que una mujer continúe alerta con sus pechos es la autoexploración mamaria mensual y una exploración clínica por parte de un profesional sanitario cada seis meses. También se le debería realizar una mamografía al cabo de seis meses de terminar la radioterapia, seguida de mamografías de ambos pechos una vez al año más o menos, en función de lo que le aconseje el médico.

A veces la mastectomía todavía es necesaria

No se puede ofrecer una nodulectomía a todas las mujeres con cáncer de mama. Los resultados estéticos pueden ser desagradables e incluso desastrosos si se intenta realizar una nodulectomía en los casos inapropiados. Si el tumor es extenso y el pecho es pequeño, se puede eliminar tanto tejido que el pecho quede deformado y el resultado estético constituya un golpe amargo. En estos casos, es preferible optar por la mastectomía.

Pros y contras de la mastectomía

Las ventajas de la mastectomía son: no hay necesidad de irradiación postoperatoria, probabilidad de reaparición del cáncer en el pecho operado ligeramente menor y, para algunas mujeres, una sensación de haber hecho «todo lo posible» para la curación.

Las desventajas de la mastectomía son: pérdida del pecho, reajuste de la propia imagen corporal (a veces es un proceso largo y duro), turbación cuando otros ven la desfiguración, el recuerdo anatómico constante de padecer una enfermedad potencialmente mortal y que se reduzcan las posibilidades para vestirse o escoger

PLANIFICAR LA INTERVENCIÓN DE ACUERDO CON EL CICLO CORPORAL

Puesto que varios estudios recientes han demostrado que la cirugía del cáncer de mama en distintas fases del ciclo puede tener resultados distintos, a menudo se recomienda a las mujeres premenopáusicas que se operen durante la segunda mitad del ciclo menstrual. Las mujeres operadas durante los días 3 a 12 del ciclo menstrual (el día 1 es el día de la regla) tienen una probabilidad media del 54 % de sobrevivir al cabo de diez años, en comparación con el 84 % si la intervención se realizó con el ciclo menstrual más adelantado. La diferencia era más marcada entre las mujeres con ganglios axilares positivos, para quienes la cirugía en la segunda mitad del ciclo dobló el índice de supervivencia a los diez años. Una explicación posible para todo esto sería hormonal; durante la primera parte del ciclo, los niveles de estrógenos son elevados y los de progestágenos, bajos. Quizá las células cancerosas que se liberan en el cuerpo durante la intervención sobreviven mejor en un ambiente hormonal determinado. Sin embargo, otros estudios no han conseguido demostrar el mismo efecto.

ropas con «escote». Incluso tras una mastectomía, si se ha colocado una buena prótesis o se ha llevado a cabo una buena reconstrucción mamaria, las mujeres pueden llevar vestidos escotados o trajes de baño y tener la misma imagen que antes de la extirpación del pecho. Con un poco de habilidad y una cuidadosa selección de la ropa, nadie tiene por qué saber que le falta un pecho.

Puede parecer que la mastectomía sea la mejor solución para una mujer con pechos nudosos que «nunca tendrá confianza en su pecho». Algunas mujeres escogen la mastectomía porque, tras valorar las opciones, creen que es la única manera de que se sientan capaces de «relajarse». Otras no desean pasar por las sesiones de radioterapia requeridas tras la nodulectomía. Algunos estudios muestran que los niveles de ansiedad de las mujeres tras la cirugía mamaria dependen mucho del tipo de información que reciben y de cómo se les proporciona: de manera apresurada y breve, o bien de modo amigable y relajado. Las encuestas sugieren que las mujeres pueden sentir mayor ansiedad tras la nodulectomía que tras la mastectomía, dependiendo de las características individuales y de su situación vital. Otros estudios muestran que preservar el pecho mejora enormemente la calidad de vida y la propia imagen de la mujer. En otro estudio se observó que, un año después de someterse a cirugía, las mujeres presentan niveles de estrés similares, independientemente de si se les extirpa el pecho o no. Dicho de otra forma, el cáncer produce estrés, independientemente del tipo de cirugía que se practique.

TRATAMIENTO DEL CÁNCER DE MAMA AVANZADO

La cirugía no siempre es el primer tratamiento de los cánceres avanzados; éste es el caso, por ejemplo, de tumores muy extensos, de ganglios linfáticos muy agrandados o del cáncer inflamatorio. En estas situaciones pueden administrarse primero tandas de quimioterapia y radioterapia para reducir el tamaño del tumor; a continuación, es posible realizar la mastectomía. Cuando hay evidencia de que existe un cáncer metastásico más allá del pecho, el tratamiento inicial puede incluir hormonoterapia, quimioterapia y radioterapia, más que cirugía. En esta situación, el cáncer más allá del pecho es el mayor reto y requiere un tratamiento urgente.

¿CÓMO SE TRATAN LOS CÁNCERES *IN SITU*?

Paradójicamente, la cirugía que conserva el pecho puede *no* ser la mejor elección para algunos cánceres no invasores precoces. Los *carcinomas in situ* («en el lugar») precoces, que todavía no invaden los tejidos circundantes, se ven más como marcadores de un cáncer futuro que como cánceres verdaderos. Sin embargo, existe una elevada probabilidad de que el cáncer *in situ* se vuelva invasor, y esto supone un dilema terapéutico: los médicos, ¿deberían limitarse a seguir de cerca a la mujer y esperar a que puedan detectarse los signos de agresividad?

Curiosamente, aunque hoy en día la cirugía menos radical es la norma para la mayor parte de los pequeños cánceres, existe un debate considerable sobre el tratamiento correcto para los cánceres *in situ*. Muchos especialistas sugieren la mastectomía parcial o la nodulectomía (con o sin radioterapia) como el mejor tratamiento, extirpar sólo la zona calcificada pero no los ganglios axilares. Otros están a favor de la mastectomía total como medida preventiva, en lugar de «esperar a que el cáncer crezca». Las mujeres con cáncer *in situ* que opten por un tipo de cirugía conservadora pueden tener que vivir con un determinado nivel de incertidumbre, mientras que las que escojan la mastectomía pueden optar a una reconstrucción mamaria.

Tras la intervención quirúrgica

Además de los cambios quirúrgicos producidos en el pecho de la mujer, puede haber algunos efectos posquirúrgicos molestos. Normalmente el tejido mamario se cura rápido y bien, pero puede haber cierto escozor e hinchazón inmediatamente después de la operación.

Al principio, el *dolor postoperatorio* a lo largo de la incisión y debajo del brazo es frecuente; se controla con medicamentos para el dolor como el paracetamol o el ácido acetilsalicílico. Más tarde puede haber cierta rigidez o malestar en la zona torácica; normalmente son dolores moderados, pero ocasionalmente pueden ser muy molestos.

La *incisión* suele curarse en pocas semanas, pero es posible que la curación requiera más tiempo en las mujeres que han recibido radioterapia antes de la operación. La quimioterapia también retrasa la curación. El cuidado de la incisión se explica en el hospital, y habitualmente las mujeres pueden ducharse al cabo de una semana.

Las *infecciones de la herida* son raras. Algunos de los signos de peligro son: mal olor, enrojecimiento progresivo, cicatriz dolorosa o fiebre. Hay que comunicar enseguida estos síntomas y tratarlos con antibióticos.

Los *tubos de drenaje* se retiran antes de que la mujer abandone el hospital o unos días después, dependiendo de la cantidad de líquido y de la duración del ingreso hospitalario. A veces, tras retirar los tubos, el líquido se acumula y puede drenarse con una jeringa en la consulta del cirujano. En contadas ocasiones puede aparecer más tarde y ser persistente (véase un comentario sobre esto en el capítulo 15).

Las *suturas* pueden disolverse por sí solas, pero es necesario retirar algunas grapas, normalmente entre una semana y diez días después de la operación. Hay que preguntar al cirujano el tipo de suturas que utilizará.

Si durante la intervención se lesionan o se estiran los nervios de la axila, puede aparecer *hormigueo en la parte posterior de la axila o en la pared torácica*. Generalmente la sensibilidad vuelve algunos meses más tarde; a veces tarda un año, dependiendo del alcance de la operación. Sin embargo, si se han cortado algunos nervios de la axila, el hormigueo puede persistir.

La *inestabilidad y «oscilación» del hombro* solía ser un problema cuando se lesionaban los nervios de los músculos de la base de la axila al practicar una cirugía mamaria radical. Actualmente esto es poco frecuente.

La *debilidad o la rigidez del hombro y del brazo* es frecuente, y los movimientos del brazo pueden verse dificultados durante un tiempo. Los músculos deben reforzarse mediante ejercicios especiales del brazo bajo la orientación de un fisioterapeuta. La mastectomía radical era notoria por el hecho de producir rigidez en el brazo al extirpar los músculos, pero ahora que esta intervención se practica muy raramente, han desaparecido los problemas postoperatorios del brazo. Sin embargo, las mujeres todavía necesitan realizar ejercicios especiales —que les enseña el fisioterapeuta— para restablecer la flexibilidad del brazo y del hombro (véanse más detalles en el capítulo 15).

Capítulo 14

Tratamiento posquirúrgico

Después de la intervención quirúrgica para extirpar un tumor mamario, generalmente se refiere a las mujeres al oncólogo o, quizás, a un centro especializado en cáncer para que les proporcione más consejos y las trate. El *oncólogo radiólogo* administra la radioterapia (tratamiento basado en radiaciones) y el *oncólogo médico* suele planificar y supervisar el tratamiento con fármacos y hormonas. La elección de un tratamiento coadyuvante posquirúrgico se basa en el tamaño, el tipo, la etapa y el grado de agresividad del cáncer, además de la edad de la paciente. Normalmente, el tratamiento suele empezar unas cuantas semanas después de la operación, cuando la herida ya se ha curado. Hoy en día, el tratamiento coadyuvante se ofrece rutinariamente a *todas* las mujeres con ganglios positivos y, cada vez con mayor frecuencia, a ciertas mujeres con ganglios negativos. Constantemente se están formulando nuevas recomendaciones para adecuarlas a los resultados de los ensayos clínicos y a la información creciente sobre la biología del cáncer.

Tratamientos postoperatorios del cáncer de mama

Los tratamientos coadyuvantes incluyen:

- *radiación*: utilizada tras la nodulectomía para reducir las probabilidades de que haya una reaparición local y para destruir las metástasis locales;

- *tratamiento hormonal* con antiestrógenos u otros fármacos;
- *extirpación o ablación* (destrucción) *del ovario* para retrasar o detener el crecimiento de tumores hormono-dependientes;
- *quimioterapia* con varios fármacos citotóxicos (que matan células) para destruir células cancerosas en cualquier parte del organismo.

¿QUIÉN DEBERÍA RECIBIR TRATAMIENTO POSQUIRÚRGICO Y CUÁL?

Los expertos todavía están debatiendo las cuestiones cruciales en el cáncer de mama: ¿quién debería recibir tratamiento posquirúrgico, qué tipo y durante cuánto tiempo? La mayoría de los médicos está de acuerdo en la necesidad de recibir radiación tras la nodulectomía y la quimioterapia es una elección frecuente para las mujeres premenopáusicas, mientras que el tratamiento hormonal a menudo parece ser más eficaz en las mujeres mayores, especialmente en las que tienen tumores con receptores hormonales. Pero no existen reglas estrictas; el tratamiento se ajusta individualmente para cada mujer y cada tumor. En general:

- las *mujeres premenopáusicas con ganglios positivos* reciben quimioterapia con varios fármacos;
- las *mujeres posmenopáusicas con ganglios positivos* cuyos tumores poseen receptores hormonales reciben fármacos como el acetato de goserelina;
- los *casos con ganglios negativos* reciben un tratamiento variado; ahora, muchos oncólogos recomiendan tratamiento coadyuvante con quimioterapia o radioterapia para las mujeres con ganglios negativos, especialmente las que reúnen las características de un tumor «malo» y tienen un pronóstico poco favorable.

Tal como ya se ha comentado, los oncólogos todavía discuten sobre cuál es el mejor tratamiento para las mujeres con ganglios negativos. Aproximadamente 7 de cada 10 mujeres sin cáncer en sus ganglios axilares se curarán mediante una intervención que conserve la mama seguida de radioterapia. Pero en los otros 3 casos de cada 10, el cáncer reaparecerá, incluso aunque los ganglios linfáticos aparentemente estén libres de cáncer. Éste es el motivo por el que resulta importante analizar otros factores para identificar a las mujeres que tienen mayor riesgo de reaparición. Por ejemplo, en las mujeres con ganglios negativos con tumores pequeños bajos en receptores de estrógenos (RE) —que, por tanto, responden mal al tratamiento hormonal—, es posible que no se considere que tienen un riesgo suficientemente alto como para merecer los desagradables efectos de la quimioterapia.

Un plan de tratamiento de muestra

- Quimioterapia para todas las mujeres premenopáusicas con ganglios positivos.
- Tamoxifeno entre 2 y 5 años (o más) para las mujeres posmenopáusicas con ganglios positivos cuyos cánceres son positivos a receptores de estrógenos (RE-positivos) o positivos a los receptores de progesterona (RPg-positivos).
- Extirpación o ablación (destrucción) de los ovarios para las mujeres premenopáusicas, con ganglios positivos, RE- o RPg-positivas que no quieren otro tratamiento (o que prefieren la cirugía ovárica).
- Quimioterapia para las mujeres pre y posmenopáusicas con ganglios negativos y tumores RE-negativos (en casos seleccionados).
- Tamoxifeno para las mujeres tras el embarazo, con tumores RE y sin características de pronóstico «malas».
- Inhibidor de la hormona LHRH acetato de goserelina para algunos casos con ganglios negativos de riesgo elevado.

Tratamiento con radiación (radioterapia)

La radioterapia utiliza rayos X de alta energía obtenidos con máquinas especiales para matar las células cancerosas y reducir el tamaño de los tumores. La radioterapia suele administrarse entre 21 y

Plan de tratamiento del cáncer de mama basado en la conferencia de consenso de St. Gallen (1995)

	Casos con ganglios negativos			Casos con ganglios positivos	
	Riesgo mínimo (tumores de grado 1; <1 cm de diámetro)	*Riesgo bajo* tamaño: 1-2 cm (grados 1-2; RE +ve)	*Riesgo elevado* > 1 cm, RE –ve, o bien >2 cm, RE +ve, o bien grado 3 (elevado)	*Receptor de hormonas negativo*	*Receptor de hormonas positivo*
Premenopausia	tamoxifeno ¿o nada? (no está claro)	tamoxifeno (¿extirpación de ovarios?, ¿quimio?) ¿LHRH?	receptor +ve: quimio (¿también tamoxifeno?, ¿extirpación de ovarios?, ¿LHRH?) receptor –ve: quimio	quimio con AC o CMF	quimio con AC o CMF (+/– extirpación de ovarios, ¿tamoxifeno?, ¿LHRH?)
Posmenopausia	tamoxifeno ¿o nada? (no está claro)	tamoxifeno	receptor +ve: tamoxifeno (¿+/– quimio?) receptor –ve: quimio (+/– tamoxifeno)	quimio con AC o CMF (¿también tamoxifeno?, ¿secuencialmente?)	tamoxifeno (¿también quimio?, ¿secuencialmente?)
Vejez	¿nada?	tamoxifeno	tamoxifeno (o, posiblemente, quimio si RE –ve)	tamoxifeno o quimio	tamoxifeno

¿?: Tratamiento no estándar; la investigación futura decidirá; no está claro
LHRH: acetato de goserelina
RE +ve: receptor de estrógenos positivo

Quimio: quimioterapia
AC: adriamicina (doxorubicina) + ciclofosfamida
CMF: ciclofosfamida + metrotexate + 5-fluorouracilo

receptor –ve: receptor de hormonas negativo
receptor +ve: receptor de hormonas positivo
RE –ve: receptor de estrógenos negativo

25 días durante un período de 3 a 5 semanas. Cada sesión dura unos cuantos minutos, una vez que la sesión inicial ha determinado el lugar y la dosis de radiación. La zona exacta que va a ser irradiada se marca con un rotulador para tatuajes. A menudo se da una «carga» adicional en la zona de la cicatriz. Los rayos X sólo penetran en la pequeña zona diana en la que se localiza el cáncer. No permanecen en el cuerpo ni viajan por él; tampoco hacen que la persona sea radioactiva y no existe ningún peligro al besarla, abrazarla o hacerle el amor; la radioterapia no produce infertilidad (a no ser que se irradien los ovarios como parte del tratamiento), y no hace caer el cabello (si no se irradia la cabeza). La radiación no hace daño y se parece bastante a la sensación que tenemos cuando nos hacen una radiografía normal, excepto por el hecho de que dura un poco más; se administra con la mujer tumbada o de pie. Por fortuna, al contrario que el cáncer de células de multiplicación rápida que se encogen a causa de los efectos de la radiación, las células normales se reparan ellas mismas rápida y completamente tras cualquier lesión producida por la radiación. Puesto que la radioterapia se administra en series de tratamientos pequeños, las células normales se recuperan entre los tratamientos, mientras que las células cancerosas se mueren.

Aunque no hay duda de que la radiación reduce las probabilidades de recurrencia del cáncer, no se ha demostrado que prolongue la supervivencia global, y los médicos están debatiendo la necesidad de aplicarla a *todas* las mujeres que han sido sometidas a nodulectomías. Los oncólogos preferirían tener una manera de identificar a las mujeres con tumores especialmente agresivos con riesgo elevado de recaídas y administrarles radioterapia, y ahorrársela al resto. Actualmente se está llevando a cabo un gran ensayo clínico para valorar esta posibilidad. «Nos preguntamos —especula un oncólogo radiólogo— si hay un subgrupo de personas que realmente no necesita radioterapia tras la nodulectomía; por ejemplo, mujeres ancianas con cánceres muy pequeños que podrían tratarse de manera eficaz con una escisión local amplia y tamoxifeno para revertir las reapariciones.» Pero ésta continúa siendo una aproximación experimental.

La radioterapia también puede sugerirse a mujeres sometidas a mastectomías radicales modificadas para extirpar grandes tumores y para cánceres inflamatorios que penetran en la piel. También es

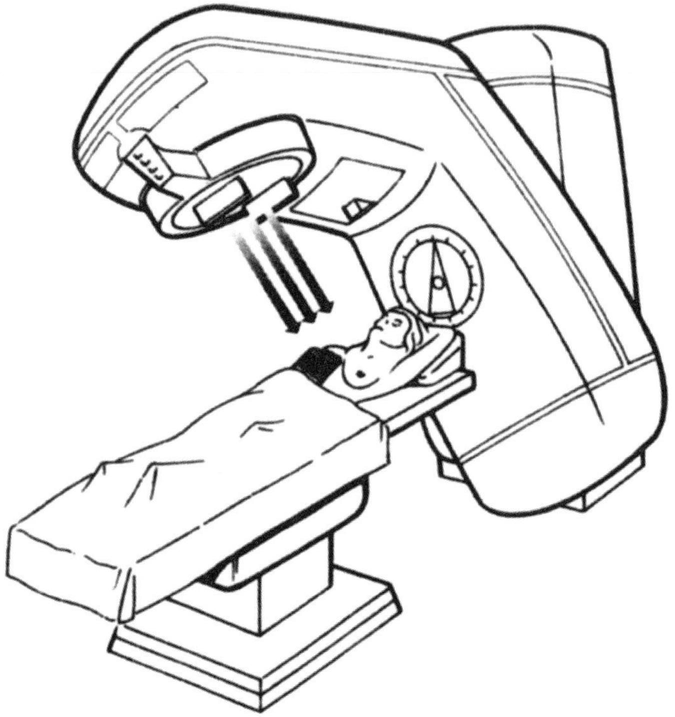

Radioterapia.

posible administrarla para cánceres de mama localmente avanzados, o cánceres difusos e inoperables, y para aliviar los síntomas de la diseminación metastásica en los huesos y otras localizaciones. La radiación para un tumor recurrente no puede repetirse más adelante en el mismo punto (porque los tejidos normales ya se han sensibilizado y podrían lesionarse), pero si se desarrolla un cáncer nuevo en cualquier otra parte, puede volver a considerarse la radioterapia. Las zonas con ganglios linfáticos no suelen irradiarse.

Algunas consideraciones para enfrentarse a la radioterapia

«Mujer prevenida vale por dos», de modo que la mayoría de las mujeres pueden enfrentarse mejor a la radioterapia si saben exactamente qué pueden esperar. Hay que preguntar a los cuidadores

EFECTOS INDESEABLES DE LA RADIACIÓN

- Enrojecimiento cutáneo ligero o moderado (como una quemadura solar) y posible oscurecimiento (pigmentación) —especialmente en las mujeres de piel más blanca—, que a veces tarda en desaparecer al final de la radioterapia.
- Fatiga, especialmente hacia el final del tratamiento, quizás en parte debida al esfuerzo de ir y venir de las sesiones tan a menudo; una buena idea es descansar un poco después de cada tratamiento.
- Fibrosis (o cicatrización) y endurecimiento del pecho y del tejido subyacente, a veces de forma permanente.
- Edema o acumulación de líquido en la zona del brazo debido a la extirpación de ganglios y, posiblemente, empeorado por efecto de la radiación.
- Dolor ocasional en el brazo que requiere un sujetador más suave (puede persistir un tiempo después de finalizar la radioterapia).
- A veces, tos de corta duración o disnea a causa de las cicatrices pulmonares debidas a la dispersión de las radiaciones.
- Pequeña posibilidad de lesión cardíaca y aumento marginal de los riesgos cardíacos en las mujeres con irradiación del *pecho izquierdo* (poco frecuente).

cuándo empezará el tratamiento, dónde se realizará, cuánto durará, qué comporta y qué efectos indeseables pueden aparecer. Para el enrojecimiento o la irritación de la piel, hay que mantener la zona seca, no tratar de lavarse las marcas de tinta y evitar el uso de ungüentos grasos. Se puede comentar con el oncólogo cuál es el mejor tratamiento para la piel. La mayoría de las mujeres comentan que sienten pocas molestias en su rutina habitual, aparte de fatiga. Sin embargo, la fatiga puede hacer especialmente difícil el trabajo en casa o la preparación de la comida, de modo que una buena idea es tener a mano varios platos precocinados (desde un bocadillo a una sopa o un tazón de cereales con leche y fruta). Puesto que la radiación involucra la zona torácica, es posible que las pacientes presenten dolor de garganta, tos o irritación pulmonar temporales. Es útil tomar alimentos suaves y húmedos, como huevos, crema de pescado, pollo guisado, yogur de frutas o alimentos triturados. Los platos muy calientes o picantes, como el curry, el té o la sopa, pueden empeorar el dolor de garganta.

Quimioterapia: «Quien algo quiere algo le cuesta»

La quimioterapia utiliza diversos fármacos citotóxicos (que matan células) con la intención de erradicar cualquier célula cancerosa remanente y las que ya se han diseminado más allá del pecho. «Lo mejor —comenta una cirujano de mama— es explicar a las mujeres cualquier posible efecto indeseable de la quimioterapia con suficiente anticipación: eliminar el misterio y espantar a los duendes antes de empezar el tratamiento, puesto que las personas han oído historias terribles y tienen mucho miedo. Pero la quimioterapia puede mejorar sustancialmente la supervivencia e, incluso, curar el cáncer en algunos casos.» Se trata de animar a las mujeres a mirar hacia adelante y pensar que estos medicamentos están matando a las células cancerosas; ella comenta: «Quien algo quiere algo le cuesta».

Los efectos secundarios habituales son: náuseas, boca seca, diarrea, irritación en los ojos, visión borrosa, epigastralgia (reflujo gástrico), irritación de la vejiga urinaria, vómitos, caída del cabello, insomnio, alteraciones sexuales, fatiga, reducción del recuento de células blancas en la sangre, alteraciones cardíacas y, como es comprensible, ansiedad. Los efectos indeseables varían considerablemente de una persona a otra y según la pauta seguida en la quimioterapia. La *amenorrea farmacológica* (cese de la menstruación y reducción de la liberación de estrógenos) se notifica en la mitad de las mujeres menores de 40 años (y más, entre las mayores de 40) que siguen pautas de quimioterapia; puede producir infertilidad permanente. Cuando la «quimio» termina, la mayoría de los efectos indeseables desaparecen gradualmente, pero se puede tardar meses en mejorar la fatiga y «volver a la normalidad» de nuevo.

Los potentes fármacos quimioterápicos afectan temporalmente al tejido sano, y esto explica algunos de sus efectos indeseables. Los fármacos «envenenan» las células cancerosas que se están multiplicando rápidamente, y también afectan transitoriamente a las demás células del organismo que se multiplican rápidamente, como los folículos pilosos, las células que producen sangre y las células del estómago y de la vejiga urinaria. Éste es el motivo por el cual puede caer el cabello, las células blancas de la sangre (leucocitos) pueden disminuir y las personas tienen náuseas o irritación vesical. Pero mientras que los fármacos citotóxicos *matan* las células cancerosas, su efecto sobre las células normales suele ser temporal. Una vez la «quimio» ha terminado, el cuerpo se recupera y vuelve a funcionar normalmente: el pelo vuelve a crecer, las náuseas desaparecen y la sangre se normaliza.

Los diferentes medicamentos quimioterápicos actúan de maneras distintas y las personas también reaccionan de manera diferente. El tipo de quimioterapia más comúnmente utilizado para el cáncer de mama es la CMF, una combinación de tres fármacos, *ciclofosfamida*, *metrotexate* y *5-fluorouracilo* (5-FU). Otros fármacos incluyen *doxorrubicina* (adriamicina) y *epirrubicina*. Otras combinaciones habituales de fármacos son:

- AC: adriamicina (doxorubicina) y ciclofosfamida.
- CAF (o FAC): ciclofosfamida, adriamicina y 5-fluorouracilo.
- CEF: ciclofosfamida, epirubicina y 5-FU.

La quimioterapia postoperatoria suele administrarse durante un período que oscila entre 3 y 6 meses, por vía oral o en forma de inyección, y con intervalos de 3 a 4 semanas entre las dosis para reducir la toxicidad. Puesto que el tratamiento tiende a reducir las cifras de células blancas (necesarias para combatir las infecciones), antes de cada tanda de «quimio» suele hacerse un análisis de sangre para asegurarse de que la química sanguínea se ha recuperado y que puede aceptar los fármacos. Si el recuento de células blancas es demasiado bajo, se retrasa la dosis siguiente hasta que los leucocitos recuperen un nivel seguro. La cardiotoxicidad o los posibles efectos sobre el corazón también se monitorizan estrechamente.

Los efectos indeseables de la «quimio» suelen ser debilitantes y las mujeres acostumbran a tener que descansar unas cuantas horas, o un día entero, después de cada sesión de quimioterapia. Pero muchas se las arreglan para continuar trabajando e incluso haciendo ejercicio durante sus tandas de quimioterapia. La mayor parte de los efectos indeseables son predecibles, pero algunos de ellos no. Por ejemplo, algunos medicamentos quimioterápicos siempre producen caída del cabello, mientras que otros raramente tienen este efecto secundario. En los últimos años, se han desarrollado varios medicamentos que producen menos efectos indeseables, y otros fármacos, administrados junto con los fármacos para quimioterapia, los minimizan.

La quimioterapia reduce la tasa anual de recurrencias de un 25 a un 28 % y la tasa anual de muerte por cáncer de mama de un 16 a un 20 %.

Aunque la quimioterapia suele administrarse tras la cirugía, en algunos centros se da a veces, sobre una base experimental, antes de la operación para reducir el tumor. Se están realizando ensayos clínicos para comparar la quimioterapia pre y postoperatoria. La combinación de quimioterapia y hormonoterapia (uso consecutivo o conjunto de quimioterápicos y hormonas) todavía puede mejorar más las tasas de supervivencia, y esta posibilidad también se está estudiando.

Algunos consejos para enfrentarse a la quimioterapia

Si las mujeres entienden por qué necesitan quimioterapia y qué pueden esperar, les resulta más fácil aceptar los efectos indeseables. Cuando finaliza la quimioterapia, el cuerpo se recupera y, finalmente, los efectos desagradables desaparecen. Pero puede llevar algunas semanas, incluso meses, volver a la normalidad, de manera que las mujeres que todavía se sienten débiles, cansadas y «en baja forma» después de que se termine el tratamiento no deberían desesperarse: los efectos *desaparecerán* gradualmente.

Durante la quimioterapia, las náuseas, las úlceras en la boca, los cambios en el gusto y la aparición de una diarrea moderada, son comunes. Las náuseas se controlan mejor con medicamentos específicos y con ciertos alimentos; muchos centros administran un antiemético junto con la quimioterapia, y la mayoría de las unidades tienen especialistas en nutrición que pueden dar consejos útiles. No se debe dudar en solicitar ayuda al equipo de apoyo. Si el olor de la cocina empeora las náuseas, hay que evitar estar en la cocina, si es posible, y tener platos precocinados que puedan calentarse con facilidad. Los alimentos con poca fibra pueden ayudar a mejorar el malestar del estómago y la diarrea. Las comidas con almidón, el pan blanco más que el pan con cereales y granos, y las tostadas de tipo *cracker* y los cereales desecados para picar suelen reducir las náuseas. Los líquidos, como el *ginger ale*, el té suave, los zumos de fruta diluidos o el agua fría sola, generalmente se toleran mejor que la leche, los batidos, el café o los jugos muy dulces. Tener un termo o un tazón cerca puede ayudar a recordar a la mujer que tiene que beber mucho durante la quimioterapia.

La diarrea moderada y el exceso de gas pueden minimizarse limitando la ingesta de comidas ricas en fibra y evitando estimulantes del intestino como el alcohol y la cafeína. El exceso de gas puede controlarse parcialmente comiendo menos alimentos que producen gases, como las legumbres, la col, las coles de Bruselas, el melón, las manzanas y las uvas. La mayor parte de las clínicas de oncología o de tratamiento del pecho proporcionan información sobre cuál es la mejor dieta y el tratamiento de los efectos indeseables. Los grupos de apoyo y el consejo individual pueden ser una gran ayuda para multitud de personas que sienten que necesitan este apoyo.

Tratamiento hormonal

El tratamiento hormonal actúa reduciendo los niveles hormonales o bloqueando su impacto y retrasando el crecimiento de los cánceres sensibles a las hormonas o matándolos. A lo largo de los años, se han intentado muchas estrategias hormonales (endocrinas), incluyendo la extirpación de los ovarios, las glándulas suprarrenales y/o la glándula hipófisis, así como la administración de fármacos antihormonales, como los antiestrógenos, los bloqueadores de la LHRH (factor liberador de hormona luteinizante), bloqueadores (como el acetato de goserelina) y antiprogestágenos (como la RU-486). El tratamiento seleccionado depende de si el tumor tiene *receptores de estrógenos* (RE), *receptores de progesterona* (RPg) o ambos. El descubrimiento de estos receptores sensibles a las hormonas en las células de los tumores mamarios ha mejorado el ajuste y la efectividad del tratamiento.

Destrucción ovárica

El uso tradicional de la ablación ovárica (extirpación o supresión) para reducir la influencia de los estrógenos en la estimulación del tumor está volviendo a ganar adeptos en algunos centros para tratar los cánceres de mama en mujeres premenopáusicas. En ciertas mujeres premenopáusicas la ablación de los ovarios —mediante cirugía o radiación— puede aumentar la supervivencia sin enfermedad y la supervivencia global (por el contrario, la extirpación de las glándulas suprarrenal e hipófisis ya sólo se emplea raramente para el tratamiento del cáncer de mama).

Detener la secreción de estrógenos por parte de los ovarios —bien sea extirpándolos quirúrgicamente o destruyéndolos mediante radiación— puede aumentar las tasas de supervivencia entre un 10 y un 15 % en seguimientos de quince años; sin embargo, los médicos dudan si destruir o extirpar los ovarios de las mujeres jóvenes a causa de los efectos indeseables a largo plazo: menopausia prematura, infertilidad, aumento del riesgo de enfermedad cardíaca y osteoporosis. Un oncólogo comenta: «De cualquier manera, cuando administramos quimioterapia, se produce un cese de la menstruación y de la ovulación casi en la mitad de las mujeres jóvenes que la toman, lo que conduce a la misma situación, aunque más gradualmente».

El tamoxifeno continúa siendo el tratamiento principal

El tamoxifeno es uno de los tratamientos más utilizados hoy en día en el cáncer de mama. Es un antiestrógeno con pocos efectos secundarios. Pero aunque la mayor parte de las mujeres lo tolera bien, antes de prescribirlo deben considerarse cuidadosamente tanto sus efectos adversos como los pros y los contras.

Se ha demostrado que el tamoxifeno reduce en un 40 % la probabilidad de que aparezca cáncer en el pecho opuesto. Una tableta de 20 mg al día tomada de dos a cinco años produce una caída del 20 % en el riesgo de morir por cáncer de mama. El efecto protector aparentemente persiste por lo menos durante diez años. Puede beneficiar a todas las mujeres, pero su impacto parece ser mayor en las que tienen tumores con muchos receptores hormonales, tanto antes como después de la menopausia.

Por regla general, cuanto más elevado sea el nivel de receptores de estrógenos, mayor es la respuesta del cáncer al tamoxifeno. Si el patólogo observa que hay pocos o ningún RE en un tumor, no es probable que responda al tratamiento. «Pero— advierte un oncólogo—, los informes que establecen la ausencia de RE pueden ser inexactos y, en realidad, es posible que el tumor tenga algunos receptores y haya cierto grado de respuesta al tamoxifeno.» Aunque su mecanismo exacto no está claro, parece que el tamoxifeno actúa como hormona femenina débil y como antiestrógeno que se fija a parte de los receptores de estrógenos, bloqueando los efectos promotores de cáncer de los estrógenos propios del organismo. También puede detener directamente la expansión del tumor mediante la estimulación de la liberación de un inhibidor del crecimiento del cáncer.

Muchos estudios han demostrado de forma convincente que el tamoxifeno puede mejorar la supervivencia global y la supervivencia sin enfermedad en las mujeres posmenopáusicas con tumores que contienen RE. Un análisis de los datos mundiales realizado en la Britain's Oxford University, conocido como la «Oxford Overview», confirmó que el tamoxifeno puede prolongar la supervivencia. Aunque parece ser más beneficioso en las mujeres posmenopáusicas, los estudios también están investigando su uso en mujeres más jóvenes (quizá combinado con la quimioterapia).

El tamoxifeno se está estudiando cada vez más tanto en casos con ganglios negativos como en casos con ganglios positivos. «Puesto que, incluso entre los casos con ganglios negativos, un 30 % de las mujeres tiene recurrencias a los diez años —explica un oncólogo—, vale la pena intentar cualquier beneficio relacionado con la supervivencia. Pensamos que el tamoxifeno puede ser tan útil como la quimioterapia en algunos casos con ganglios negativos y tumores agresivos.» El tamoxifeno también se está estudiando como preventivo del cáncer en las mujeres con riesgo elevado (véase el capítulo 20).

La duración óptima del tratamiento con tamoxifeno y el tiempo durante el que se puede tomar de manera segura son cuestiones muy debatidas. La mayor parte de los oncólogos recomiendan que las mujeres que se sientan cómodas con el fármaco lo tomen durante dos años (a veces, cinco, diez años, o indefinidamente); pero es posible que se desarrolle resistencia al fármaco al cabo de uno o dos años.

Balance del uso de tamoxifeno

- Aumenta la *supervivencia sin enfermedad* en mujeres pre y posmenopáusicas (de manera más significativa en mujeres posmenopáusicas con cánceres con receptores hormonales).
- *Puede reducir en un 40 % el riesgo de recurrencia en el pecho afectado y de desarrollo de un tumor* en el otro pecho.

Posibles efectos indeseables del tamoxifeno

Aunque muchas mujeres toleran bien el tamoxifeno y no experimentan efectos indeseables, otras presentan problemas como:

- sofocos, a menudo transitorios;
- secreción vaginal (muy común);
- continuación o retorno de la menstruación;
- náuseas, vómitos, pérdida del apetito (raro y, normalmente, temporal);
- aumento de peso;
- hiperplasia (engrosamiento) endometrial (de la mucosa uterina) que puede desencadenar cáncer; las mujeres con el útero intacto que toman tamoxifeno tienen un riesgo medio de padecer cáncer de endometrio de dos a tres veces superior que el resto, de modo que hay que sopesar cuidadosamente los beneficios y los riesgos si una mujer tiene que tomar tamoxifeno durante varios años (hay tres casos de cáncer de endometrio por cada mil mujeres que toman tamoxifeno durante cinco o más años).

Por regla general, los beneficios superan a los riesgos.

- *Sus efectos indeseables a corto plazo* son, generalmente, bien tolerados, aunque produce o empeora los sofocos.
- *Parece proteger frente a las enfermedades cardíacas*, mediante la reducción del colesterol sanguíneo «malo» (LDL) y la elevación del colesterol «bueno» (HDL); puede proteger frente a la pérdida ósea que produce fracturas por osteoporosis. La directora de un importante centro de cáncer comenta: «Tomar tamoxifeno puede tener efectos similares a la THS (terapia hormonal sustitutiva) en la protección de las mujeres frente a las enfermedades cardiovasculares y a la pérdida de hueso posmenopáusica».
- *El principal efecto indeseable a largo plazo* es el aumento del riesgo de cáncer de endometrio en las mujeres que lo toman durante varios años.

La búsqueda de un «mejor tamoxifeno»

Se están investigando nuevos fármacos con efecto antiestrogénico para ver si presentan menos reacciones adversas y tienen mayor eficacia. Por ejemplo: el droloxifeno, el toremifeno y el trioxifeno tienen algunos efectos anticancerosos.

El panorama de las estrategias anticancerosas

- *Mejor definición de los grupos que pueden beneficiarse más* de los tratamientos específicos o de las pacientes que no los necesitan.
- *Nuevos antiestrógenos esteroideos* similares al tamoxifeno, pero con menos riesgos y efectos indeseables, están en fase de ensayo clínico.
- *Pruebas innovadoras* para ayudar a identificar a las pacientes que podrían beneficiarse más de la quimioterapia o la terapia hormonal, por ejemplo, la *citometría de flujo de ADN* y la medida del *neu-oncogen* (gen del cáncer); todavía se encuentran en fase experimental.

- *Una hormona (antiestrógeno) sistémica, la somatostatina*, que puede detener el crecimiento del tumor.
- *Los agonistas de la LHRH*, como *buserelina, leuprolide* o *acetato de goserelina*, lo que puede mantener la remisión en las mujeres premenopáusicas, mediante el bloqueo de sus ovarios.
- *Nuevos métodos para la ablación* (destrucción) *de los ovarios* en lugar de extirparlos.
- *Nuevos fármacos para la quimioterapia, especialmente en tratamientos con dosis altas*; nuevas combinaciones y pautas de tratamiento.
- *Retrasar la cirugía hasta que el tumor mamario se haya reducido* mediante dosis potentes de quimioterapia y de radiación.
- *Una sustancia procedente de la corteza del tejo del Pacífico* —el taxol o un fármaco sintético relacionado con el taxol, el docetaxel (taxotere)— contiene diacetil bacitina como principio activo, que puede retrasar el crecimiento del tumor cuando se utiliza junto con otros fármacos. Los efectos indeseables incluyen caída del cabello, dolores musculares y cambios en el recuento de las células sanguíneas.
- *Capsaicina tópica*, el ingrediente activo contenido en el pimiento, que puede ayudar a reducir el dolor después de la mastectomía.
- *Trasplante autólogo de médula ósea o de células madre* (tomadas del propio organismo de la mujer), con resultados prometedores en casos avanzados. Se expone el cuerpo a dosis extraordinariamente elevadas de quimioterapia, tras «cultivar» algunas células madre o de la médula ósea (formadoras de sangre). Cuando los fármacos potentes ya han extinguido todas las células cancerosas, las células formadoras de sangre cultivadas se vuelven a infundir en el torrente circulatorio para regenerar el sistema formador de sangre; pero, a causa de las vastas dosis de quimioterapia administradas, el cuerpo de la mujer queda muy vulnerable a las infecciones durante varias semanas —un peligro crucial del procedimiento, que tiene una tasa de mortalidad considerablemente elevada.
- *Estrategias de control de peso y de la dieta*, especialmente para evitar recurrencias.

ENCONTRAR INFORMACIÓN PRECISA PARA AYUDAR A LA RECUPERACIÓN

Las mujeres sometidas a tratamiento para el cáncer de mama requieren información concreta y dosis de confianza. Por ejemplo, necesitan saber que la radiación no produce un daño permanente, aunque algunos efectos indeseables como la sensibilidad cutánea, pueden ser bastante duraderos. Las pacientes que reciben quimioterapia deben estar preparadas para padecer caída del cabello, náuseas y otros efectos, y deben saber cómo combatirlos —comprarse una peluca, tomar antieméticos— y ser conscientes de que los efectos indeseables son temporales, que su cabello volverá a crecer y que, finalmente, el cuerpo se recuperará aunque esto pueda requerir cierto tiempo.

Tener información precisa puede ayudar a aliviar la ansiedad y las incertidumbres que se asocian naturalmente con el tratamiento. Normalmente, las mujeres tienen muchas preguntas que plantear y muchas preocupaciones que manifestar, y a menudo no saben dónde hacerlo. Sin embargo, la mayoría de las unidades de oncología y de cáncer de mama cuentan con sus propios consejeros, enfermeras especializadas, psicólogos y otros profesionales que pueden responder a sus preguntas y proporcionar información asequible. ¡Hay que tratar de encontrarla!

Los estudios demuestran que las mujeres cuyos cuidadores discuten ampliamente el tratamiento con ellas están menos ansiosas y padecen menos depresión que aquellas a quienes no se les ha ofrecido la oportunidad de discutirlo, independientemente de la intervención quirúrgica a la que hayan sido sometidas. Tras explorar todas las opciones de tratamiento disponibles e identificar los pros y los contras de cada una de ellas, la mayoría de las mujeres entran en una fase de «vamos a por él», dispuestas a aceptar y a enfrentarse al tratamiento y, aunque pueden no sentirse felices con la situación, no se muestran abatidas.

Las delegaciones locales de las asociaciones contra el cáncer son un buen lugar para obtener información, consejo y ayuda. La mayoría tiene folletos y organiza seminarios y sesiones de entrenamiento para reconducir el estrés; también pueden orientar a las personas hacia los grupos de autoayuda. En algunos lugares existen líneas telefónicas gratuitas que proporcionan información sobre el cáncer. Las organizaciones de supervivientes también son un buen lugar donde encontrar información y apoyo.

Al enfrentarse a los tratamientos, la ayuda puede venir del apoyo de amigos, familiares, colegas y profesionales sanitarios que manifiestan su empatía. Muchos familiares tienen miedo de no saber qué decir o qué explicar a las personas con cáncer, pero cuando «se ha roto el hielo», no debería ser más difícil que limitarse a «estar allí», junto a la persona. Unirse a grupos de autoayuda puede ser muy útil para enfrentarse a las implicaciones de tener cáncer. «Por encima de todo —aconseja un especialista—, las mujeres deberían seleccionar a cuidadores en quienes confíen y con quienes puedan compartir sus dudas, personas preparadas para buscar opiniones de otros expertos, si fuera necesario.»

Capítulo 15

Recuperación y seguimiento

Inmediatamente después de descubrir que tienen cáncer de mama y de someterse a tratamientos quirúrgicos y de otro tipo, las personas suelen sumirse en un estado de aturdimiento y de *shock*. Durante el período posquirúrgico inmediato, mientras se enfrentan a las molestias, las incógnitas y los efectos indeseables del tratamiento —que pueden ser todos ellos amedrentadores—, hay poco tiempo para pensar en los aspectos emocionales y existenciales del cáncer más profundos. Habitualmente, las mujeres sólo empiezan a darse cuenta de todas las implicaciones cuando finaliza el tratamiento y se inicia la recuperación.

Hasta cierto punto, referirse a los aspectos prácticos del tratamiento, tras la tensión de esperar el diagnóstico, puede disipar el *shock* y la impotencia, y aportar una sensación de alivio de «estar haciendo algo»: discutir las opciones con el equipo médico, decidir los detalles del tratamiento y lidiar con los efectos indeseables, a menudo poco explicados y, a veces, inesperados. Los tratamientos para el cáncer de mama duran meses, y es posible que el proceso se alargue por los efectos tardíos que retrasan la recuperación. Dependiendo del método utilizado, la terapia puede producir náuseas, aumento de peso, problemas cutáneos, sofocos y caída del cabello —a veces, son efectos más traumáticos y duros de superar que la distorsión o la pérdida de un pecho.

Al comienzo, las cosas son complicadas, con muchos profesionales sanitarios con quien discutir los problemas, pero a medida que se va produciendo la recuperación, hay más tiempo para pensar en lo que ha ocurrido. Una mujer puede pasar semanas o meses para recuperarse de las demandas y de los efectos tardíos de la quimioterapia. Puede sentirse muy aislada, sin acceso a los cuidadores en quienes buscar consejo. Sólo después de que el tratamiento ha finalizado es cuando realmente empieza a enfrentarse al significado emocional de tener cáncer.

Tratar de mimarse a sí misma durante la recuperación

El largo período de la terapia generalmente deja a las mujeres con una sensación de debilidad y de cansancio. Teniendo en cuenta los efectos tardíos generalizados y debilitantes del tratamiento, muchas mujeres pierden la esperanza por «volver a tener su silueta», recuperar el movimiento del brazo, sentirse suficientemente fuertes para jugar al tenis, nadar, caminar, correr o hacer todo lo que hacían antes. La recuperación puede ser más lenta y tomar más tiempo del esperado. Una oncóloga sugiere que las mujeres deberían permitirse sentirse miserables, y deberían cuidarse y mimarse ellas mismas mientras se recuperan, dejando a sus amigas y familiares que hagan las tareas. «No es necesario ser una heroína ni una Supermujer todo el tiempo —dice—. Hay que solicitar ayuda a amigos, familiares e hijos, así como a los servicios formales de apoyo disponibles a través del sistema de salud.» Un consejero recomienda a las mujeres que se libren de la mentalidad de «nacidas para servir» y pidan a los demás que les sirvan para lograr cambiar. Sin embargo, muchas mujeres consideran que este punto es difícil de conseguir, después de haberse pasado la mayor parte de la vida como criadoras y cuidadoras de los demás, en lugar de cuidar de sí mismas.

Obtener consejo profesional

La información precisa sobre el proceso de recuperación y qué se puede esperar constituye una ayuda para volver a tener una sensación de control tras el desamparo que muchas sienten durante los tratamientos, lo que puede parecer como una «atención tecnológica en plan industrial». Algunas mujeres confían su suerte al establecimiento médico y asumen una escasa responsabilidad en su recuperación. Pero la mayoría intenta tomar parte en el proceso de curación. Sin embargo, encontrar el propio camino por el confuso laberinto del sistema de atención al cáncer y obtener el consejo necesario no es nada fácil.

Aunque algunos médicos dedican suficiente tiempo para dar respuesta a las preguntas e incertidumbres de las mujeres, otros no tienen demasiada paciencia, no dan mucha confianza ni son propensos a brindar apoyo y, a menudo, no son la mejor fuente de información. Otros profesionales sanitarios —como los psicólogos, dietistas o enfermeras especializadas relacionadas con las unidades de oncología— pueden proporcionar consejos más prácticos, pero tampoco están siempre disponibles. Los fisioterapeutas pueden ser extremadamente útiles, no sólo en los ejercicios de demostración que aceleran la recuperación, sino también para dar consejos generales sobre salud y mejora de la imagen, dando confianza a las mujeres de que volverán a recuperar su fuerza y sus habilidades. Obtener consejo especializado o compartir experiencias mutuas con otras afectadas con la enfermedad en una etapa similar también puede ayudar a las mujeres a recuperarse más deprisa.

Recobrar la silueta corporal

Tanto si una mujer se somete a una nodulectomía como a una mastectomía total, si se han extirpado ganglios linfáticos axilares, se verán afectados los músculos y otros tejidos de la pared torácica, del hombro y del brazo; a menudo, la dejan con un brazo y un hombro rígidos que le impiden realizar tareas cotidianas, como lavarse el pelo o abrocharse las cremalleras de la espalda. El brazo y el hombro pueden hincharse. Algunas mujeres presentan «bridas» —fijación del tejido que está debajo de la piel a otros tejidos circundantes—, que se notan como cuerdas dispuestas debajo del brazo que restringen el movimiento y limitan la capacidad para levantar el brazo o enderezar el codo.

Los fisioterapeutas pueden enseñar a las mujeres algunos ejercicios para restablecer la movilidad del brazo o, por ejemplo, mostrarles distintas maneras de aliviar el «hombro congelado» o la hinchazón del brazo (linfedema) —otro problema frecuente tras las intervenciones quirúrgicas por cáncer de mama—. Los fisioterapeutas generalmente visitan a las mujeres cuando todavía están ingresadas en el hospital y les enseñan a realizar movimientos concretos con el brazo, normalmente estiramientos lentos, para evitar o para liberar las bridas, y les sugieren una serie de ejercicios para que los inicien tan pronto como sea posible tras la cirugía. Los fisioterapeutas también pueden ayudar a las personas a recuperar la sensación de tener un cuerpo sano. En caso de que no acuda a la clínica, hay que avisar al médico de familia o a otro cuidador para que derive a la mujer a un fisioterapeuta.

En el momento en que las mujeres se van a su casa, la mayoría puede mover suficientemente el brazo como para cepillarse el pelo y subirse una cremallera de la espalda. Los ejercicios diarios y continuados con el brazo en casa pueden reducir el malestar y la gravedad del *linfedema* o de la acumulación de líquido. La mejor regla para los ejercicios del brazo es «poco y a menudo»: realizar los ejercicios durante períodos breves y varias veces al día, más que una sesión prolongada. Cada mujer debe aprender cuánto ejercicio y cuánta actividad puede hacer durante la recuperación; demasiado ejercicio puede producir espasmos o dolor muscular. Los ejercicios con pesas suelen añadirse gradualmente hasta que el hombro puede moverse con normalidad y los músculos han recuperado su fuerza. La mejor manera de mantener el movimiento completo del brazo consiste en incorporar un programa de ejercicios apropiados en las actividades diarias. Los fisioterapeutas pueden ayudar respondiendo a preguntas sobre los ejercicios o las actividades diarias.

Retomando las actividades normales

- *Llevar cosas*: las bolsas colgadas del hombro y los bolsos pesados deberían cargarse en el lado «bueno». Utilizar bolsas de espalda o de cintura puede evitar la extensión del hombro, pero habría que evitar cargar pesos no equilibrados. Las carteras pueden llevarse con la mano «buena», pero no deberían ser demasiado pesadas. Es mejor empujar que tirar cualquier objeto pesado, cuando utilizamos el brazo del lado intervenido.

- *Planchar*: esto es difícil, porque la mayor parte del movimiento lo producen el músculo pectoral y el hombro; lo mejor es que planche otra persona o hacerlo durante períodos muy breves.
- *Lavar los platos*: lavar habitualmente los platos no es ningún problema, pero fregar cazuelas y sartenes requiere tomar algunas precauciones durante las primeras semanas después de la operación. Si todavía recibe quimioterapia y radioterapia, hay que limitar cualquier trabajo que sobreextienda o estire el brazo y el hombro del lado intervenido.
- *Jardinería*: se recomienda sentarse en un banquillo y utilizar herramientas de mano para evitar forzar el hombro y los músculos torácicos (utilizar un taburete bajo para evitar el estiramiento de la columna).
- *Evitar heridas en el lugar intervenido*: existe un riesgo adicional de infección si se extirpan los ganglios linfáticos. ¡Utilice guantes de jardín!
- *Levantar peso*: no habría que levantar o sostener objetos con el lado afectado.
- *Nadar*: se recomienda comenzar con un crol suave. Gradualmente se pueden realizar longitudes y tiempos mayores, pero habría que evitar la braza y la mariposa durante el período de recuperación, porque cargan más los brazos.
- *Tenis*: empezar con ejercicios de raqueta: botar la pelota sobre la raqueta antes de realizar un verdadero partido.
- *Clases de aeróbic (fitness)*: se aconseja empezar con clases de bajo impacto y no forzar demasiado en los ejercicios con los brazos y los hombros.
- *Golf*: empezar suavemente; intentar primero el *putting* y, más adelante, trabajar con los *driving*.
- *Esquí*: hay que prestar atención y no empezar esquiando sobre hielo o nieve dura; inicialmente, lo mejor es la nieve en polvo.

- *Esquí de fondo*: es recomendable utilizar algún tipo de protección para reducir la sobreutilización del hombro y del brazo, puesto que, en esta modalidad, se cargan muchos los brazos.
- *Levantamiento de pesos*: lo mejor es utilizar pesos libres y pesos hidráulicos suaves, y aumentar el peso gradualmente.
- *Remar y navegar*: hay que ser precavida y utilizar ropa con refuerzos por la extensión de los brazos que conllevan estos deportes.

CONTROLAR EL LINFEDEMA

El linfedema —o la acumulación de líquido y la hinchazón del brazo debido a la extirpación de los ganglios y las vías linfáticas— puede ser embarazoso, persistente y doloroso. Normalmente, el líquido de los tejidos drena desde el brazo hasta el sistema circulatorio a través de los ganglios linfáticos de la axila. Este flujo se hace más lento o se bloquea al extirpar algunos ganglios linfáticos o si la radioterapia forma un tejido cicatrizado. El líquido puede acumularse en el brazo e hincharse. Ahora que la cirugía radical de mama no se realiza tanto, el linfedema es menos frecuente, pero todavía afecta al 10 % de las mujeres sometidas a cirugía mamaria, y la radioterapia lo empeora. Suele ser moderado y puede tratarse con algunos cuidados apropiados (¡que no siempre están disponibles o se proporcionan!). Si se ha extirpado mucho tejido axilar, o si la pared torácica se encuentra afectada, el linfedema puede persistir o reaparecer durante varios años o incluso indefinidamente. Puede ser muy grave en las mujeres con afectación de la pared torácica; el brazo puede hincharse hasta alcanzar un gran tamaño y requiere un tratamiento especial.

Los síntomas de linfedema son: hinchazón del brazo, dolor en el hombro o una sensación como si hubiera una cinta que apretara la parte superior del brazo. Limita la movilidad y, en los casos más graves, altera la funcionalidad de los dedos y del nervio. Ocasionalmente, el brazo se ensancha unos 5 cm o más, y la linfa atrapada puede endurecerse, lo que conlleva cambios permanentes en la textura y el color de la piel.

Por desgracia, muchas mujeres aguantan la hinchazón posquirúrgica persistente del brazo debido a la creencia errónea de que se puede hacer poco para reducirla. *No* hay que dejar pasar la hinchazón sin recibir atención médica. El tratamiento precoz resulta esencial. Hay que conseguir que un fisioterapeuta enseñe a la paciente algunos ejercicios para reducir la hinchazón. El tratamiento precoz puede controlarla y restablecer la función normal del brazo. Junto a los ejercicios, la elevación del miembro afectado puede ayudar a drenar el líquido. Hay que levantar el brazo hinchado siempre que sea posible, especialmente al estar en la cama por la noche, con la ayuda de algunos cojines; los vendajes elásticos también pueden ayudar a reducir la hinchazón.

PROTECCIÓN CONTRA EL LINFEDEMA Y OTROS PROBLEMAS DEL BRAZO

Proteger el brazo hinchado de golpes y rasguños; llevar vestidos de manga larga y guantes para hacer las tareas domésticas, de jardinería o el trabajo pesado, y guantes de horno para trabajar en la cocina.

MANERAS DE EVITAR EL LINFEDEMA

- Ejercitar el brazo y elevarlo durante un rato cada día.
- Llevar ropa con mangas anchas.
- Cambiar con frecuencia la posición del brazo.
- Para depilarse las axilas, utilizar una maquinilla eléctrica en lugar de hojas de afeitar, para evitar cortes que podrían infectarse.
- Llevar guantes para realizar tareas en el exterior y faenas duras.
- Aplicarse protección solar y repelentes de insectos en el exterior; las picaduras y las quemaduras pueden infectarse.
- Humedecer el brazo afectado varias veces al día.
- Evitar utilizar el brazo en exceso.
- Mantener limpias las heridas del brazo y de la mano para evitar la infección y tratar cualquier herida nueva con antibióticos (tras consultar con el médico).

Tratar de evitar cortes, quemaduras y picaduras de insectos en el lado afectado, especialmente durante las tandas de quimioterapia y en el período postoperatorio (puesto que los fármacos suprimen el sistema inmunitario). Si hay una lesión, limpiar y desinfectar la herida enseguida; preguntar si es necesario tomar antibióticos.

Aprender a reconocer los signos de infección: enrojecimiento, un aumento súbito del dolor o de la hinchazón. Si se observa alguno de estos signos, hay que consultar enseguida con el médico.

Elevar el brazo para ayudar al drenaje del líquido por acción de la gravedad. Se pueden colocar la muñeca y el codo más elevados que el hombro. Resulta útil pensar de vez en cuando en la posición del brazo a lo largo del día. Por ejemplo, después de haber estado arriba y abajo durante dos horas, hay que sentarse y elevar el brazo media hora; si la paciente está viajando, puede tratar de conseguir un asiento junto a la ventana del lado afectado, para que sea más sencillo levantar el brazo.

La *terapia de bombeo* puede ser útil en los casos más graves. La bomba («aparato de linfoforesis») utiliza una bolsa de aire o un manguito que ayuda a exprimir el líquido desde la mano y el brazo hacia el cuerpo. La presión puede variarse para proporcionar una acción de masaje que desplace gradualmente el líquido hacia el organismo.

Las *ropas de compresión* también pueden ayudar en los casos graves porque ejercen presión para contener la hinchazón tras una sesión de terapia de bombeo. Algunas mujeres llevan ropa de compresión siempre y otras la utilizan para realizar deportes u otras actividades que implican la realización de movimientos repetitivos del brazo.

LLENAR EL HUECO: LAS PRÓTESIS

Tras la mastectomía, la mayor parte de las mujeres necesita una prótesis: un pecho falso o un «relleno para el sujetador». En las primeras semanas tras la intervención quirúrgica, mientras la cicatriz se está curando, habitualmente llevan una forma de espuma blanda que a menudo suministra el personal del hospital; en algunos países lo hace la organización de voluntarias Reach to Recovery. Proporcionan a las mujeres una forma de pecho «mullida» hecha con algodón para que la coloquen temporalmente en el sujetador. Unas seis semanas después de la operación, se reemplaza por una prótesis permanente de silicona, con el peso y la forma correctos, similares a los del otro pecho. Parece un pecho normal y tiene un pezón para parecer tan natural como sea posible.

Las prótesis de mama no son de «talla única», y coger una de la estantería no es lo mismo que conseguir una hecha a medida por un profesional. Una prótesis debería pesar lo mismo que el otro pecho, de modo que no desequilibre la posición ni haga que la mujer sienta más peso en un lado que en otro. Las prótesis tradicionales se fijan en un bolsillo en un sujetador especial. Pero un sujetador normal también puede contener una prótesis, si el sujetador es resistente y la prótesis no es demasiado grande. Al principio, una prótesis puede parecer pesada y toma un tiempo acostumbrarse a ella. Si se coloca de manera apropiada, no debería moverse ni rozar o irritar la piel; una vez colocada, la mujer debería ser capaz de olvidarse de ella.

Una innovación reciente es la prótesis que se fija con una cinta de tipo velcro pegada directamente a la pared torácica. El calor corporal activa el pegamento y las tiras de velcro permanecen en la pared torácica entre una semana y diez días. Pueden quitarse como las tiras adhesivas normales y corrientes.

Las tiendas de ortopedia venden prótesis junto con sujetadores y trajes de baño diseñados especialmente. Algunas tiendas están especializadas en vender y colocar prótesis, y algunas tienen vendedoras que saben cómo fijarlas y que conocen bien los productos disponibles. Los voluntarios y los profesionales sanitarios pueden proporcionar las direcciones de las tiendas. Hay que saber si el coste de la prótesis lo cubre el seguro privado o público. En Ontario, por ejemplo, un programa provincial cubre el 75 % del coste de una prótesis hecha por un protésico con licencia; el 25 % restante puede cubrirlo el seguro privado. Los impresos de solicitud se obtienen en el mismo despacho del protésico, pero se requiere la autorización del médico.

Visitas de seguimiento y chequeos

Tras completar el tratamiento para el cáncer de mama, las mujeres pasan por chequeos médicos periódicos (cada dos a seis meses, dependiendo del caso concreto), para realizar un seguimiento de la recuperación y detectar las posibles recurrencias. Se exploran cuidadosamente los pechos, la pared torácica y los ganglios linfáticos, así como los pulmones, el hígado y el abdomen.

Se hacen análisis de sangre para llevar un seguimiento de los valores habituales y buscar marcadores tumorales.

A veces se solicita una tomografía ósea o hepática, especialmente en los casos con riesgo elevado o cuando hay pruebas de diseminación.

Independientemente de lo buena que sea la recuperación —a pesar de los indicios de que la enfermedad se ha cogido a tiempo, incluso a pesar de que la reconstrucción devuelva un «aspecto normal» al pecho—, es comprensible que cada visita al médico genere ansiedad y sea un horrendo recuerdo de que el cáncer puede reaparecer. Sin embargo, estos chequeos son esenciales. Hay que mencionar cualquier síntoma nuevo significativo, como dolor persistente, dificultad para respirar, náuseas, pérdida de peso o cualquier nódulo o bulto nuevo. Es importante que la mujer no pase nada por alto y pregunte sobre cualquier cosa que le preocupe.

Haciendo frente al estrés del cáncer de mama

A menudo, el cáncer de mama genera una sensación paralizante de derrota y de desamparo, una rotura de la propia imagen, una sensación de estar sentenciada y de ser incapaz de enfrentarse a la situación, incluso de incapacidad de explicárselo a nadie y de tener que estar sola frente a la incertidumbre. Añadido a todo este estrés, a veces las mujeres se sienten contrariadas por la manera en que se les da la noticia de que padecen cáncer; sus quejas pueden estar justificadas, pero no existe ninguna «buena manera» para comunicar a alguien que tiene cáncer. De manera similar, muchas mujeres se sienten aterradas por la manera fría e impersonal con que los hospitales o las clínicas llevan a cabo el tratamiento y por la actitud a veces bromista de los médicos. Sin embargo, el sistema médico no está hecho para guiar amablemente a las personas por el laberinto de la tecnología, las incertidumbres y los miedos relacionados con el tratamiento de esta enfermedad posiblemente letal. Las mujeres deben desarrollar alguna manera para oponerse a la atmósfera clínica y tratar de no estresarse ni dejarse intimidar demasiado, especialmente porque los chequeos de seguimiento son una parte esencial de la recuperación.

Las emociones características desatadas por tener un cáncer y estar sometida a su tratamiento incluyen ira, una sensación de tener «mala suerte» y de hostilidad. Algunas mujeres se preocupan porque sus pensamientos y emociones puedan ser algo anormales, o una «reacción excesiva», y creen que debe haber una «manera mejor» de responder o de sentir. Nada está más lejos de la verdad; es típico que las reacciones cubran toda la gama de emociones humanas. Van desde la ira y la ansiedad hasta la depresión y la impotencia, o incluso sentimientos de culpa que relacionan la enfermedad con malas acciones, delitos o simplemente el retraso a la hora de acudir al médico. Muchas sufren crisis en las que piensan que se merecen esta mala suerte: «Si hubiera comido mejor...», «Si hubiera bebido menos alcohol...», «Si hubiera sido mejor con mi marido [mis hijos, mi madre]...». La montaña rusa emocional puede durar varias semanas o meses, incluso años, y va desde la incredulidad hasta la rabia o la negación, la aceptación, la tristeza y, quizás, una depresión profunda.

La aflicción por la pérdida es una parte normal del proceso de recuperación. Las mujeres con cáncer de mama suelen pasar por un período especialmente vulnerable que dura de dos a tres meses después del inicio del tratamiento; en él, frecuentemente se experimentan una serie de reacciones muy similares a las que siguen al duelo. Puede haber una ansiedad intensa acompañada de insomnio, pérdida del apetito y cambios de humor. Aprender técnicas para combatir el estrés puede ser de gran ayuda.

La depresión es frecuente. Viene marcada por cambios operados en el patrón de sueño, ansiedad, sensaciones de culpa y de inutilidad —especialmente si también hay cambios en el estilo de vida o en las relaciones sexuales (a veces, las mujeres piensan que es imposible ni siquiera mirar la cicatriz, y no permiten que el compañero, el esposo, las amigas o los familiares se la vean)—. Durante el estresante período de recuperación, las mujeres necesitan una buena dosis de apoyo y de confianza sobre el hecho de que continúan siendo atractivas y continúan siendo valiosas. Las que sufren una depresión (clínica) profunda deberían buscar consejo en los expertos y someterse a psicoterapia. Pueden pedir que las deriven a un psiquiatra o a algún otro terapeuta. *Existe* ayuda disponible para combatir la depresión.

Curarse y recuperarse lleva tiempo

A medida que la incisión se cura, el enrojecimiento desaparece, el brazo recupera su flexibilidad y el cuerpo recupera la fuerza, el alma y la psique también empiezan a curarse, aunque éste puede ser un camino lento y duro. Junto a los problemas físicos, a menudo el cáncer de mama induce cambios psicológicos profundos que pueden afectar al estilo de vida, las relaciones, el trabajo y los objetivos personales. Todos estos aspectos deben enfrentarse a medida que las mujeres se recuperan y retoman su vida. Necesitan de alguien con quien compartir sus preocupaciones y un hombro donde llorar. Las que tienen familias jóvenes, necesitarán un apoyo adicional durante el período de recuperación.

La familia y los amigos no son, necesariamente, las mejores personas para ofrecer confianza, puesto que tienen que combatir sus propios temores sobre la situación —miedo a perder a la esposa, la compañera, la madre o la novia— y también enfrentarse a su propia mortalidad. Además, sus dudas pueden manifestarse en forma de hostilidad o de falso optimismo, lo que no resulta de gran ayuda. También necesitan apoyo emocional para ayudarles a hacer frente a sus temores (los consejeros pueden ayudar a los familiares, las parejas, los esposos, los hijos y los compañeros de las mujeres con cáncer que requieren apoyo emocional).

TENER UNA SENSACIÓN DE CONTROL O DE «PODER» ACELERA LA RECUPERACIÓN

Recuperar la sensación de «integridad» y de control personal sobre la enfermedad es un punto crucial para la recuperación. Muchos estudios muestran que ganar lo que los psicólogos llaman «atribución de poder» —o una mayor sensación de control personal— puede acelerar la recuperación de un cáncer de mama y ayudar a superar la sensación de desamparo. Existen varias maneras de aumentar el control. Algunas mujeres intentan darle a su cuerpo la «oportunidad de luchar», cambiando el estilo de vida —dejando el alcohol y los cigarrillos y adoptando unos hábitos alimenticios más saludables—. Muchas deciden «golpear al cáncer» mediante un esfuerzo de la mente sobre el cuerpo y cambiando las actitudes psicológicas y espirituales. Cada vez hay más pruebas de la relación entre el cuerpo y la mente, su efecto sobre el sistema inmunitario y la eficacia de las estrategias psicológicas para tener una sensación de dominio sobre la enfermedad.

En los últimos treinta años, numerosas investigaciones han mostrado que las intervenciones mente-cuerpo desempeñan un papel clave en la recuperación de la enfermedad y también se ha demostrado el poderoso impacto de una buena relación médico-paciente para acompañar el proceso de curación. Pero resulta duro para las mujeres ser positivas, mostrar un espíritu luchador o tener el control mientras se recuperan de los efectos debilitantes del tratamiento contra el cáncer.

Buscar información, acercarse y buscar apoyo en otras personas que se encuentran en una situación similar, colaborar con el equipo de profesionales sanitarios, mantener la esperanza y aprender técnicas para hacer frente al estrés son maneras de desarrollar y asumir una actitud abierta. Los asistentes sociales, las enfermeras de las unidades de oncología o de radiología, los dietistas, las enfermeras de sala, los psicólogos y los psicoterapeutas pueden prestar un oído amigo y proporcionar consejos útiles; además, normalmente se explican mejor que los médicos. Las enfermeras con una formación especial y experiencia en brindar apoyo a pacientes con cáncer pueden ayudar a las mujeres para hacer frente al problema y orientarlas hacia los recursos comunitarios disponibles. Actualmente existen muchas organizaciones comunitarias, como el Breast Cancer Info Exchange Project de Canadá, con fondos de Health Canada y oficinas repartidas por todo el país; en Estados Unidos y en Europa existen organizaciones similares.

Los grupos de apoyo desempeñan un papel cada vez mayor

Los grupos de autoayuda o de ayuda mutua y de apoyo, las redes de supervivientes y las organizaciones de activistas se han convertido en una parte integral del tratamiento moderno del cáncer de mama. Algunos grupos, como Reach to Recovery y CanSurmount, ponen en contacto a personas con cáncer de mama, dan consejo, formación e información. No hay ninguna necesidad de esperar a que el médico o la enfermera derive a la paciente. Cualquier mujer (o sus parientes o sus amigos) puede llamar a la sociedad contra el cáncer para solicitar una visita de una de sus voluntarias, durante el ingreso en el hospital o durante la convalecencia. Su sola presencia como supervivientes a largo plazo puede dar a la mujer más esperanza y coraje que todas las palabras de alguien que no ha «pasado por esto».

Algunas organizaciones y grupos de supervivientes conducen grupos de apoyo o de autoayuda, la mayoría de ellos asesorados por terapeutas profesionales o supervivientes con una formación especial; otras son más o menos políticas y las dirigen «activistas». Existe un foro para intercambiar preocupaciones con otras personas que experimentan sensaciones y problemas similares. Los grupos de apoyo no funcionan en todas las mujeres que se estãn recuperando de un cáncer, pero pueden ayudar a las personas a adquirir habilidades para manejar el estrés y hacerle frente. Proporcionan una oportunidad para compartir emociones, expresar ira y tristeza, y también para permitir que sus miembros se relacionen entre sí. Las mujeres tendrían que escoger un grupo en el que las participantes tuvieran un grado de enfermedad parecido

CÓMO MEJORAR EL OPTIMISMO Y MANTENER LA ESPERANZA

- Recuerda que puede hacerse algo. El cáncer de mama es un golpe, pero puedes luchar contra él y puedes encontrar ayuda externa. Tienes que buscar información y organizaciones de ayuda.
- Aunque el tratamiento puede hundirte más y más, trata de mirar más allá, en el momento en el que la vida será casi como era antes del diagnóstico.
- Las cosas pueden volver a la normalidad cuando hayas terminado los efectos tediosos y desagradables del tratamiento, ya sea radioterapia, quimioterapia y/o tratamiento hormonal.
- Si te preocupa quedar desfigurada por la mastectomía, pregunta por las posibilidades de reconstruir el pecho.
- Aunque nadie escogería tener cáncer de mama, no se trata de ninguna sentencia de muerte; la enfermedad puede responder al tratamiento e incluso curarse.

—por ejemplo: las mujeres con diagnóstico reciente no deberían mezclarse con mujeres con metástasis—. Los grupos de autoayuda y de apoyo pueden tener un poderoso efecto para ayudar a las mujeres a recuperarse de un cáncer de mama. Pruebas controvertidas de un estudio sugieren que la participación en grupos de apoyo mejoraba considerablemente el tiempo de *supervivencia* en mujeres con cáncer de mama metastásico. Este estudio norteamericano llegó a la conclusión de que de 83 mujeres asignadas aleatoriamente a un grupo de apoyo, autohipnosis o tratamiento convencional, las asignadas al grupo de apoyo mostraban un mayor índice de supervivencia. Estos resultados se han reinterpretado mucho y se han criticado. Un estudio de la Universidad de Toronto está analizando la misma cuestión. Sin embargo, no hay ninguna duda de que las mujeres que tienen pleno apoyo se sienten mejor y tienen una calidad de vida más alta que las que no están ni tan bien aconsejadas ni reciben apoyo.

Sin embargo, los grupos de apoyo no son la solución final; no todas las mujeres con cáncer de mama desean unirse a ellos, ni se beneficiarán de participar en ellos. Es una decisión totalmente individual. Algunas prefieren buscar consejo o terapia individual o compartir sus preocupaciones con una amiga íntima o con una confidente. Hoy en día, la mayoría de los centros de tratamiento contra el cáncer ofrecen consejo y psicoterapia a las pacientes y a sus familiares. Las mujeres deberían solicitar a su médico de cabecera cómo acceder a estos servicios, en caso de que lo requieran. Algunas personas buscan un mayor control mediante las técnicas de autocuración o a través de terapias «alternativas», como la relajación, el masaje, la imposición de manos (técnicas de transferencia de energía), el yoga, algunas religiones y la terapia musical o artística. Algunas encuentran que estas terapias no convencionales son muy reconfortantes (véase también el capítulo 19, donde se describen las terapias alternativas).

El «optimismo cauteloso» suele ser una aproximación útil

Aunque muchas personas oscilan entre el desespero y la esperanza, el optimismo «cauteloso» o «moderado» puede ser una ayuda para la recuperación. «Tratar de estar animada —aconseja una superviviente—. Recordar que muchas personas que se han sometido a un tratamiento precoz viven sin que reaparezca la enfermedad durante varias décadas.» Como estrategia de defensa, algunas mujeres aprenden a distanciarse de la enfermedad o a pensar sobre el cáncer en pasado. Otras encuentran distintas maneras de evitar pensar sobre la enfermedad a cada momento e impiden que eso domine su vida. «La mejor manera de llevar la enfermedad —sugiere una superviviente— consiste en intentar mirar más allá de los tratamientos desagradables y fijar la vista en un momento en que la vida vuelva a la normalidad.» Las estrategias psicológicas o de «control de la mente sobre la materia» pueden tener un poder curativo si las mujeres tratan de retener la esperanza, continuar con sus actividades cotidianas y llevar una vida tan normal como sea posible, incluso aunque estén atentas a cualquier posible recurrencia. Al final, la mayoría llega a un período más calmado de aceptación que le permite seguir adelante con la vida.

¡Permanecer alerta!

A las mujeres que han tenido cáncer de mama se les recomienda encarecidamente que continúen con sus autoexploraciones mensuales, tanto en el lado operado como en el lado sano. Cualquier cambio debería notificarse inmediatamente. Pero no hay que asustarse; la mayoría de los cambios mamarios *no* son recurrencias. Muchas mujeres presentan cierta cicatrización (fibrosis) en el pecho tras la cirugía y la radioterapia, o un engrosamiento que recorre la cicatriz. A menudo es difícil saber si el engrosamiento es canceroso o no, y se recomienda realizar una biopsia y una mamografía. Las mamografías del pecho irradiado se recomiendan cada seis a doce meses. Las mamografías del pecho no afectado suelen realizarse una vez al año aproximadamente, dependiendo de la edad de la mujer y del caso particular.

Capítulo 16

Enfrentarse a las recurrencias

Encontrar una recurrencia del cáncer es un golpe devastador, que hace añicos las esperanzas de que el tratamiento original para desterrar la enfermedad hubiera tenido éxito. Tener que volver a pasar por el mismo tratamiento —más cirugía, más tandas de radioterapia, quimioterapia y/o tratamiento hormonales— es una experiencia que desgasta muchísimo. La reacción inmediata al diagnóstico de una recurrencia suele ser de desánimo, terror, una sensación de «tener mala suerte» y miedo a «morir mañana». Pero tener una recurrencia o hallar un tumor secundario no significa la muerte instantánea. Con la atención apropiada y un poco de fortuna, las personas con cáncer metastásico pueden vivir varios años, incluso muchos años, como si se tratara de una enfermedad crónica. Aunque las recurrencias *locales* pueden tratarse y curarse sin que ello suponga una reducción en el tiempo de supervivencia, una mujer con un cáncer secundario o una diseminación sistémica por su cuerpo debe hacer frente a la probabilidad de padecer una enfermedad que acabará siendo terminal, con la consiguiente crisis emocional.

Mientras que no es probable que las mujeres en quienes se detecta una recurrencia se mueran ni mañana ni dentro de un mes, ni necesariamente dentro dc un año o dos, el reconocimiento de que la esperanza de vida puede haber disminuido, ejerce sobre muchas mujeres una presión que las impulsa a examinar y revisar su vida y establecer prioridades sobre lo que realmente quieren hacer y conseguirlo sea cual sea el tiempo de vida que les quede. «La principal desventaja —explica una mujer a quien recientemente diagnosticaron una recurrencia de cáncer de mama once años después del diagnóstico y que ahora tiene metástasis— es que es difícil vivir el día a día sin hacer ningún plan *muy* a largo plazo —digamos, a cinco o diez años vista—. Por otro lado, el tratamiento que recibo me sienta bien y me mantengo activa la mayor parte del tiempo.»

¿Qué indica que el cáncer vuelve?

El cáncer recurrente puede aparecer localmente, cerca del lugar de la cirugía original, o en el mismo punto; también puede aparecer como enfermedad metastásica en cualquier parte del cuerpo. Puede ser un nuevo tumor primario (un tumor no relacionado con el original), pero lo más probable es que se deba a algunas células del tumor de mama (o a fragmentos de su ADN) que se escaparon y formaron un cáncer secundario en cualquier otro lugar. El cáncer secundario contiene el mismo tipo de malignidad que el tumor original y, a menudo, responderá a un tratamiento similar.

Es posible que una *recurrencia local* en la zona operada —en lo que queda del pecho, en la axila, la piel, la pared torácica o los ganglios linfáticos— no reduzca la esperanza de vida de una mujer. Pero quien padece una recurrencia local tras la mastectomía también puede tener la enfermedad en cualquier otra parte del cuerpo.

El tratamiento de una recurrencia local será parecido al tratamiento inicial. Para un tumor pequeño puede practicarse una nodulectomía; para uno mayor, una mastectomía. También pueden utilizarse radioterapia, sustitutos hormonales y quimioterapia, quizás a dosis más potentes que la última vez. La elección del tratamiento depende del tratamiento previo y del tipo de tumor.

Las *recurrencias sistémicas* o metástasis ocurren sobre todo en los huesos, el hígado, los ganglios linfáticos, el cerebro y los tejidos blandos. Aunque la mayor parte de las recurrencias acontecen entre dos y cuatro años después del diagnóstico inicial, el cáncer de mama puede recurrir muchos años después. El riesgo de reaparición depende de varios factores, como si el cáncer era *in situ* (localizado en una pequeña zona del pecho) o invasor.

A menudo los tratamientos hormonales son la terapia de primera línea para tratar el cáncer de mama metastásico. Los fármacos de la familia de la progesterona, como el megestrol, pueden ser útiles; también lo son unas dosis elevadas de medroxiprogesterona —tan eficaz como el tamoxifeno, pero con peores efectos indeseables, como aumento de peso marcado y hemorragia vaginal—. A veces, se intenta administrar andrógenos (hormonas masculinas) —como la fluoximesterona—, pero sus efectos virilizantes (crecimiento de pelo facial, voz grave) son un inconveniente. También puede utilizarse un nuevo grupo de fármacos denominados inhibidores aromáticos (bloquean la producción de estrógenos). Pueden utilizarse taxol o taxotere (que contienen diacetil bacitina). Si han pasado por lo menos dos o tres años desde el tratamiento inicial y no hay ningún órgano principal involucrado, el tamoxifeno constituye una buena alternativa para las mujeres ancianas con recurrencias positivas para los receptores hormonales.

SIGNOS DE RECURRENCIAS SISTÉMICAS

A menudo es difícil saber si las molestias o dolores sólo son punzadas normales o si son síntomas de una enfermedad metastásica. A una mujer le toma un tiempo volver a confiar en su cuerpo cuando ya ha tenido un cáncer de mama; la preocupación por una diseminación sistémica le impide que se pueda relajar y olvidarse. Es natural imaginar que cada pequeño dolor o molestia indica que ha habido una recurrencia. Si el dolor viene y se va en uno o dos días, no es probable que sea cáncer y no hay por qué preocuparse. Si es persistente, entonces hay que hacer un chequeo.

Las recurrencias sistémicas del cáncer raramente son «silenciosas» —excepto en el caso de las metástasis hepáticas, que a menudo no dan ninguna señal, aunque pueden producir dolor abdominal, fatiga, náuseas y debilidad extrema—. Los síntomas de las metástasis varían según el órgano afectado. Por ejemplo, el cáncer de mama que ha invadido los huesos producirá dolor esquelético (óseo) y, quizá, fracturas de estrés (con una presión ínfima), mientras que los tumores pulmonares pueden producir tos y falta de aire. Por regla general, los síntomas de una recurrencia son más persistentes que los dolores corporales normales y empeoran gradualmente. Por ejemplo, mientras que un dolor de espalda normal después de abrir la puerta del garaje puede molestar uno o dos días y, luego, desaparecer por completo, la enfermedad ósea metastásica en la columna vertebral aparece gradualmente, o bien puede aparecer y desaparecer con la actividad; quizá responda a los analgésicos, pero no desaparecerá por completo. Si la paciente está preocupada por un síntoma, especialmente si es persistente o si empeora, lo mejor es consultar con el médico o con el oncólogo. Si todo resulta ser normal y el síntoma continúa molestando, puede ser debido a alguna otra alteración, pero no al cáncer.

En contraste con la recurrencia local, que se puede curar con tratamiento local adicional, la detección precoz de una enfermedad metastásica no tiene demasiadas ventajas, puesto que poco se puede hacer para prolongar la vida de la paciente. Por tanto, la mayoría de los médicos no recomiendan hacer numerosas radiografías y pruebas desagradables para detectar una metástasis. Por otro lado, muchas mujeres se sienten alarmadas si el cuidador no responde a las recurrencias con la misma diligencia que antes, y sienten que reciben un trato «negligente», pero, en realidad, puede que sea por razones humanitarias. Sin embargo, las personas pueden sobrevivir varios años con un cáncer metastásico, quizá si se mantiene bajo control mediante radiación ocasional al hueso o en la zona afectada, o bien administrando tamoxifeno o algún otro fármaco no tan tóxico. La radioterapia resulta muy beneficiosa para aliviar el dolor de un cáncer de los nervios, los huesos y otras localizaciones y, a veces, incluso un tratamiento único puede proporcionar un alivio espectacular. Es posible utilizarla de vez en cuando para permitir que la persona continúe una vida más agradable.

Tomemos como ejemplo el caso de Brenda, que tenía un cáncer de mama con ganglios negativos a los 51 años y presentó dolor en el costado cuatro años después de la nodulectomía. Se sospechó que se trataba de un tirón muscular y le hicieron una radiografía que mostró algo «feo». Pero como que el dolor realmente no desaparecía, seis meses después volvieron a hacerle un chequeo y, esta vez, una tomografía ósea reveló un «punto caliente» en la costilla, que fue tratada con radioterapia. También empezó a tomar tabletas de tamoxifeno (más adelante dejó de tomar tamoxifeno porque le causó problemas de visión, un efecto indeseable raro). A lo largo de los tres años siguientes, Brenda ocasionalmente presentó otros «puntos problemáticos» en el muslo, el hombro y la pelvis, y cada vez recibió un tratamiento de radioterapia. Se sintió bien con su tratamiento esporádico durante casi cuatro años, pero más tarde también requirió diversos tipos de quimioterapia que mantuvieron el cáncer bajo control, aunque uno de los medicamentos le produjo problemas cardíacos y tuvo que abandonarlo. Durante todo este proceso, Brenda ha continuado su vida como maestra y como madre, ha seguido con sus ejercicios regulares de *aquafit*, sus clases de yoga, esquiando y yendo en bicicleta, y también continuó asistiendo al teatro y a las clases de arte (lo que ella llama un «tratamiento maravilloso»). Periódicamente le hacen masajes, se somete a una imposición de manos y a otras sesiones de curación en su centro de curación local de Wellspring, y se involucró en la financiación de un nuevo centro de apoyo y recursos para el cáncer de mama. «No se trata tanto de esperanza como de mantener el ánimo e intentar hacer lo mejor cada día»; explica que esto es lo que la ha ayudado más. «Intentar normalizar las cosas y llevar una buena vida es una buena idea —comenta Brenda a otras personas que se encuentran en situaciones similares—. Cuando te sientas hundida y muy mal, mímate y sé buena contigo misma; cuando te sientas bien, sal y haz lo que te apetezca: jugar al golf, nadar, ir al cine, visitar a las amigas, viajar, relajarte y hacer lo mejor cada minuto.» Sugiere que las actividades cotidianas rutinarias pueden ayudar a «agarrarte» a la vida y normalizarla. También pide a las mujeres que no dejen que los médicos las presionen para «lucir una sonrisa» eterna, puesto que no todos los tratamientos son «un paseo agradable». Recomienda tratar de concentrarse en el hecho de que los tratamientos —algunos de ellos bastante tóxicos y desagradables, aunque «buenos»— están ayudando a la paciente y «requieren mucho esfuerzo y energía».

Sobrellevar un cáncer recurrente consiste en equilibrar la toxicidad y los efectos devastadores del tratamiento para «ganar tiempo», mantener una calidad de vida tan agradable como sea posible y que el tiempo que queda sea lo mejor posible. Incluso después del diagnóstico de una recurrencia el mejor tratamiento para una mujer sin síntomas que se siente bastante bien puede limitarse a no administrar ningún tipo de tratamiento hasta que aparezcan los síntomas, porque en algunos casos los efectos indeseables del tratamiento pueden ser peores que la enfermedad. Mientras que algunas personas buscarán cualquier tratamiento disponible —incluyendo fármacos nuevos y experimentales—, otras prefieren «dejar que el cuerpo decida» y disfrutar de lo que les queda de vida.

El tratamiento tiene que ser establecido individualmente, de acuerdo con la constitución biológica concreta de la mujer, su estado emocional, su estructura familiar, sus relaciones sociales y sus deseos personales. Un oncólogo aconseja a las mujeres que se sienten bien y activas que «reflexionen cuidadosamente sobre el hecho de someterse al efecto tóxico de los tratamientos que matan células, en lugar de disfrutar de una calidad de vida razonable, dure lo que dure».

TRATAMIENTO DEL CÁNCER RECURRENTE

Recurrencia local tras la nodulectomía

El tratamiento de una recurrencia local tras la nodulectomía puede consistir en repetir la nodulectomía y la radioterapia (si antes se aplicó), pero generalmente se realiza una mastectomía total, porque no se adelanta nada extirpando sólo el nódulo si el resto del pecho continúa siendo un riesgo para desarrollar un cáncer, y habitualmente la radioterapia no puede administrarse por segunda vez. Cuando es probable que el cáncer también se haya diseminado o que lo vaya a hacer en un futuro cercano, puede añadirse tratamiento sistémico, como la quimioterapia o el tratamiento hormonal.

Recurrencia local tras la mastectomía

La recurrencia tras la mastectomía puede afectar a la pared torácica o los ganglios linfáticos de la axila, por encima de la clavícula o detrás del esternón. El cáncer se extirpa por cirugía y, si es apropiado, se realiza tratamiento sistémico.

Diseminación metastásica a distancia

Los pacientes con cáncer metastásico suelen recibir tratamientos variados, incluyendo una combinación de hormonas, radioterapia, quimioterapia, manejo apropiado del dolor, apoyo psicológico y, a veces, cirugía.

NO ES NECESARIO SUFRIR POR EL DOLOR

A menudo el dolor del cáncer responde mejor a la medicación que otros tipos de dolor crónico, pero, paradójicamente, a veces no se trata cuando se debería, a pesar del hecho de que puede disponerse libremente de los fármacos capaces de controlarlo y son bien conocidos. La Organización Mundial de la Salud considera que el alivio del dolor es una prioridad máxima. Los estudios realizados en la última década muestran que hay demasiados médicos y enfermeras —y también demasiado público general— que tienen la idea anticuada de que los analgésicos producen adicción o que es un «pecado» o una «vergüenza» utilizar opiáceos por su relación con el abuso de drogas y el crimen. En realidad, *el dolor retrasa la recuperación*, igual que lo hace la creencia errónea de que es mejor «meditarlo a fondo». La visión más extendida entre los oncólogos modernos parece ser la siguiente: «Tome cualquier cosa que le ayude a pasar esto; no importa si son medicamentos, bombones o un vaso de vino». La mayoría de los oncólogos y de los expertos en cáncer de hoy en día animan a tomar cualquier cosa que alivie y muchos promueven el uso pautado de medicamentos para el dolor durante todo el día para aquellos que lo necesiten.

EL CONTROL MODERNO DEL DOLOR PUEDE PROPORCIONAR UN ALIVIO CONTINUO

El progreso en el control del dolor ha evolucionado mucho a partir de los avances alcanzados en la atención de pacientes con cáncer que tienen en cuenta tanto el padecimiento físico como el emocional. Esto forma parte del tratamiento paliativo (que incluye la atención de los casos incurables). Pero a veces los médicos todavía prescriben pocos analgésicos, quizá debido a una falta de conocimientos sobre el control del dolor o a causa de sus temores infundados sobre la adicción. La adicción *no* es un problema en los casos de cáncer terminal.

En el pasado, los medicamentos analgésicos se prescribían con la fórmula «si hay dolor» —«a petición» o si había dolor—. Hoy en día se prescriben analgésicos de manera *continuada*, ajustando las dosis para alcanzar un alivio continuo y evitar que aparezca el dolor, en lugar de esperar a tratar a la paciente hasta que éste reaparezca. Sea cual sea la causa, el dolor crónico requiere un tratamiento *preventivo* continuo en lugar de permitir que la ansiedad frente a él llegue hasta el punto de que tanto las pacientes como sus familiares se aflijan. Vencer el dolor de manera precoz y mantenerlo controlado todo el tiempo ayuda a reducir la cantidad global de fármacos ingeridos, reduce los efectos indeseables y evita el miedo y la anticipación, que magnifican su intensidad. Ahora se anima a los pacientes con cáncer a tener un mayor control sobre el dolor, a veces administrándose ellos mismos combinaciones de medicamentos en dosis que nunca permiten que sientan dolor. A menudo las personas se encuentran mejor cuando participan en el control de su propio dolor.

Los avances en el manejo del dolor fueron liderados por el movimiento británico de los hospicios, iniciado en los hospitales británicos a comienzos del siglo XX; establecieron los principios humanos del tratamiento paliativo. En Norteamérica, la palabra «hospicio» se ha reemplazado por la expresión «unidad de cuidados paliativos». El concepto de hospicio del tratamiento integral del dolor —actualmente aceptado en todo el mundo— incluye los problemas mentales, sociales y espirituales, además de los problemas físicos. Se basa en el sistema de la «escalada» analgésica que supone utilizar en primer lugar analgésicos no opiáceos, seguidos de opiáceos suaves como la codeína y, finalmente, los más potentes.

Los derivados de la adormidera (o sus variantes sintéticas) continúan siendo la base del tratamiento actual del dolor; los médicos utilizan el término *opiáceo* en lugar de «narcótico», que tiene connotaciones negativas. Los fármacos opiáceos incluyen los derivados naturales de la adormidera (como el opio, la codeína, la morfina y la heroína), y sustancias sintéticas como la meperidina, que imitan las propiedades del opio.

Los *opiáceos* o *narcóticos*, del griego *narkoun*, que significa «atontar», continúan siendo los analgésicos más potentes del mundo; van desde la suave *codeína* hasta los analgésicos más fuertes conocidos: *morfina, hidromorfona* y *heroína* (que actualmente es legal en Canadá y en Estados Unidos para el tratamiento del dolor). Los fármacos opiáceos se fijan a los receptores cerebrales y bloquean la percepción del dolor. Para pacientes seleccionados, una pequeña bomba puede infundir de manera continua pequeñas dosis subcutáneas y proporcionar un excelente alivio con pocas complicaciones. Los supositorios rectales aportan un rápido alivio.

Las reacciones a los opiáceos varían enormemente. Algunas personas continúan activas, incluso aunque estén tomando morfina u otros opiáceos durante años, mientras que otras se sienten adormiladas y necesitan un estimulante para mantenerse alerta. La sedación excesiva es un problema ocasional en las personas que quieren continuar con la actividad habitual, pero el mareo suele desaparecer en una o dos semanas.

El alivio total del dolor puede llevar unos cuantos días o semanas en conseguirse. El dolor canceroso persistente y grave suele requerir fármacos opiáceos. Encontrar la dosis adecuada es posible que tome tiempo; se prescribe una «dosis de rescate» y se tiene a mano, por si apareciera de nuevo el dolor. Los *co-analgésicos* (analgésicos no narcóticos como los antiinflamatorios y los antidepresivos), administrados junto con los opiáceos, pueden mejorar el alivio. Si la pauta habitual falla, la administración epidural (espinal) o subcutánea (debajo de la piel) puede funcionar.

LA ADICCIÓN NO ES UN PROBLEMA

Los expertos afirman repetidamente que, aunque suele ser habitual cierta dependencia física después de tomar opiáceos durante períodos largos, la dependencia psicológica no acostumbra a ser frecuente en los pacientes con dolor. La solicitud de más medicamentos para las pacientes con cáncer generalmente representa una evolución de la enfermedad y mayor dolor, pero no drogodependencia. Las asociaciones contra el cáncer de todo el mundo hacen hincapié en que la adicción a los opiáceos entre las pacientes y quienes tienen una enfermedad incurable es *extraordinariamente rara*. Un especialista señala que cuando se dice a los pacientes que empiecen a tomar opiáceos, la mayor parte de ellos son reticentes a empezar. «Tienen mucho por hacer —añade una paciente— y no quieren quedarse como un tronco.» La experiencia muestra que, mientras que algunos pacientes con dolor presentan cierta tolerancia, habitualmente ésta es predecible y la dosis de medicación requerida para calmar el dolor se estabiliza pronto. Si un medicamento no funciona, puede prescribirse otro.

LOS EFECTOS INDESEABLES DE LOS OPIÁCEOS SE SUPERAN FÁCILMENTE

Los efectos indeseables pueden ser un problema de los opiáceos y tienen que prevenirse o tratarse tan pronto como sea posible cuando la persona empieza a tomar los analgésicos. Los desarreglos en el estómago y digestivos son especialmente problemáticos. El estreñimiento (que ocurre en cerca del 90 % de los pacientes) puede ser alarmante y las náuseas (que aparecen en el 60 % de los usuarios de opiáceos) desaparecen gradualmente, pero los expertos sugieren que, cuando se prescriben opiáceos, los médicos deberían recetar de manera rutinaria un laxante y un antiemético.

El *estreñimiento* puede contrarrestarse mediante una dieta rica en líquidos y fibra y el uso de ablandadores de las heces y de laxantes estimulantes (siempre tras consultarlo con el médico).

LA «SEDACIÓN CREPUSCULAR», UN ÚLTIMO RECURSO

La mayor parte de las pacientes en fase terminal consiguen mantenerse razonablemente sin dolor. Sin embargo, en un número de casos extremadamente pequeño, cuando la enfermedad ya está muy avanzada y el dolor no puede controlarse, algunos centros utilizan la «sedación crepuscular». Esta técnica muy controvertida consiste en una sedación intensa con opiáceos y tranquilizantes, a veces durante semanas, hasta la muerte. El sueño crepuscular ha levantado dudas entre los profesionales sanitarios, algunos de los cuales creen que se parece a la eutanasia. Sin embargo, otros expertos piensan que cuando —y sólo cuando— se han agotado todas las demás opciones, forzar a las pacientes con cáncer a soportar un dolor insoportable durante la etapa final de su vida es una crueldad innecesaria. Puesto que la persona no está en coma, sino que puede despertarse en cualquier momento, algunos ven el uso de la sedación crepuscular como una alternativa humana a la eutanasia, pero sólo se utiliza en casos excepcionales, y únicamente con consentimiento mutuo de la paciente y el médico.

Las *náuseas* y los *vómitos* —frecuentes cuando las personas empiezan a tomar opiáceos— suelen desaparecer en una o dos semanas. Pueden evitarse con medicamentos antieméticos como el haloperidol, la proclorperacina, la metoclopramida o la domperidona. El dimenhidrinato no se considera útil para combatir las náuseas inducidas por opiáceos.

Somnolencia, sedación, mareo y *confusión* son frecuentes en los primeros tres o siete días de tratamiento con opiáceos, pero tras una semana, el cerebro se adapta al medicamento y permanece alerta, a la vez que se beneficia de los efectos analgésicos.

Es poco probable que haya *insuficiencia respiratoria* si las dosis de opiáceos se aumentan lentamente, pero puede suceder (en menos de un 1 % de los pacientes). Se revierte administrando un antídoto.

ANALGÉSICOS UTILIZADOS FRECUENTEMENTE EN EL CÁNCER

El ácido acetilsalicílico (AAS) es muy eficaz para muchas formas de dolor leve o moderado y tiene la gran ventaja de no ser un sedante. El AAS se utiliza cada vez más junto con los opiáceos para controlar el dolor del cáncer óseo y de otras localizaciones que no responden a la morfina sola.

Otros analgésicos no narcóticos útiles contra algunos tipos de dolor incluyen paracetamol, antipsicóticos, como haloperidol, y antiinflamatorios, como esteroides o AINE (antiinflamatorios no esteroideos).

Resumen de los fármacos opiáceos utilizados en el dolor canceroso

- *Morfina*: derivado estándar del opio, frente al que se mide la eficacia de todos los demás; actualmente está disponible en una forma de larga duración que proporciona un alivio del dolor que dura entre 8 y 12 horas.
- *Hidromorfona*: derivado de la morfina más soluble —es el opiáceo más soluble conocido—, tan potente o más que la morfina; es útil porque se puede poner una gran cantidad de medicamento en poco líquido. Puede administrarse por vía oral, rectal o inyectable. (Este fármaco, no disponible en el Reino Unido, ha eliminado la necesidad de utilizar heroína para el control del dolor en Estados Unidos y en Canadá.)
- *Oximorfona*: tiene más o menos la misma potencia que la morfina, puede tomarse en forma de supositorios o mediante inyección y proporciona un alivio del dolor durante cuatro horas.
- *Diamorfina* (heroína): muy utilizada para el dolor canceroso en el Reino Unido y Estados Unidos, pero no en Canadá; su acción es un poco más rápida que la de la morfina, aunque dura menos.
- *Oxicodona:* es un derivado de la morfina similar a la codeína, fácil de tomar en forma de tabletas; normalmente se mezcla con AAS o con paracetamol.
- *Metadona*: sustituto sintético de la morfina, bien absorbido por vía oral y con efectos más duraderos que ésta.
- *Meperidina* y *anileridina*: sustitutos sintéticos de la morfina que alivian el dolor durante cuatro horas como mucho —normalmente sólo tres horas.

CO-ANALGÉSICOS QUE PUEDEN AUMENTAR EL ALIVIO DEL DOLOR DE LOS ANTIINFLAMATORIOS

Los *antidepresivos tricíclicos*, como la amitriptilina o la imipramina pueden reforzar el efecto de los opiáceos. Aparte de ayudar a mejorar la depresión (común en los pacientes con dolor), los tricíclicos también eliminan el dolor y actúan como sedantes. Se sabe que alivian el dolor de cabeza, el dolor de espalda y el provocado por los herpes, y son especialmente útiles para tratar el dolor debido a una lesión en los nervios.

La *cortisona* y *sus derivados esteroideos* (antiinflamatorios) pueden aliviar el dolor debido a lesiones o a la inflamación de los nervios. Junto con su efecto antiinflamatorio, los esteroides también aumentan la energía, el apetito y la fuerza, por lo que mejoran el bienestar en general. Pero no pueden utilizarse durante períodos largos sin que aparezcan efectos indeseables.

Los *anticonvulsivantes* como la metotrimepracina o la carbamazepina pueden contribuir a aliviar el dolor originado en las raíces nerviosas, pero en algunas personas la carbamazepina reduce el recuento de células blancas y de plaquetas, un efecto indeseable que puede ser problemático.

Capítulo 17

Reconstrucción mamaria

Tras la mastectomía, las mujeres cuentan con varias opciones para volver a tener un pecho con aspecto normal: una almohadilla (prótesis) que se coloca en el interior del sujetador, un implante sintético o la reconstrucción del pecho utilizando tejido de otra parte del cuerpo de la mujer. La reconstrucción mamaria es cada vez más popular. Actualmente, la cirugía plástica proporciona unos resultados excelentes, especialmente si el nuevo pecho se implanta al mismo tiempo que se realiza la mastectomía (aunque esto no siempre es posible).

La reconstrucción puede hacerse al mismo tiempo que se extirpa el pecho (reconstrucción inmediata) —el cirujano plástico trabaja junto con el cirujano de mama— o puede hacerse más adelante, incluso varios años después de la mastectomía. Sin embargo, muchas unidades quirúrgicas no pueden ofrecer una reconstrucción inmediata; es posible que no tengan en plantilla a ningún cirujano plástico con experiencia en reconstrucción de los pechos o que no dispongan de una instalación que permita que dos cirujanos trabajen conjuntamente durante la mastectomía. Es posible discutir las distintas opciones cuando se realiza el diagnóstico, de modo que la mujer pueda pensárselo y planificar con antelación si desea que le hagan la reconstrucción y cuándo. También es posible que desee tomarse un tiempo para reflexionar (aunque muchas mujeres comentan que no les mencionaron estas opciones). Algunos centros de tratamiento no ofrecen esta posibilidad, pero las pacientes pueden buscar hasta que encuentren un centro donde lo hagan, si lo desean.

Cualquier mujer que piense en la reconstrucción mamaria debería mantener una conversación larga y sincera con el cirujano plástico y disponer de un resumen de las técnicas disponibles, sus ventajas y sus inconvenientes; también debería saber que los resultados no son siempre predecibles. En caso de optar por la mastectomía y la reconstrucción simultáneas, tendría que estar segura de escoger una unidad con experiencia en esta operación compleja, que es una intervención bastante larga.

¿Quién puede ser candidata a la reconstrucción mamaria?

Las mujeres que en el pasado fueron sometidas a una mastectomía y no se sienten bien con el aspecto de su pecho pueden beneficiarse de una intervención reconstructora. Las mujeres a quienes se practicó una nodulectomía o una cirugía de «bordes amplios», que perdieron suficiente cantidad de tejido mamario como para presentar un hundimiento manifiesto en el tórax o una diferencia aparente con respecto al otro lado, a menudo también pueden optar por la reconstrucción. Lo mismo sucede con las mujeres a las que se les practica una mastectomía tras una recurrencia (después de una nodulectomía). Excepto aquellas mujeres que están mal, la mayoría son candidatas a algún tipo de técnica de reconstrucción. Incluso las mujeres que tienen una enfermedad diseminada conocida pueden experimentar una mejora espectacular en su calidad de vida el tiempo que les queda.

Las ventajas de la reconstrucción mamaria

Al contrarrestar la deformación visible, la cirugía plástica evita el recuerdo físico constante del cáncer y su amenaza para la vida. Restablece también la imagen corporal de la mujer y el sentido de feminidad, e incluso puede cambiarle su estilo de vida, eliminando la necesidad de llevar una prótesis o las restricciones en cuanto al tipo de vestido, ropa interior o traje de baño que pueden llevar. Para algunas mujeres, mantener o reconstruir el pecho representa una gran diferencia en términos de su autoestima, su sensación de ser una «mujer de verdad» y sexualmente atractiva. Les puede proporcionar un sentido de bienestar y animarlas a volver a la «normalidad»; también puede ayudar a la familia, a las amigas y a «las demás personas importantes» a asumir el hecho de que alguien a quien aman padece una enfermedad potencialmente mortal sin verse forzadas a recordarlo constantemente. La reconstrucción no afecta a la recuperación del cáncer ni a las distintas opciones de tratamiento. No supone ninguna diferencia en cuanto a los resultados obtenidos por la cirugía, la radioterapia, la quimioterapia o los tratamientos hormonales.

Entre las mujeres que no pueden ser candidatas a esta técnica o aquellas a quienes no se les recomienda la cirugía de reconstrucción están las que tienen mala salud o las que se encuentran débiles y no se las puede someter a una intervención quirúrgica, las que tienen un cáncer avanzado o tumores muy grandes, las que se les ha practicado radioterapia en la pared torácica, las fumadoras, las que están tomando muchos medicamentos, las que son muy obesas, las que tienen expectativas irreales y las personas que no están emocionalmente preparadas para someterse a una intervención larga.

NO TODO EL MUNDO DESEA O NECESITA UNA RECONSTRUCCIÓN

Existe una gran diversidad en cuanto a los deseos de las mujeres sobre una posible reconstrucción mamaria, y la motivación para elegir la cirugía de reconstrucción depende de muchos factores. Tras considerar todas las opciones y sopesar sus prioridades, muchas mujeres deciden no hacérsela, o deciden «esperar y ver». Es obligado tener una conversación profunda con el equipo médico. El cirujano plástico debe explicar las distintas opciones y hay que contemplar la posibilidad de no hacer nada por el momento. Un cirujano plástico insiste en que «no tratamos la enfermedad, tratamos a la mujer como persona, intentando mejorar su propia imagen. Podemos solucionar el hecho de que esté desfigurada, pero no podemos hacer nada para curarle el cáncer». Suele ser una buena idea que las mujeres que consideren la posibilidad de someterse a una reconstrucción mamaria consulten con otras personas que hayan pasado por este tipo de intervención o que busquen las opiniones de grupos de apoyo para asegurarse de que están haciendo «lo correcto».

Algunas mujeres con una elevada autoestima y una buena red de apoyo no sienten la necesidad de tener un pecho nuevo. Un cirujano observa que, en su experiencia, «tras la espera recomendada, aproximadamente la mitad de las mujeres que contemplan la posibilidad de someterse a una reconstrucción mamaria deciden no hacérsela porque se han adaptado a su enfermedad, se han acostumbrado a vivir sin el pecho, se sienten bien con ellas mismas y no desean enfrentarse a una nueva intervención quirúrgica». Muchas mujeres aprenden a vivir felices sólo con un pecho, se sienten bastante cómodas con una prótesis (aunque para las mujeres con pechos muy grandes la sensación de asimetría puede ser un problema). Rehúsan entrar en el mito de hacer del pecho un sinónimo de belleza o de atracción sexual. El contacto con la muerte les ha clarificado las prioridades y ha resaltado su sensación de que el atractivo de una mujer no depende tanto de sus pechos como de sus cualidades innatas. Otras son felices por haberse deshecho momentáneamente del cáncer y nada las induciría a someterse a otra intervención quirúrgica que no sea absolutamente necesaria. Aunque la reconstrucción pueda parecer atractiva, sólo desean continuar con su vida.

Sin embargo, algunas mujeres sienten que «les falta algo» o «ya no se sienten femeninas», y les deprime enormemente tener que llevar una prótesis (la depresión conocida como *síndrome posmastectomía*). Para ellas, la reconstrucción mamaria restablece su imagen corporal y mejora su calidad de vida.

El momento de la reconstrucción mamaria: ¿ahora o más adelante?

Muchos cirujanos reconstruyen el pecho en el momento en que realizan la mastectomía, pero otros prefieren esperar entre seis meses y dos años, de modo que la mujer pueda pensárselo. La es-

BENEFICIOS DE LA RECONSTRUCCIÓN INMEDIATA

- Hay menos trauma psicológico debido a la pérdida del pecho.
- Evita la necesidad de realizar dos intervenciones —tener que soportar una nueva intervención más tarde— y tienen una tasa de éxito mayor.
- No hay necesidad de llevar prótesis.
- Elimina restricciones a la hora de escoger ropa interior, trajes de baño y otros vestidos de manga corta.
- No rompe tanto la imagen de la mujer.
- La mujer nunca ve su cuerpo sin un pecho: se despierta de la anestesia con el nuevo pecho.
- La reconstrucción inmediata no tiene que interferir con la quimioterapia ni la radioterapia, porque la cicatriz ya se habrá curado en el momento de iniciar la terapia.

VENTAJAS DE RETRASAR LA RECONSTRUCCIÓN

- Evita una intervención más larga y extensa para hacer las dos cosas a la vez.
- Algunos oncólogos prefieren completar el tratamiento antes de hacer la reconstrucción.
- Permite al oncólogo palpar la mama con mayor facilidad para buscar recurrencias.
- Algunas mujeres que buscan desesperadamente la reconstrucción antes de empezar el tratamiento del cáncer, después ya no la desean.

pera también permite que la incisión se cure y que se puedan detectar más fácilmente las recurrencias locales. La reconstrucción suele retrasarse si inmediatamente después de la cirugía hay que empezar tandas de radioterapia o quimioterapia, puesto que estos tratamientos pueden enlentecer la curación.

La reconstrucción mamaria siempre ocupa un segundo plano en relación con las terapias contra el cáncer y debe planificarse de manera que no interfiera con ellas. El objetivo *principal* del tratamiento del cáncer es curar o tratar esta enfermedad. Antes de planificar la cirugía mamaria, la mujer tiene que buscar ayuda para conocer las opciones posibles, para que pueda tomar una decisión bien informada sobre si someterse o no a una reconstrucción y si hacerlo «ahora o más adelante».

Las mujeres susceptibles de una reconstrucción inmediata son las que tienen un tipo de cáncer que no afecta a los músculos y las que tienen suficiente buena salud para resistir una operación mucho más extensa y prolongada. Las fumadoras, las mujeres con diabetes, las que toman numerosos medicamentos, las que están muy obesas y son sedentarias o las que tienen expectativas irreales son malas candidatas para una reconstrucción inmediata del pecho.

Construir un pecho con tejido corporal

Desde finales de la década de 1960 se puede hacer una reconstrucción mamaria con tejidos propios («autólogos»), pero al principio era un método cruento con resultados poco satisfactorios desde el punto de vista de la estética. Las mejores técnicas quirúrgicas han mejorado notablemente los resultados, y actualmente la reconstrucción mamaria con tejido propio se realiza cada vez en más centros. Hay varias maneras para construir un pecho nuevo, y cada una de ellas tienes sus ventajas e inconvenientes.

El método de reconstrucción depende mucho de la psicología de la mujer y del estado de su tórax. Actualmente, la técnica «autóloga», que sólo utiliza *tejido propio* de la mujer, es el método más recomendado. Se toma músculo y piel de alguna otra parte del cuerpo (habitualmente de la parte baja del abdomen) mediante una operación de «cirugía para los michelines» o *colgajo abdominal.* Se extirpa un colgajo de la pared abdominal (del «michelín» que suele verse al sentarse) y se tira de él hacia arriba o se corta y se coloca en la zona torácica, lo que proporciona la piel, la grasa, los vasos sanguíneos y el músculo necesarios para el nuevo pecho (como ventaja adicional, ¡también reduce la barriga!). Puede crearse un nuevo pezón utilizando tejido del pecho no operado (u otro colgajo de tejido) y se tiñe con colorantes para tatuajes, para que se parezca al otro pezón. Un método alternativo utiliza tejido de la espalda para construir el nuevo pecho.

Para la restitución mamaria cada vez se utiliza más el *colgajo miocutáneo del* rectus abdominis *transversal (CMRAT).* La operación suele durar dos horas y requiere una semana de estancia hospitalaria,

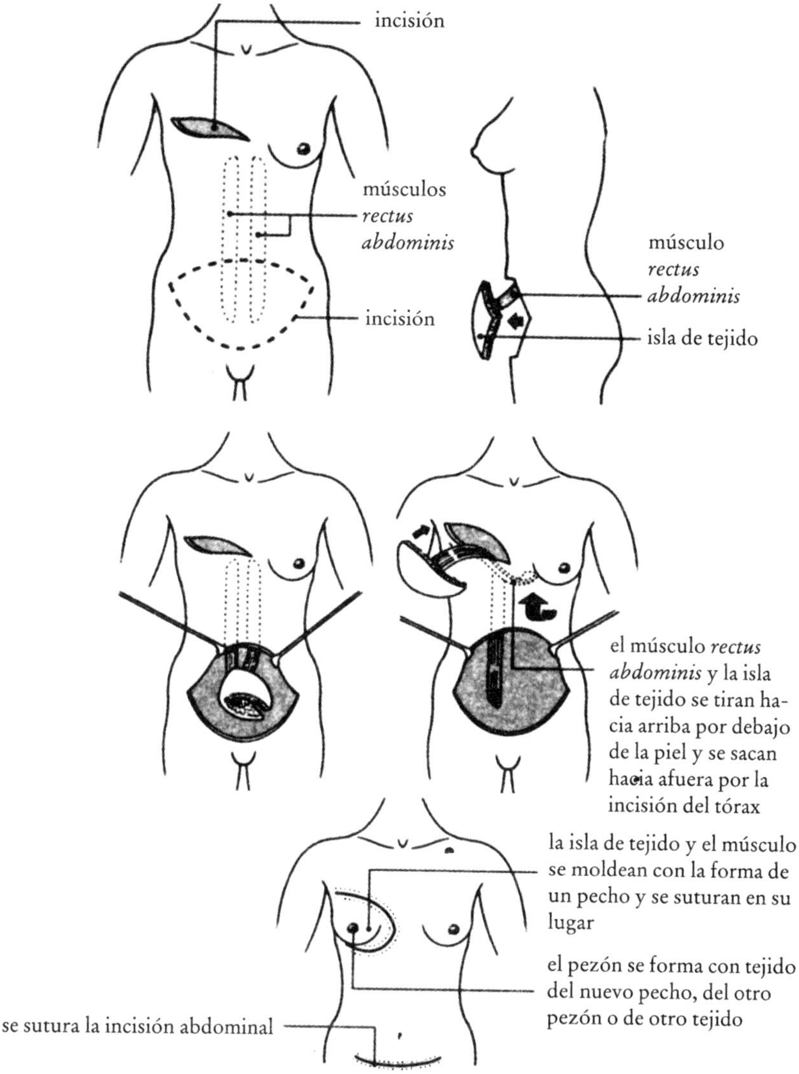

Reconstrucción mamaria CMRAT (colgajo miocutáneo del rectus abdominis *transversal): «intervención de cirugía plástica antimichelines» simultáneamente con la mastectomía.*

Se aísla un colgajo de piel y grasa abdominal, junto con algunos músculos para mantener el aporte sanguíneo a esta «isla» de piel. El colgajo de músculo, piel, grasa y vasos sanguíneos se coloca en la zona del pecho y se moldea como un pecho nuevo; se cierra la incisión abdominal. Más tarde se puede formar un pezón con tejido tomado de la cara interna del músculo, de la zona genital o de la aureola del pecho sano opuesto.

pero los equipos quirúrgicos experimentados pueden hacerlo en menos de una hora y media, con una estancia hospitalaria de tres a cuatro días. Se toma una porción de piel y grasa de la parte baja del abdomen junto con parte del músculo para tener aporte sanguíneo, y el colgajo se sube hasta la pared torácica, para formar un nuevo pecho.

Otros tipos de «colgajos libres» utilizados en la reconstrucción mamaria son el músculo glúteo de las nalgas y el colgajo posterior de «Rubens», que utiliza tejido de la cadera.

La reconstrucción mamaria posmastectomía ha avanzado de manera significativa en la última década. Distintos métodos refinados permiten crear ahora un pecho de aspecto extraordinariamente natural con una tasa de complicaciones quirúrgicas muy baja (menos del 5 %). Las ventajas de utilizar implantes es que no se produce rechazo del tejido ni reacciones a una «sustancia extraña», y que proporcionan un aspecto más suave y natural.

Los principales inconvenientes de este tipo de reconstrucción son la extensión de la cirugía (con una tasa habitual de complicaciones) y una cicatriz grande adicional en el abdomen o en el lugar de donde se haya extraído el tejido.

El método del implante de expansión del tejido

Una opción algo más complicada, especialmente indicada en mujeres con pechos grandes, consiste en insertar un «globo» bajo los músculos de la pared torácica e hincharlos gradualmente con suero salino (agua salada estéril) mediante una válvula implantada debajo de la piel. Las inyecciones de suero salino suelen hacerse en el consultorio médico. El punto de inyección es un pequeño dispositivo de plástico que no debería molestar en absoluto durante los meses que permanece colocado, y la inyección del líquido no duele más que una vacuna. Las inyecciones de suero salino duran de dos a tres meses, y cada una o dos semanas se inyectan 50 ml hasta que la forma del pecho alcanza el tamaño del pecho opuesto. Este proceso suele estirar la piel y los tejidos circundantes y proporciona un pecho que tiene un aspecto natural. Más adelante, la bolsa puede quitarse y reemplazarse por un implante permanente.

PREOCUPACIONES GENERALES SOBRE LOS IMPLANTES

- Tienen un aspecto menos natural que la reconstrucción con tejido del cuerpo.
- No pueden utilizarse si la piel es muy delgada, si se ha extirpado el músculo o si se ha irradiado mucho la zona.
- Sólo dan buen resultado si se utilizan para formar un pecho pequeño o mediano.
- Pueden ocultar la detección de un cáncer recurrente en el pecho reconstruido (un riesgo que se reduce lentamente a medida que mejoran los métodos de diagnóstico).
- Existe un riesgo de que se produzcan reacciones alérgicas al «material extraño».
- La reacción corporal puede producir endurecimiento y ocasionar molestias y un aspecto deformado, que requiere intervenciones correctoras.
- En contadas ocasiones las fugas del implante pueden requerir una nueva intervención.
- Carecen de la sensibilidad erótica que posee el tejido mamario normal.

IMPLANTES MAMARIOS

La mayor parte de los implantes mamarios utilizados en la actualidad son globos de silicona lisos por fuera y con suero salino en su interior, que se colocan debajo de la piel o del músculo de la pared torácica. Los implantes de gel de silicona ya no están disponibles en Canadá a causa de las dudas generadas sobre su seguridad y sus fugas frecuentes. En Estados Unidos se están revisando los implantes de silicona. Los implantes de suero salino pueden ser de superficie lisa o contorneada y, en determinadas circunstancias, todavía se permite realizar implantes de gel de silicona por «motivos compasivos». Un nuevo tipo de relleno para implantes que ya se está utilizando en Europa y está investigándose en Estados Unidos consiste en triglicéridos de derivados de soja. Su gran ventaja es que los rayos X «pueden ver a través de él» y detectar anomalías mamarias que podrían pasar desapercibidas con el gel de silicona o los implantes de silicona rellenos de suero salino. Los implantes son útiles en determinados casos de reconstrucción mamaria, especialmente en mujeres delgadas con poco tejido disponible. El implante puede insertarse y rellenarse en el momento de la mastectomía o más tarde. Aunque la mayor parte de los implantes mamarios modernos son seguros, la reacción normal del organismo al material extraño forma un tejido cicatricial a su alrededor. Conocida como *contractura capsular*, la reacción puede crear una capa dura que proporciona un aspecto artificialmente firme, es molesta y, a veces, provoca deformaciones. El problema puede corregirse mediante una intervención que libera la contractura. Sin embargo, el endurecimiento puede persistir y, a menudo, los implantes requieren varias operaciones de ajuste.

Reconstrucción del pezón y la aureola

Algunas mujeres se quedan totalmente satisfechas sólo con tener la forma y el montículo de un nuevo pecho para rellenar los sujetadores y los trajes de baño, y tener un escote de apariencia normal. Otras utilizan pezones de plástico para que el pecho tenga un contorno correcto. Sin embargo, para las muchas mujeres que lo desean puede construirse quirúrgicamente un pezón una vez que se ha terminado la reconstrucción principal del pecho. Esto significa otra operación, porque es mejor reconstruir el pezón varios meses después de la reconstrucción del pecho, de modo que el nuevo pezón se pueda situar en el lugar apropiado de acuerdo con el otro pecho. Sin embargo, la construcción del pezón es una operación menor «ambulatoria». Tanto el pezón como la aureola deben hacerse utilizando injertos de otras partes del cuerpo. «En la práctica —afirma un cirujano plástico—, la mejor manera de construir un pezón es con un pedazo de la aureola del lado opuesto. También puede hacerse con un pedazo pequeño de los labios genitales o de la piel de la parte interna del muslo, que tienen una coloración más oscura. También puede obtenerse la forma de un pezón con un pequeño colgajo de la piel local, que se curva como una oruga y se colorea como un tatuaje. El tatuaje también es la mejor manera de reconstruir la aureola, la zona más oscura que rodea el pezón. Otras maneras de reconstruir la aureola son: mediante un injerto de una parte de la aureola opuesta, si es suficientemente grande, o haciendo un injerto de un corte delgado de piel y extendiendo después pigmentos de tatuaje debajo de él.»

En manos de un cirujano plástico hábil, los métodos actuales de reconstrucción pueden crear un pecho de aspecto casi normal y que se ajuste con gran exactitud a la forma del otro. Muchas mujeres se sienten enormemente satisfechas con el aspecto final de su pecho después de la reconstrucción. Las que habían sido sometidas a una mastectomía previa y retrasaron la reconstrucción también suelen comentar que sienten su imagen renovada.

Capítulo 18

Vivir con cáncer de mama

Tener cáncer de mama genera una crisis vital importante. Aunque la reacción inicial es devastadora al pensar en la pérdida del pecho, este temor se ve superado más tarde por la constatación de que se padece una enfermedad potencialmente mortal. El cáncer de mama ya no significa necesariamente perder el pecho, pero con independencia del tipo de cirugía o del tratamiento al que se ha sometido a la mujer, cuando empieza a recuperarse, la amenaza del cáncer puede golpearla como una venganza. Sólo al terminar la fase de tratamiento la mayoría de las mujeres empieza a enfrentarse a las implicaciones de tener cáncer. Una psiquiatra especializada en el manejo del cáncer de mama observa que «al final, la mayoría de las mujeres están más preocupadas por tener cáncer que por perder un pecho». Y añade: «Muy pocas se dan cuenta de que *hay* una vida después del diagnóstico de cáncer de mama».

Tras el choque inicial, muchas mujeres responden de una manera extraordinariamente positiva, reuniendo a menudo fuerzas internas inesperadas que las ayudan a salir adelante con la enfermedad, a aceptar nuevas realidades, a retomar la sensación de control y a encontrar maneras de hacer frente a la enfermedad y vivir con el cáncer de mama. Algunas incluso comentan su sensación de disfrutar más de la vida y hablan de una mejora en las relaciones interpersonales.

Ajustarse a una crisis vital importante

Aunque cualquier persona con cáncer debe seguir un camino individual, hay algunos rasgos comunes: momentos contrapuestos de esperanza y de desespero, de optimismo y de miedo, y una incertidumbre acompañada de intranquilidad sobre el futuro. Al ir aceptando el cáncer, es habitual que la gente experimente incredulidad inicial y un tremendo *schok*, negación, rabia por estar «sola» y autoculpabilidad inmerecida por tener la enfermedad (achacada a un mal estilo de vida, al estrés o a otras actividades personales); finalmente, se produce la aceptación y la determinación de «vencer el cáncer». Los psicólogos explican que estos cambios emocionales protegen frente al desespero y permiten tener «espacio para respirar», lo que ayuda a la adaptación.

La sacudida que supone tener cáncer hace que las personas demuestren lo que valoran y «quiénes son», reflexionen sobre lo que es importante para ellas y, quizá, lleguen a alterar su vida de acuerdo con ello —¡a veces, enormemente!—. Existe un período de adaptación inevitable por el hecho de tener cáncer, que puede ser largo y duro. Las mujeres con un cáncer de mama en una etapa temprana se enfrentan a problemas distintos a los de las mujeres con formas más avanzadas o recurrentes. A medida que se recupera la fuerza corporal, se vuelve a las actividades cotidianas y las mujeres retoman el hilo de su existencia. No hay nada que sea *exactamente* igual otra vez, pero volver a tener el control del cuerpo y de la vida, involucrarse activamente en el manejo de la enfermedad —adquirir «poder»— puede proporcionar un cierto bienestar.

La negación, la distracción y las conductas de evitación (no pensar en el cáncer) son mecanismos de defensa habituales y pueden ayudar a mantener el equilibrio emocional. Es posible que la gente comente que alguien está en período de «negación» como si esto estuviera mal o fuera contraproducente, cuando se trata de un mecanismo de supervivencia natural que les permite superar el desamparo, mantener la esperanza y, de algún modo, continuar adelante. Sin embargo, estos mecanismos de defensa sólo son saludables si no interfieren e impiden conseguir el tratamiento apropiado.

COMBATIR LA SENSACIÓN DE SOLEDAD

Muchas mujeres sufren una «ansiedad por falta de tratamiento» cuando termina el tratamiento médico, y temen que, al finalizar el tratamiento, el cáncer volverá. Tras trabajar cerca del equipo médico, muchas mujeres se sienten abandonadas a su suerte y aisladas. Los cuidadores (enfermeras, oncólogos, radiólogos y técnicos) dejan de formar parte de su vida cotidiana y es posible que las amigas que al principio mostraban su apoyo ya no lo muestren tanto. Es ahora cuando los consejeros individuales o los grupos de autoayuda o de apoyo pueden ser especialmente útiles para permitir que las mujeres expresen su ansiedad, refuercen su coraje y compartan sus preocupaciones. Mantenerse «conectadas» con otras mujeres que se encuentran en situaciones similares puede ayudar a combatir la sensación de soledad y a curar el cuerpo y el espíritu.

Una buena red de apoyo es crucial para hacer frente y sobrevivir al cáncer de mama. Las personas que no tienen familia o un compañero cercano deben buscar apoyo en alguna parte, y un consejero o un terapeuta pueden ser de gran utilidad para ayudar a la mujer a superar la ansiedad y a continuar viviendo (se puede consultar en las unidades de oncología del hospital, en las organizaciones contra el cáncer, las redes de supervivientes o los grupos locales de supervivientes cómo encontrar un grupo de apoyo; el médico de familia u otro profesional sanitario pueden enviar a la paciente a un psicoterapeuta individual).

COMPARTIR LAS PREOCUPACIONES CON OTRAS PERSONAS PUEDE AYUDAR

Normalmente las mujeres encuentran que es mejor descubrir que tienen cáncer por sí mismas, de acuerdo con sus propias necesidades y tiempos. Compartir sus miedos y sus esperanzas interiores puede ayudarles a superar la ansiedad, incrementar las habilidades para enfrentarse a la situación y mejorar el bienestar. En la larga carrera, es más fácil y más saludable compartir las sensaciones en lugar de esconderlas. Algunos estudios han demostrado que tener una «confidente» cercana —amiga, vecina, colega o enfermera— en quien confiar y con quien comentar las sensaciones mejora el bienestar e incluso puede alargar la supervivencia. Pero hay algunas personas a quien es mejor no decírselo (por ejemplo, a un empresario hostil, a conocidos «que se van de la lengua», o a familiares demasiado ancianos o emocionalmente frágiles y que pueden ser incapaces de recibir malas noticias).

Un cáncer en la mujer puede afectar profundamente a su pareja y a su familia. Otras parientes pueden temer que van a contagiarse de la enfermedad. La pareja de las mujeres con cáncer de mama debe reconducir sus reacciones personales de acuerdo con la enfermedad, los hospitales y la muerte. La mujer puede estar preocupada por si van a mutilarla, por si perderá el interés por el sexo, por si se sentirá débil, enferma, con dolor o por si morirá (los hombres también pueden tener que hacer frente a la enfermedad de su madre, hermanas o hijas).

Sobrellevar los problemas de la propia imagen

Las mujeres sometidas a una nodulectomía suelen tener menos problemas de imagen que las sometidas a mastectomía; la sensación de atractivo y de feminidad disminuye menos y tienen menos conciencia o sienten menos vergüenza por su aspecto, poseen un mayor control para hablar sobre su enfermedad y sus sentimientos, sexuales y de otro tipo. «Sin embargo —explica un cirujano plástico especializado en reconstrucción mamaria—, la imagen tras la cirugía de mama depende mucho de cómo se siente la mujer consigo misma y con su cuerpo antes del diagnóstico. A las mujeres cuya autoestima se basa sobre todo en el aspecto externo, las quebranta más la desfiguración. Otras, que han aceptado los riesgos de una enfermedad potencialmente mortal, dejan de preocuparse por la pérdida de un pecho. Miran el cuerpo alterado como una preocupación *secundaria*; se centran más en luchar contra el cáncer, y olvidan o ignoran pronto el cambio del aspecto del pecho.»

SOBREPONERSE AL SÍNDROME DE «ESPADA DE DAMOCLES»

Aunque, externamente, la mayoría de las mujeres parece recuperar por completo la confianza y la fuerza y lo retoma todo donde lo dejó, las cosas nunca vuelven totalmente a la normalidad. En el trasfondo está la cicatriz o la falta de un pecho que se lo recuerda, e incluso, tras la nodulectomía, el pecho puede tener una forma alterada y notarse más firme (a causa de la cicatrización debida a la radioterapia). «El conocimiento de la enfermedad está siempre presente, lo tienes en algún rincón de la mente —comenta una mujer que tuvo cáncer de mama—. A menudo es lo primero que pienso al levantarme, aunque el pensamiento se desvanece cuando retomo las actividades cotidianas.» Hay que encontrar maneras de evitar que el cáncer domine la vida; por ejemplo, distanciarse conscientemente y tener una rutina diaria que evite profundizar en ello. «Me felicito a mí misma por no haber pensado en él durante un día (o una semana, o un mes).»

La mayoría de las mujeres se las arregla para olvidar la enfermedad durante períodos cada vez más prolongados; al principio sucede de vez en cuando —preparando la cena o en el trabajo—, luego durante días enteros, semanas, o meses a veces. El temor a una recurrencia se desvanece gradualmente al pasar el tiempo, pero todavía tarda en marcharse y permanece en algún lugar recóndito del cerebro, desde donde cuelga como la simbólica «espada de Damocles» sobre la cabeza de todas las mujeres que han tenido un cáncer de mama. El temor puede reaparecer y golpear en momentos extraños: quizás antes del chequeo, o al besar a los hijos antes de irse a dormir , y sentir una riada de tristeza al pensar en la pérdida o en abandonarlos, o cuando se planifica algo con cierto tiempo de antelación (que puede que nunca llegue a realizarse).

LA ANSIEDAD Y LA DEPRESIÓN SON FASES NORMALES

Cierto grado de depresión es casi universal durante y después de la fase de recuperación; puede acercarse sigilosamente cuando menos se espera y puede persistir durante meses. Naturalmente, todas las mujeres con cáncer de mama, las que han sido sometidas a nodulectomías y las que han perdido una mama, se sienten ansiosas. Un estudio realizado con mujeres que participaron en un ensayo clínico mostró que las que habían sido sometidas a una nodulectomía padecían tanta depresión como las sometidas a mastectomía, posiblemente porque su temor a la recurrencia era mayor, incluso a pesar de que su adaptación psicosexual hubiera sido más sencilla. En realidad, la *distorsión* mamaria puede ser tan difícil de aceptar como la pérdida del pecho. La clave radica en conseguir ayuda profesional y el tratamiento adecuado para aliviar la depresión (que puede minar la salud e impedir la recuperación). «Pide ayuda cuando la necesites —aconseja un psiquiatra—. No te dejes sentir sobrepasada ni luches sola cuando estés deprimida.» Los signos característicos de la depresión son: alteraciones del sueño y del apetito, fatiga persistente, letargia, desamparo, lentitud del pensamiento, autoinculpación y una sensación intensa de desespero. (Para obtener ayuda para sobreponerse a la depresión, hay que pedir al oncólogo o a cualquier profesional sanitario que derive a la mujer a un psiquiatra, un psicoterapeuta acreditado o un consejero.)

Volver a la vida y tomar las riendas

Para «golpear» a la enfermedad y tener la máxima probabilidad de sobrevivir, es crucial que las mujeres adquieran una sensación de dominio, conserven la esperanza, sean positivas, hagan todo lo que esté en sus manos para mejorar su sensación de bienestar y lleven una vida tan normal como sea posible. Es útil obtener información precisa y tomar parte activa en el manejo de la enfermedad.

Algunas mujeres vuelven a la vida reflexionando sobre sí mismas y estableciendo sus prioridades, decidiendo lo que quieren hacer y conseguir. Muchas mujeres deciden cambiar su vida, tener intereses nuevos, aprender algo que desconocían, ir a un club de gimnasia, estrechar relaciones, intentar métodos de autocuración —como la meditación, la relajación o los masajes— o hacer cualquier cosa que las conforte y mejore su bienestar. Muchas deciden adoptar un estilo de vida más saludable: seguir una dieta más nutritiva, hacer más ejercicio, reducir el estrés y seguir ciertas estrategias que puedan contrarrestar la evolución del cáncer o evitar que reaparezca o que se desarrolle en el otro pecho.

Muchas mujeres buscan terapias «alternativas» o complementarias, poco convencionales, como la visualización, la imaginería, la hipnosis, el *biofeedback*, la imposición de manos o remedios basados en hierbas (véase su descripción detallada en el capítulo 19).

«Esperar lo mejor, prepararse para lo peor»

La mayoría de los expertos coincide en destacar los beneficios de un «espíritu de lucha» para las personas que se debaten contra el cáncer, para protegerlas del desespero y optimizar la esperanza de supervivencia. Una perspectiva optimista es crucial en las personas que se encuentran en cualquier etapa de un cáncer; les proporciona la fortaleza necesaria para resistir o superar la enfermedad. «La pérdida de esperanza ralentiza la recuperación —explica un psicólogo—. Mina la adaptación y conduce a la desesperación, que es un sentimiento espantoso.»

El concepto de esperanza significa una cosa distinta para cada uno, y tiende a cambiar con el tiempo, dependiendo de la etapa de la enfermedad. «Debe mantenerse la esperanza —comenta un especialista— para evitar la depresión, que hace que las personas se sientan inútiles y a punto de abandonar.» Puede infundirse esperanza de distintas maneras. Una estrategia consiste en centrarse en el presente y lo que está en el futuro inmediato, en lugar de lo que llegará en un futuro más distante o sucedió en el pasado, porque esto no puede modificarse.

Creer en el poder de la mente sobre la materia ha conducido a lo que algunos llaman la aproximación «heroica» a la batalla contra el cáncer. Un psicólogo de la Universidad de Toronto describe la postura heroica como «basada en la asunción de que los factores espirituales y psicológicos pueden influir o incluso detener la evolución del cáncer». Esta actitud puede ensalzarse o frustrarse en función de cómo se comporten los demás. Los familiares y amigos deberían apoyar la idea de que la esperanza es algo bueno. La esperanza no suele ser un falso optimismo o una confianza falsa; se basa en la premisa de que «puede haber días mejores o momentos mejores». Lo ideal consiste en tratar de hacer lo mejor sea cual sea el tiempo que quede.

Por otro lado, la *falsa esperanza* y una creencia extrema en los poderes de un «espíritu de lucha» pueden retrasar la adaptación, especialmente si una mujer dedica cada minuto a realizar esfuerzos de autocuración, en lugar de relajarse y disfrutar, o si eso significa abandonar los tratamientos médicos que pueden soslayar el cáncer. Si se pone demasiado énfasis en el poder de la mente, esta actitud puede impedir el proceso de luto normal por la pérdida personal o lo que se conoce como «llorar a gusto». Además, si el cáncer reaparece, puede producir un profundo sentimiento de frustración o de abatimiento, una sensación de pesar por no «tomarse en serio el riesgo de morir», no hacer el mejor uso del tiempo que queda y lograr lo mejor. También puede ser brutalmente alienante cuando los familiares insisten cruelmente en mantener una actitud optimista, mientras la paciente está sumida en el desespero y sólo desea que la protejan. La esperanza forzada *no* sirve de ayuda.

SER AMABLE CONSIGO MISMA

«Sé amable contigo misma —sugiere un especialista en cáncer—. Permítete disfrutar de la vida, sé tú misma, haz todo lo que siempre has deseado hacer.» Pero este consejo es duro de seguir para algunas mujeres, porque se han criado para cuidar de los demás y dejar de lado sus necesidades. Muchas de ellas tienen problemas para superar su tendencia a dar en lugar de recibir y encuentran difícil concederse permiso para mimarse o tomarse tiempo para ellas mismas, lo que es una parte importante del proceso de curación.

Poco dispuestas a admitir la debilidad o a ser servidas por los demás, a pesar del cansancio, de los problemas de sueño y de las ansiedades que suelen aparecer tras el tratamiento del cáncer de mama, muchas mujeres acaban retomando todas sus actividades demasiado pronto. Pueden intentar proteger a su familia y sobrellevar solas la carga, con buena cara. «No seas demasiado dura contigo misma —aconseja una terapeuta—. Haz lo que puedas, pero permítete tener unos momentos de tristeza, permite que te esperen, hazte un masaje, vete a la peluquería, come con amigas, haz lo que te haga sentir bien. Recuerda que no hay ninguna necesidad de comportarse como un soldado valiente *siempre.*» Aconseja a las mujeres que hagan lo que más deseen: aprender algo nuevo, visitar el Gran Cañón, las montañas Rocosas, París o Bangkok.

TENER INTERESES NUEVOS, PROPONERSE NUEVOS OBJETIVOS

Junto con el impacto del cáncer de mama, se cae en la cuenta de la propia mortalidad, una sensación de que la vida realmente no es algo infinito. Muchas mujeres explican que tener cáncer es un «despertar brusco» que las fuerza a volver a valorar «lo que es la vida al fin y al cabo» y a establecer nuevos objetivos. Puede infundir una fuerza nueva y marcar un nuevo propósito para la vida, incluso empezar una fase exploratoria o estimular una nueva carrera. Algunas deciden hacer algo distinto y que las llene más. «Aprendí a apreciar cada día, cada semana —explica una superviviente—, a disfrutar de una puesta de sol y a encontrar el significado de cada momento.» Para ella, eso supuso cambiar las relaciones, dedicarse más tiempo a *ella misma*, y ceder sus responsabilidades a otros, para que ella pudiera realizar su carrera como paisajista.

Algunas cuelgan su delantal y declaran su independencia. Una mujer, dedicada a cuidar a su exigente esposo y a tres hijos adolescentes, explica que cuando se hubo recuperado de los tratamientos decidió «renovar totalmente su vida». Para sorpresa (¡y desespero!) de su familia les anunció: «Lo siento, muchachos, ya no me dedicaré más a satisfacer todos vuestros deseos. En lugar de esto, volveré a la universidad y me sacaré el título en Historia, de modo que tendréis que aprender a cocinar, a lavaros la ropa y a cuidar las cosas».

¿HAY SEXO DESPUÉS DE UN CÁNCER DE MAMA?

Las mujeres y sus parejas suelen preocuparse por el hecho de que tener cáncer reducirá su satisfacción sexual. El cáncer de mama puede disminuir la actividad sexual. Por temor al rechazo o a la repugnancia, algunas mujeres impiden que su pareja vea la cicatriz. Algunas se sienten humilladas por su imagen del cuerpo alterada, y esto les reduce el deseo sexual. Es posible que eviten las caricias sexuales, lo que puede convertir el temor en una profecía que contribuye a cumplirse. Del mismo modo, los tratamientos sin fin pueden producir fatiga crónica, debilidad y problemas de sueño que alteran el deseo sexual. Algunos tratamientos hormonales o la quimioterapia detienen la menstruación e inducen la menopausia; esto hace que el coito sea molesto a causa de la sequedad vaginal (puede remediarse con cremas vaginales o lubricantes).

Es posible que la pareja no sepa cómo tratar a una mujer con cáncer de mama. Si inician una relación sexual, ¿parecerá cruel e insensible? Si se refrenan, ¿parecerá un rechazo y un signo de que la mujer ya no despierta ningún deseo? La pareja necesita un diálogo sincero sobre la sexualidad y cómo el cáncer puede afectarla. Quienes tengan problemas sexuales pueden obtener ayuda visitando a un sexólogo. Ambos necesitan confianza y ánimo.

El sexo *puede* ser tan bueno como antes, o incluso mejor. Quizá porque está teñido por la tristeza de una posible muerte, puede haber un «dejar pasar», un abandono de pequeños detalles relacionados con el aspecto, menos vanidad y más pasión y ternura. Al fin y al cabo, la sensualidad y el atractivo sexual de una mujer no sólo dependen de los pechos, sino también de su personalidad y de quién es. Muchos opinan que la relación se vuelve más honesta y afectuosa. La mayoría de las parejas explica que hay un aumento de la intimidad física (más ternura, más proximidad, más afecto y más sensación de pareja) tras el diagnóstico de un cáncer de mama, aunque haga el amor con menor frecuencia. Una mujer explica que su relación se volvió mucho más apasionada tras la mastectomía porque su pareja tuvo la sensibilidad de tener en cuenta ambos lados, el sano y el de la cicatriz; por su parte, ella se desinhibió y disfrutó mucho más del sexo que antes.

Para quienes tienen una relación estable, puede ser muy útil que la pareja las acompañe a las visitas al médico, desde el momento del diagnóstico hasta los seguimientos posteriores. Lo poco que se ha investigado en este tema sugiere que, aunque el cáncer (como cualquier otro problema importante) puede añadir tensión a una relación que ya sea problemática, en una unión estable y feliz, el estrés de la enfermedad puede ayudar a reforzar los lazos de unión de la pareja. Una mujer explica cómo mejoró su vida sexual tras el cáncer de mama porque dejó a un lado su vanidad y se concentró en hacer del sexo algo divertido tanto para su pareja como para ella misma.

Empezar o pensar en una nueva relación puede suponer algunos enigmas interesantes: ¿cuándo debe explicar una mujer a su pareja potencial que le practicaron una mastectomía o que tiene una cicatriz en el pecho? ¿Cómo tiene que abordar el tema? ¿Sería mejor hacerlo de una manera natural y casual durante un paseo, o discutirlo durante los postres de una cena íntima? Cada mujer tiene que seguir su propio sistema.

¿QUÉ HAY QUE EXPLICAR A LOS NIÑOS?

Otra cuestión es qué hay que explicar a los niños. No existen normas estrictas y rápidas. «Por regla general —aconseja un experto—, es mejor ser sincero con los hijos y utilizar la palabra "cáncer" porque lo descubrirán más tarde o más temprano (y quizás escucharán una conversación de un amigo o de un maestro que casualmente lo mencione).» Es peor que la «enfermedad de mamá» parezca algo misterioso, algo escondido y horripilante, que hablar abiertamente sobre el tema y desmitificarlo. Como regla básica, un psicólogo sugiere dejar que el niño determine lo que desea saber. «Responder sinceramente, e incluso admitir que no se sabe algo, y no tratar de explicar más de lo que pregunte.» La manera adecuada de explicarlo a los niños depende de su edad y de su vulnerabilidad emocional. A un niño pequeño se le puede decir: «Mamá está enferma, pero los médicos pueden ayudarla». Los niños tienen que saber que la enfermedad no es culpa suya. Cuando los hijos se enojan con su madre, pueden llegar a decirle: «Me gustaría que te murieras»; cuando, de repente, su madre tiene una enfermedad grave, el niño puede pensar que es culpa suya. Debe explicárseles que ellos *no* han causado el cáncer con sus pensamientos, sus palabras, sus fechorías, su enojo, sus sueños ni sus deseos. También tienen que conocer de antemano qué cambios sufrirá su madre (por ejemplo, que estará cansada o se le caerá el cabello) para que no se sientan tan atemorizados. Suele ser una buena idea que los maestros, los cuidadores y las trabajadoras del hogar sepan que la mujer tiene cáncer, de manera que puedan estar atentos a cualquier reacción del niño e intervenir en caso necesario.

«MIS HIJAS, ¿TIENEN ALGÚN RIESGO?»

El pensamiento escalofriante de que el cáncer de mama de una mujer también puede poner en peligro a sus hijas, a menudo es como una nube oscura de preocupación y de culpa. Si el cáncer de mama es un caso aislado o es el primer caso en la familia, es probable que se trate de un caso esporádico que no es heredado; sólo entre un 4 y un 6 % de todos los cánceres de mama se deben a genes de susceptibilidad al cáncer. Cuando existe un riesgo familiar identificado, puede ser útil el consejo genético y la terapia familiar con las parientes cercanas (que también pueden sentirse asustadas). Muchas hijas y hermanas reaccionan ante un diagnóstico de cáncer de su familiar con terror y se vuelven extremadamente vigilantes y buscan signos de la enfermedad. Las hijas adolescentes parecen reaccionar de una manera especialmente adversa que puede minar su propia imagen e interferir en sus primeras relaciones sexuales. Lo mejor es hablar sobre estas cuestiones y abordar estas sensaciones complejas. (En algunas familias propensas al cáncer de mama, los hombres también tienen riesgo de padecerlo; véase el capítulo 11.)

EL ESTRÉS, ¿PUEDE HACER REAPARECER EL CÁNCER?

Aunque el estrés puede afectar al sistema inmunitario y sería concebible que alterara la capacidad del organismo para destruir las células cancerosas, los estudios científicos sobre la relación entre estrés y cáncer son contradictorias. Algunos sugieren que el estrés podría ser un factor que favorece la aparición de la enfermedad; otros no. Mientras que ciertos autores, activistas y terapeutas «alternativos» defienden que el estrés estimula el cáncer, no hay ninguna validez científica que demuestre que las mujeres «se hacen» el cáncer de mama (lo que les otorga una culpabilidad que no tienen y puede interferir con la recuperación). La autoculpabilidad es un obstáculo real a la curación, y es posible que estas mujeres tengan que seguir una terapia para combatir esta culpabilidad no merecida. Puede ser especialmente destructiva en mujeres con antecedentes de abuso que ya tienen la mentalidad de «culpabilizar a la víctima» y están demasiado predispuestas para cargar con la culpa de tener cáncer o de cualquier otra aflicción que, en modo alguno, depende de ellas.

Luchar contra el cáncer acompañadas de la incertidumbre y la necesidad de vivir «el día a día» resulta indudablemente estresante. Y encontrar la manera de reducir el estrés con estrategias para tratarlo, como la musicoterapia y las técnicas de relajación, puede acelerar la recuperación. Algunas investigaciones muestran que incluso 20 minutos de relajación al día aportan beneficios psicológicos, sin importar si se trata de meditación trascendental, masajes o, sencillamente, sentarse tranquilamente mirando los pájaros o escuchando música.

La dieta, ¿puede ayudar?

A menudo las mujeres con cáncer de mama se preguntan si el hecho de alterar sus hábitos alimenticios puede apagar el cáncer, prolongar su supervivencia y evitar el cáncer en el pecho contrario o en cualquier otra parte. La mayoría de los médicos afirman que no hay ninguna certeza. Pero hay pruebas que relacionan las dietas con alto contenido en grasa con el cáncer y algunos datos preliminares indican que las dietas con bajo contenido en grasas (especialmente grasas saturadas o animales) pueden reducir el riesgo de padecer cáncer. Básicamente, las dietas que pueden reducir el cáncer son aquellas bajas en grasas y ricas en frutas y vegetales (algunos estudios también sugieren que los derivados de la soja y determinados aceites, especialmente el aceite de oliva y el de semillas de lino, *pueden* reducir el riesgo de padecer cáncer).

Tras el cáncer de mama, se aconseja a las mujeres que sigan una dieta bien equilibrada. Esto no supone seguir ninguna regla dietética estricta, sino que se refiere a poder escoger entre una gran variedad de alimentos y, al mismo tiempo, disfrutar del placer de comer bien. Los dietistas especializados en cáncer pueden ser de gran ayuda para escoger una dieta adecuada.

Una buena dieta para el cáncer es, básicamente, una dieta baja en grasa —la grasa no debería representar más del 25 % de las calorías totales—, con mucha fruta, vegetales y cereales, sobre todo los ricos en betacarotenos, vitaminas C y E y otros antioxidantes. Básicamente, deberían incluirse entre 5 y 10 piezas diarias de fruta fresca y vegetales variados en la dieta. Adoptar una dieta sana *no* significa eliminar por completo los alimentos que nos gustan o las cosas para picar. Simplemente significa cambiar el patrón (por ejemplo, disfrutar de un buen tazón de cereales integrales en lugar de un donut para desayunar o tomar fruta como postre en lugar de un pastel). Si la mujer tiene dificultades para comer verduras variadas, frutas y alimentos integrales, se le puede recomendar un preparado multivitamínico con minerales.

Hay que prestar atención a las terapias basadas en dietas «alternativas» que incluyen una alimentación desequilibrada (por ejemplo, muchas zanahorias al día —que pueden volver la piel de color anaranjado—, regímenes macrobióticos o dosis masivas de megavitaminas). La mayoría de las dietas extremas o de moda no se fundamenta en ninguna base científica demostrada ni tiene ningún valor para alargar la vida; además, algunas son perjudiciales (véanse los capítulos 19 y 20).

¿QUÉ HAY SOBRE EL EMBARAZO TRAS UN CÁNCER DE MAMA?

Quedarse embarazada cuando ya existe un cáncer en la mama puede acelerar su crecimiento, probablemente debido a influencias hormonales. Pero los estudios sugieren que, uno o dos años después de extirpar un tumor mamario —en el supuesto de que no haya ninguna recurrencia—, una mujer puede quedarse embarazada sin ningún riesgo mayor que el habitual.

ENTRAR EN CONTACTO CON LOS MOVIMIENTOS DE ACTIVISTAS O DE SUPERVIVIENTES

Muchas mujeres descubren que el hecho de participar en los grupos de supervivientes o activistas —para ayudar a los demás y conseguir un mejor tratamiento de la enfermedad— puede resultarles muy beneficioso para hacer frente a la enfermedad. Las redes de supervivientes de cáncer de mama y los grupos de apoyo se han extendido enormemente en Norteamérica con la finalidad de informar a las mujeres, ofrecerles apoyo, mejorar la atención, distribuir boletines e iniciar grupos de autoayuda; además, algunas están involucradas en el activismo. Los grupos en contra del cáncer de mama empezaron a surgir en la década de 1990 para apoyar y ayudar a las mujeres con cáncer de mama. Tomaron parte activa en el National Forum on Breast Cancer de Montreal en 1993, donde, por primera vez, pacientes con cáncer de mama se unieron a profesionales sanitarios, investigadores y representantes del gobierno en sesiones y discusiones científicas; esto mejoró muchísimo la imagen pública del movimiento de activistas y supervivientes.

Los grupos de supervivientes y de apoyo están destinados a las mujeres y tienen la finalidad de ayudarlas a compartir su dolor y contribuir a que puedan hacer frente a la enfermedad. Las que participan suelen convertirse en «consumidoras informadas», capaces de manejar mejor su enfermedad. Mientras que los grupos de supervivientes se concentran en la labor de informar y ayudar a las mujeres, los grupos de defensa y de activistas se centran más en las necesidades colectivas de las mujeres con cáncer de mama. Las organizaciones de activistas tienen un mayor espíritu de confrontación y pretenden ser la voz de las mujeres con cáncer de mama, aumentar la concienciación sobre el tema, presionar para que los medios de comunicación presten mayor atención, hacer publicidad y pedir más medios por parte de quienes toman decisiones. Quieren una «participación significativa en todos niveles de la investigación del cáncer, y especialmente para hallar la manera de llenar los vacíos en el conocimiento», luchando por conseguir mayor atención en la prevención del cáncer.

Las mujeres con cáncer de mama (o sus amigas o sus familiares) que deseen unirse a las organizaciones de supervivientes o de activistas pueden preguntar cómo hacerlo en cualquier sede de la asociación local contra el cáncer de mama o en cualquier centro de información sobre proyectos relacionados con el cáncer.

Opciones para el final de la vida

Desgraciadamente, no existe ninguna curación para las mujeres con cáncer de mama metastásico avanzado. Para ellas, el tratamiento paliativo y de apoyo constituye el objetivo principal. Algunas mujeres utilizarán cualquier tratamiento o fármaco experimental con la finalidad de «ganar tiempo» a toda costa, mientras que otras rechazan los tratamientos tóxicos, renuncian a los beneficios dudosos en favor de disfrutar del precioso tiempo que les queda, sea el que sea. La elección es muy personal. Una buena idea puede ser no someterse a tratamientos tóxicos, sino estar relativamente bien tanto tiempo como sea posible.

Las mujeres con cáncer metastásico requieren alivio del dolor, apoyo y cantidades inmensas de ternura y cuidados. Muchas personas encuentran dificilísimo saber qué decir a alguien con un cáncer terminal. La muerte no forma parte de la vida cotidiana de la misma manera como sucedía con nuestros antepasados, cuando grandes familias vivían juntas y la mayoría de las personas moría en su casa. La sociedad occidental es una cultura que «niega la muerte» y muchas personas apenas si pueden susurrar la palabra «cáncer» o hablar sobre la muerte. La muerte ha sido durante mucho tiempo un tema tabú, y sólo recientemente está volviendo a la luz en algunas discusiones públicas sobre la eutanasia y el suicidio asistido por médicos.

Algunas veces las personas sienten que es mejor proteger a su familiar o a su amiga ocultándoles que padecen una enfermedad terminal, aunque los estudios han demostrado una y otra vez que la mayoría de las personas desea saber la verdad de manera que pueda completar «las cosas que no ha terminado», organizar sus asuntos y, quizá, restablecer relaciones deterioradas. Las personas necesitan recibir una información honesta, de manera que puedan atender a sus asuntos personales, financieros y legales. Tienen algunas opciones para «terminar la vida» que pueden requerir ayuda. Algunas mujeres desean escribir su «última voluntad», rellenar impresos de consentimiento u otorgar poderes para asegurar que se cumplirán sus deseos en cuanto a la atención que recibirán durante la fase terminal o que se realizará su deseo para los funerales. Incluso pueden desear ponerse en contacto con sus consejeros espirituales.

Es comprensible que nada de eso resulte fácil si todo el mundo evita el tema por ser demasiado embarazoso. Las personas con cáncer a quienes no se les cuenta la verdad suelen sentirse solas, rechazadas y aisladas, y parece que sufren más depresión y ansiedad que las que se enfrentan a lo peor. A veces, las amigas y los familiares están aterrorizados ante la posibilidad de referirse a la enfermedad y ésta se convierte en un tema intratable, a pesar del hecho de que es la preocupación principal que está en la mente de todos y que, desde el silencio, domina todas sus acciones y crea una tensión subterránea e incómoda. En muchos casos, las personas con cáncer *lo* saben, pero se unen a la conspiración de negación para evitar que sus familiares se preocupen; además, a veces «blindar» a la paciente es, en realidad, una excusa para que los demás puedan evitar hacer frente al tema. Cualquiera que pida la verdad, debería conocerla. A menudo las personas con cáncer hablan sobre sus sensaciones. Los familiares y los amigos pueden ser de gran ayuda sólo sabiendo escuchar con sensibilidad, sólo «estando ahí» sin sentir la necesidad de tener que decir nada.

Capítulo 19

Terapias alternativas o no convencionales

Buscando el alivio, muchas personas con cáncer llegan a la medicina «alternativa» (también llamada medicina no tradicional o no convencional). La desilusión y la pérdida de confianza en el sistema médico hacen que cada vez más gente con padecimientos crónicos como la artritis o el cáncer busquen ayuda en tratamientos no convencionales: la acupuntura, la naturopatía, la homeopatía, la visualización, el masaje terapéutico o la relajación terapéutica. Tanto los médicos tradicionales como la mayoría de los que practican la medicina no tradicional creen que las terapias alternativas funcionan *mejor* junto con el tratamiento convencional o como suplemento de éste.

Aunque algunas personas utilizan el tratamiento alternativo *en lugar* del tratamiento médico sugerido —como quienes abandonan la medicación prescrita y se van a Europa o a México en busca de tratamientos no disponibles en su país—, la mayor parte de las pacientes con cáncer utilizan de manera inteligente terapias alternativas no para reemplazar el tratamiento médico, sino como complemento. Quienes piensan en probar las terapias no convencionales deberían llevar a cabo una rigurosa investigación sobre cualquier método de curación alternativo que consideraran. Es importante que pregunten a sus cuidadores si puede haber alguna incompatibilidad con el tratamiento médico que ya están recibiendo.

Las terapias alternativas están ganando popularidad

En el pasado, algunas terapias alternativas —que sus defensores suelen describir como «holísticas», «naturales» o «no tóxicas»— eran tildadas por sus opositores médicos en desacuerdo de «dudosas como mucho», quizá sólo «charlatanería descarada» o «fraude»; además, a menudo las consideraban potencialmente dañinas e, incluso, peligrosas para la vida. Pero actualmente algunos principios de la naturopatía y de otros tipos de terapia alternativa están ganando credibilidad entre los médicos tradicionales y ya han dejado de considerarse sólo medicina «marginal». Las actitudes de los médicos son cada vez menos reacias y algunos profesionales sanitarios respaldan el uso de determinados tipos de terapia minoritaria junto con el tratamiento médico estándar.

Partiendo de la base de que no produzcan ningún daño, las terapias no tradicionales realmente no tienen que ser una «alternativa» al tratamiento estándar: muchas pueden utilizarse conjuntamente con el tratamiento médico. Por ejemplo, algunas pacientes con cáncer añaden masaje terapéutico, clases de yoga o remedios basados en hierbas a las pautas que les ha prescrito el médico. Estos tratamientos complementarios son especialmente útiles para proporcionar a las pacientes con cáncer la sensación de que tienen un mayor control sobre su vida, la sensación de que están «haciendo algo positivo» para ayudar a mantener la esperanza y el optimismo, algo que también puede acelerar la recuperación.

Incluso cuando no existe un beneficio demostrado o no se hace nada para detener la enfermedad, a menudo la terapia alternativa mejora la sensación de bienestar y de calidad de vida del paciente. Al proporcionar comodidad y esperanza, determinados métodos de curación no convencionales refuerzan el «espíritu de lucha» y pueden disminuir los síntomas de la enfermedad. Además, quienes se dedican a las terapias alternativas tienden a dedicar más tiempo y más atención individualizada a sus pacientes que la mayoría de los médicos; por tanto, este aspecto puede mejorar el bienestar psicológico y espiritual de la persona.

Al contrario que la medicina convencional, que tiende a estandarizar los tratamientos en función de categorías amplias, las terapias alternativas suelen ser más individualizadas y «orientadas al cliente». Además, la atención personal que proporcionan algunos terapeutas alternativos puede ayudar a superar el desamparo que experimentan muchas personas al someterse a tratamientos médicos tecnológicos —como la radioterapia y la quimioterapia—, que pueden llegar a ser sobrecogedores y se realizan en ambientes clínicos muy fríos. Muchos métodos de curación alternativa también tienen por objeto estimular los poderes de curación de la paciente y utilizar la interacción mente-cuerpo y el hecho de que la salud mental y física están muy entrelazadas.

Entre los médicos cada vez se reconoce más la necesidad de estudiar la manera en que los tratamientos alternativos pueden aumentar o interaccionar con los tratamientos principales —y, también, la necesidad de que se lleven a cabo ensayos clínicos bien diseñados para valorar la eficacia de algunas terapias alternativas bien utilizadas—. En respuesta a la presión de la opinión pública, el Congreso de Estados Unidos ha creado recientemente la Office of Alternative Medicine en los National Institutes of Health para valorar los tratamientos no convencionales que podrían ser prometedores para tratar el cáncer y otras alteraciones.

¿QUÉ SON LAS TERAPIAS «ALTERNATIVAS»?

A lo largo de la historia, se han intentado millares de tratamientos alternativos para el cáncer, que van desde los extraños pero beneficiosos —como el masaje en los pies o la reflexología— hasta los muy, muy peligrosos —como los enemas de café, que pueden provocar desequilibrios electrolíticos y la muerte—, pasando por los casi convencionales —como el ejercicio o la terapia de relajación—. El coste de las terapias alternativas también varía enormemente, en función de si las pacientes con cáncer acuden a una clínica de *laetriles* de California o México a 5.000 dólares la semana, o si se limitan a beber tés hechos con hierbas exóticas.

Entre los métodos de tratamiento del cáncer no convencionales hay un gran número de los denominados «métodos no comprobados» —un paraguas que cubre desde tratamientos basados en megavitaminas e «imposición de manos» hasta los estimulantes inmunológicos y las estrategias «metabólicas»—. Los remedios alternativos suelen llamarse «no comprobados» porque no han sido sometidos a pruebas científicas rigurosas.

Los múltiples testigos individuales y anécdotas personales no constituyen una prueba científica sólida de su valor terapéutico, y los resultados no se han documentado de manera objetiva. Esto no significa necesariamente que los tratamientos carezcan de validez, pero la mayoría de los médicos se sienten incómodos recomendando o confiando en un remedio no convencional que carezca de suficientes pruebas objetivas para defender su uso. Queda mucho por saber sobre los efectos indeseables de los tratamientos alternativos —incluso los remedios hechos con hierbas pueden tener efectos adversos graves—. Para tomar una decisión informada sobre cualquier tratamiento, la persona debe tener tanta información como sea posible de la relación entre los beneficios y los riesgos. En el caso de los tratamientos estándares, la realidad puede ser desalentadora, pero por lo menos es conocida. En el caso de los remedios no probados ni evaluados, no existen evidencias científicas en las que basarse.

Otro aspecto de las terapias alternativas que suele criticarse a menudo es el misterio que normalmente las rodea. Es posible que los terapeutas no convencionales intenten persuadir a las pacientes para que no hagan ningún comentario sobre este tratamiento complementario a sus médicos. El misterio no es científico; la medicina evoluciona a partir del hecho de compartir información, comentarios, réplicas de resultados, críticas y controversias. Este intercambio es especialmente intenso en el campo del cáncer, donde los hallazgos de la investigación se hacen públicos de manera que se puedan ventilar y entender las discrepancias. Sin embargo, hay que reconocer que fuera del reino de la ciencia médica existe un alto grado de curación y que las influencias psicológicas desempeñan un papel clave en la recuperación y la salud.

¿QUIÉN UTILIZA LAS TERAPIAS ALTERNATIVAS Y POR QUÉ?

Entre un 30 y un 60 % de las personas con cáncer avanzado (metastásico) participa en algún tipo de terapia alternativa. En Canadá, el National Forum on Breast Cancer Survey de 1993 llegó a la conclusión de que un 36 % de las mujeres con cáncer de mama había utilizado alguna «terapia no convencional».

De acuerdo con las cifras de la Harvard School of Medicine, durante la década de 1990 alrededor de 60 millones de norteamericanos habían utilizado algún tipo de las llamadas terapias alternativas. En realidad, parece que los norteamericanos hacen más visitas anuales a los terapeutas alternativos que a su médico de familia (425 millones de visitas a los curanderos alternativos y 388 millones a los médicos). De acuerdo con los datos de los National Institutes of Health de Estados Unidos, en 1990, los norteamericanos gastaron unos 13.700 millones de dólares en terapias alternativas; 10.000 de estos millones los pagaron de su propio bolsillo (el tratamiento no estaba contemplado en los seguros de salud); estas terapias gozan cada vez de mayor popularidad, a medida que el público está más y más frustrado con la medicina convencional.

Entre los motivos que explican la popularidad de las terapias no convencionales está el hecho de que generalmente no implican el uso de demasiada tecnología, están centradas en la persona y aparentan ser menos tóxicas y más «naturales» que los tratamientos ortodoxos, lo que da a las personas una mayor sensación de dominio para dirigir su propio tratamiento. Esta aproximación positiva puede ayudar a mantener la esperanza y la salud psicológica al enfrentarse a la terrible experiencia del cáncer.

Otros motivos por los que las personas se dirigen a las terapias no ortodoxas pueden ser la propia naturaleza del cáncer y la ineficacia de la medicina convencional para ayudarlas. En caso del cáncer de mama, la ciencia médica tiene poco que ofrecer en cuanto a curación. Si no existe ningún tratamiento médico eficaz, es comprensible que muchos pacientes, especialmente los que tienen un cáncer metastásico o avanzado, busquen ayuda donde puedan. También existen algunas terapias complementarias que dicen que estimulan el sistema inmunitario y atacan el cáncer de una manera «natural», al contrario que las soluciones de alta tecnología y los tratamientos de la medicina convencional. Muchos pacientes opinan que los programas holísticos y naturales son más humanos, menos invasores, más individualizados y más atractivos que la muerte celular tóxica del tratamiento médico actual contra el cáncer.

LAS TERAPIAS ALTERNATIVAS REQUIEREN MAYOR ANÁLISIS CIENTÍFICO

Muchos tratamientos convencionales contra el cáncer han sido sometidos a pruebas rigurosas para conocer la relación beneficio-riesgo. La cirugía, la quimioterapia y la radioterapia que se administran en el cáncer de mama, por ejemplo, se han estudiado y documentado en revistas científicas, de acuerdo a criterios científicos estrictos, de modo que se conocen sus peligros y se han cuantificado sus beneficios potenciales. Por el contrario, la mayoría de las terapias alternativas no se han evaluado científicamente.

¿CUÁLES SON ALGUNAS TERAPIAS DE LAS ALTERNATIVAS PARA EL CÁNCER?

Las terapias no convencionales más frecuentes pertenecen a uno de los grupos siguientes: esfuerzos metabólicos o «desintoxicantes»; dietas especiales y terapias con megavitaminas; remedios que contienen hierbas; remedios biológicos y físicos (como terapia con ozono); homeopatía; inmunoterapia; acupuntura, y métodos psicológicos, de conducta y de imaginería. La mayor parte de las terapias alternativas aseguran ser útiles para cualquier tipo de cáncer.

Es posible que ofrezcan a los pacientes una combinación de tratamientos. Por ejemplo, el Gerson Institute de Tijuana (México), ofrece una mezcolanza de extractos de hígado, enemas de café, dietas basadas en jugos de vegetales, oxigenoterapia u ozonoterapia, tratamiento con barro, terapia con células vivas y varias vacunas. Es posible que un tratamiento se haya inventado hace poco o que tenga raíces tradicionales o religiosas originarias de los nativos americanos o de la antigua medicina china. Puede tener una base cuasi filosófica, como la antroposofía de Rudolph Steiner o la doctrina de la homeopatía de que «igual cura a igual». Estas visiones involucran ideas del proceso físico que difieren mucho de los principios de la ciencia occidental. Es posible que se hable a la paciente de «biofuerzas», «meridianos de energía», sistemas de oxigenación, magnetismo y remedios desintoxicantes.

Terapias metabólicas

La teoría que sustenta las terapias metabólicas es que las toxinas del organismo recogen y favorecen el cáncer y que determinados agentes «limpiadores» y «purificadores» pueden desintoxicar el cuerpo. Muchas terapias metabólicas se erigen alrededor de sustancias desintoxicantes específicas como *laetrile*, *iscador* e *hidracina*. *Laetrile* es un producto hecho de huesos de albaricoque que fue probado en un gran estudio realizado por el National Cancer Institute de Estados Unidos, que no pudo demostrar ningún beneficio. Además, ha habido algunas muertes asociadas al uso de laetrile, posiblemente a causa del cianuro, que es uno de los componentes activos de los huesos de albaricoque. Los tratamientos metabólicos con *iscador* (hecho de muérdago) y la *hidracina* no se han estudiado, de modo que resulta imposible valorar sus riesgos y sus beneficios. Otros fármacos para «curar el cáncer» (sin que se haya demostrado ningún beneficio) incluyen los antineoplastones, el benzaldehido y los que se utilizan como «quelantes» (los médicos alertan sobre la quelación, porque puede reducir los niveles corporales de zinc y, además, reducir el calcio sanguíneo, con consecuencias potenciales graves). Se supone que los antineoplastones «normalizan» las células cancerosas, pero ya han muerto varias personas como consecuencia de su uso.

Dietas anticancerosas

Se supone que demasiada grasa animal estimula el desarrollo de determinados cánceres, como el cáncer de intestino y de mama. Aunque cada vez hay más pruebas científicas de que las dietas ricas en fibra y bajas en grasa pueden reducir el riesgo de *desarrollar* un cáncer, no hay ningún estudio que haya probado definitivamente que un determinado tipo de dieta cure o modifique la *evolución* de la enfermedad. Sin embargo, las dietas anticancerosas son populares. Algunas dietas anticancerosas alternativas son bastante rigurosas, eliminan determinados alimentos o pueden incluir el ayuno y las purgas. La «dieta de la uva», por ejemplo, mantiene a la paciente en una dieta que no le permite comer nada, excepto «uvas limpiadoras» durante semanas; la debilidad que se siente se atribuye a «la muerte de las células cancerosas». Otras dietas raras son: la *dieta de Kelley*, basada en carne cruda y jugo de carne; la *dieta macrobiótica*, basada en cereales y arroz; y la curación con alimentos crudos. Muchas dietas anticancerosas no convencionales se han criticado mucho, no sólo porque no existe ninguna evidencia de que funcionen, sino porque pueden provocar desequilibrios nutritivos graves que aumenten la fragilidad de las personas que ya están debilitadas por el cáncer. Además, es posible que algunas dietas sean inaceptables e indigeribles. Por ejemplo, las dietas macrobióticas vegetarianas estrictas basadas en arroz integral y cereales, con muy poco líquido, resultan difíciles para los pacientes con cáncer y pueden ser dañinas porque muchas pacientes ya están perdiendo peso y han perdido el apetito. La mayor parte de los médicos coinciden en afirmar que la buena nutrición debería proseguir durante el período de recuperación de un cáncer y sugieren comer mucha fruta y vegetales, reducir la ingestión de grasa y aumentar la fibra como *recomendaciones* de sentido común, pero no como método de curación (en el capítulo 20 se describe una dieta que puede ayudar a prevenir el cáncer).

TERAPIAS FÍSICAS

Hay un amplio abanico de terapias físicas que se promocionan entre los pacientes con cáncer; algunas utilizan electricidad, ondas de radio, magnetismo u oxígeno. El oxígeno suele administrarse en forma de ozono (O_3) o un sesquióxido de germanio, una forma muy activa de oxígeno; también es posible que se pase la sangre de la persona por un ozonizador y se vuelva a inyectar. La terapia con ozono, muy popular en Europa, y utilizada por millares de pacientes, se basa en la premisa de que las células cancerosas tienen necesidades metabólicas diferentes que las células normales, y prefieren un medio «pobre en oxígeno». Los defensores de la terapia con ozono creen que saturando las células con oxígeno se crea un medio metabólico hostil para las células cancerosas. Esta terapia se utiliza mucho, pero puede tener algunos efectos adversos graves, de manera que debería supervisarla un médico bien preparado.

TERAPIAS PARA POTENCIAR LA INMUNIDAD

Estos tratamientos se basan en la teoría de que el cáncer se debe a un defecto del sistema inmunológico y que si éste puede estimularse, será posible controlar el cáncer. Por ejemplo, se pueden inyectar «leucocitos killer activados con linfocina» (LKAL) o proteínas *heat-shock* (recientemente obtenidas por ingeniería genética; se dice que detienen la evolución de los tumores). Se ha cuestionado la seguridad de algunas inyecciones inmunológicas, sobre todo la *terapia con células vivas*, en la que se inyectan células fetales de animales (como las ovejas) que tienden a no tener cáncer a las pacientes; pueden provocar reacciones alérgicas e incluso pueden producir la muerte. La *terapia inmunoestimuladora de Burton*, llevada a cabo en una clínica de las Bahamas, implica la administración de inyecciones de derivados de la sangre; se ha descubierto que algunas muestras estaban contaminadas con los virus de la hepatitis y el VIH (sida).

Aunque es posible que algunos tipos de cáncer estén influidos por el funcionamiento del sistema inmunológico, otros surgen sin ninguna conexión obvia con éste y todavía queda mucho por saber sobre la relación que existe entre ellos. Los investigadores y los inmunólogos se están peleando para determinar el papel que desempeña el sistema inmunitario en el desarrollo y el tratamiento de varios cánceres. En este momento, a pesar de que se ha investigado durante muchos años, todavía quedan muchas preguntas sin respuesta y, aunque las vacunas y los medicamentos que estimulan el sistema inmunológico pueden tener cierta utilidad, no se ha observado que este tipo de tratamiento sea útil en los casos de cáncer.

Remedios basados en hierbas

La fitoterapia, que se originó en la medicina tradicional china, es una antigua forma de tratamiento que utiliza extractos de plantas y animales (a menudo, en forma de píldoras o cápsulas). Las hierbas pueden mezclarse en proporciones concretas para aliviar el dolor, curar los achaques cardíacos, tratar el cáncer o curar otro tipo de problemas. Muchos medicamentos modernos derivan de las plantas, aunque los ingredientes activos actualmente suelen sintetizarse químicamente. El medicamento para el corazón *digital*, por ejemplo, procede de la dedalera; la *morfina* viene de la amapola; la *quinina* para la malaria se elabora con la corteza de la quina; los quimioterápicos *vincristina* y la *vinblastina* proceden de la vincapervinca. Aunque la mayor parte de los remedios no se han evaluado de acuerdo con los estándares científicos occidentales, algunos se han estudiado muchísimo con métodos equivalentes. Numerosas personas son firmes creyentes de la terapia basada en las plantas medicinales (recientemente denominada fitoterapia), y se aproximan a ella porque les ha fallado el sistema médico. Se pueden obtener plantas medicinales en herboristerías, tiendas naturistas y tiendas de comida macrobiótica. La regulación varía notablemente de un lugar a otro. En algunos países, las plantas medicinales se consideran medicamentos; en otros, se consideran productos alimenticios. La mayoría ocupa una «zona gris» entre los medicamentos y los alimentos.

Influidos por la creencia de que «natural» es equivalente a «seguro», algunas personas toman plantas medicinales en grandes cantidades; pero aunque la mayoría de las plantas son inocuas cuando se utilizan con moderación, la ingestión de grandes dosis de algunas de ellas (por ejemplo, la consuelda) puede producir reacciones adversas graves, como hemorragia, problemas gastrointestinales y alteraciones hepáticas.

PSICOTERAPIA Y TERAPIA DE LA CONDUCTA

Para el tratamiento del cáncer se han promovido mucho la imaginería, la visualización, el hipnotismo, la psicoterapia, el consejo psicológico y otras terapias de la conducta, bien solas o combinadas con la terapia convencional. Estas terapias pretenden reducir el estrés y aliviar la depresión, lo que ayuda a las personas a combatir la enfermedad. El doctor Bernie Siegel, un médico y autor norteamericano, sostiene que una «actitud positiva ayuda a curar e incluso puede prolongar la vida». Una técnica famosa es la *técnica de Simonton* de «imaginería guiada», en la que la paciente imagina su cáncer como, por ejemplo, algo muy quebradizo, y el sistema inmunitario del cuerpo como una fuerza potente que lo combate. El concepto de «visualización» se refiere a que la energía mental puede concentrarse para destruir las células cancerosas o para detener su crecimiento. La relajación y la meditación se basan en la premisa de que una actitud mental positiva puede ayudar a curar.

Los métodos como el masaje terapéutico, la «imposición de manos» y otras técnicas también se fundamentan en la existencia de una conexión entre la salud mental y la salud física. Aunque no se ha demostrado que estas técnicas funcionen por sí mismas, promueven una sensación de responsabilidad y de control que puede reforzar otros remedios curativos. Los terapeutas convencionales los aconsejan para mejorar la calidad de vida y para aliviar el estrés provocado por el cáncer.

Decidir sobre la terapia alternativa

Las asociaciones contra el cáncer y los oncólogos aconsejan a las mujeres que *no* abandonen el tratamiento convencional para poder seguir las terapias alternativas. Nunca se ha demostrado que una terapia alternativa sea eficaz para curar el cáncer o para modificar el curso de la enfermedad. Además, las terapias no convencionales pueden retrasar los tratamientos estándares o sustituirlos y, por tanto, reducir la probabilidad de detener una enfermedad precoz o de paliar los síntomas de un cáncer avanzado. Sin embargo, cuando se usan conjuntamente con el tratamiento convencional —no *en lugar de* él—, muchas terapias alternativas como la relajación, la meditación, la imaginería, el yoga, el masaje terapéutico y la psicoterapia normalmente no son contraproducentes y pueden ser muy útiles para ayudar a los pacientes a aceptar su enfermedad y reunir fuerzas para luchar contra ella.

Al tomar decisiones, lo más inteligente es reunir toda la información relevante y sopesar los beneficios y los riesgos. Algunas terapias son carísimas —del orden de millares de dólares— y otras son peligrosas o muy desagradables. Las personas tienen que tener cuidado para evitar las terapias alternativas fraudulentas, dañinas o excesivamente costosas, especialmente porque algunos impulsores o curanderos pueden jugar con las esperanzas y los miedos de las personas enfermas sólo para ganar dinero. Entre los tratamientos que preocupan a muchas asociaciones contra el cáncer están los siguientes: antineoplastones, tratamiento inmunoestimulante, *laetrile* y dietas macrobióticas.

Comentar el tratamiento planificado con un médico puede ayudar a tomar una decisión informada. Cualquier persona que desee iniciar una dieta «alternativa» o extrema o desee tomar un medicamento herbal, debería explicárselo al equipo médico, porque algunas sustancias o regímenes pueden interaccionar desfavorablemente con las terapias no convencionales. Dos libros que pueden ser útiles para las personas interesadas en medicina alternativa son: *A Guide to Unconventional Cancer Therapies* (publicado por el Ontario Breast Cancer Information Exchange Project), que describe las terapias alternativas sin recomendar ninguna en particular y señala posibles efectos indeseables peligrosos, y *Alternative Medicine: Expanding Medical Horizons, A Report to the National Institutes of Health.*

¿CUÁLES SON LOS RIESGOS DE LAS TERAPIAS ALTERNATIVAS?

Los riesgos de las terapias no tradicionales o no probadas se relacionan, sobre todo, con la falta de evaluación científica y de estándares de seguridad. No existen regulaciones seguras para los tratamientos alternativos del cáncer. Además, los costes son prohibitivos. Una terapia que promete una «cura» puede hacer que la gente con cáncer pague grandes sumas de dinero, a pesar de la falta de pruebas firmes sobre sus beneficios. Los métodos no ortodoxos pueden ser muy éticos y tener buenos propósitos, pero no existen mecanismos para proteger a los pacientes de los «curanderos» sin escrúpulos. Quienes buscan terapias alternativas tendrían que preguntar qué métodos utilizan y tratar de buscar médicos con fama de ser honestos y fiables. Otro problema es que si el cáncer no responde al cambio, por ejemplo, de conducta o de dieta, es posible que la persona lo viva como un fracaso. Muchas personas

RIESGOS DE LAS TERAPIAS ALTERNATIVAS

- Muchas no se han probado científicamente, los beneficios son inciertos y los efectos indeseables pueden ser peligrosos o pueden interferir con los tratamientos convencionales.
- Los costes pueden ser prohibitivos y no los cubre el seguro.
- Algunos médicos son honestos y tienen principios, otros no.
- Si una dieta rigurosa no muestra resultados, la persona puede notar una sensación de fracaso personal acompañado de culpa que es dañino para la autoestima y puede minar la salud.
- Una persona con cáncer terminal puede pasar mucho tiempo en busca de «curaciones» dudosas en lugar de adaptarse a la enfermedad y hacer lo mejor con el tiempo que le queda.
- Lo más crucial: la confianza en las terapias alternativas puede hacer que las personas retrasen o ignoren el tratamiento convencional que se ha mostrado beneficioso.

ya se sienten (erróneamente) responsables y culpables por tener cáncer —debido a alguna fechoría, una omisión o algún tipo de estrés presente en su vida—. Aunque aceptar la responsabilidad para escoger el tratamiento es esencial, culparse por una enfermedad que no es culpa de nadie puede romper el alma y minar el tratamiento.

Finalmente, algunos cánceres son muy fáciles de tratar y pueden curarse con tratamiento estándar. Aunque cada mujer tiene el derecho de escoger entre un amplio abanico de tratamientos, si retrasa o rechaza el tratamiento médico anticanceroso en favor de un método sin base científica sus posibilidades de curarse pueden reducirse o anularse.

Capítulo 20

Prevención

Teniendo en cuenta la elevada factura que se cobra el cáncer de mama y las estadísticas tan sombrías —con tasas de muerte que sólo se han reducido ligeramente desde 1930—, la prevención en estos casos es obligada. Los científicos buscan las posibles causas del cáncer de mama para intentar encontrar la manera de prevenirlo. Pero como la biología y las causas del cáncer de mama todavía no se comprenden en su totalidad, la prevención directa es difícil. El tan voceado descubrimiento de los genes de susceptibilidad al cáncer BRCA1 y BRCA2, aunque dio mucho crédito a los investigadores involucrados y se convirtió en una promesa para tratamientos futuros o, incluso, para la curación, no ha ayudado demasiado a las mujeres que tienen o que corren el riesgo de tener cáncer hoy en día.

Las estrategias de prevención actuales, tal como se conocen, tratan de aumentar la resistencia o reducir la susceptibilidad a la enfermedad, sobre todo evitando los factores de riesgo conocidos o posibles —como la obesidad posmenopáusica, dietas ricas en grasa y falta de ejercicio—. Recientemente se han iniciado algunos ensayos clínicos con tamoxifeno u otros derivados hormonales en mujeres sanas con riesgo elevado de padecer la enfermedad para ver si prevendrá la aparición de un cáncer de mama —por ejemplo, en mujeres con varias familiares cercanas que tienen o hayan padecido cáncer.

Reexaminando las causas conocidas y los factores de riesgo de padecer cáncer de mama (descritos en el capítulo 11), es posible

RECAPITULACIÓN DE LOS PRINCIPALES FACTORES DE RIESGO CONOCIDOS

Factores no modificables:

- *ser mujer* (las mujeres tienen 100 veces más cáncer de mama que los hombres);
- *país de nacimiento* (las tasas en Norteamérica y el norte de Europa son especialmente elevadas);
- *edad avanzada*;
- *tejido mamario muy denso* (en la mamografía);
- *hiperplasia benigna atípica* (crecimiento excesivo de tejido mamario con células atípicas);
- *haber tenido ya cáncer* en un pecho;
- *antecedentes familiares de la enfermedad*: tener parientes próximos (una madre, una hermana o una abuela) con cáncer de mama precoz, especialmente si fue en ambos pechos;
- *genes que predisponen* (por ejemplo, BRCA1 o BRCA2);
- *inicio precoz de la menstruación*;
- *menopausia tardía.*

Factores de riesgo modificables:

- *no tener hijos o tenerlos tardíamente* (después de los 30 años);
- *obesidad* (tras la menopausia);
- *dieta* con elevado contenido en grasa y bajo contenido en frutas y verduras (posiblemente);
- *consumo moderado de alcohol* (más de una o dos copas al día);
- *falta de actividad física vigorosa*, especialmente en edad temprana (antes o durante la pubertad, y en la adolescencia).

hallar pistas sobre cómo las mujeres podrían reducir la probabilidad de sufrir esta enfermedad.

INTENTAR ALTERAR LOS FACTORES DE RIESGO MODIFICABLES

Aunque muchos de los factores de riesgo del cáncer de mama son inalterables, las mujeres *pueden* modificar los factores de riesgo alterables para intentar reducir las probabilidades de tener un cáncer de mama. Entre las conductas que podrían reducir los riesgos de padecer cáncer de mama están comer una dieta pobre en grasa, limitar la ingestión de alcohol, hacer suficiente ejercicio vigoroso desde una edad temprana y evitar la obesidad posmenopáusica; son estrategias que también podrían reducir la enfermedad cardiovascular, la principal causa de muerte de las mujeres.

EXPLORAR LA CONEXIÓN ENTRE DIETA Y CÁNCER

El riesgo de padecer cáncer en general puede reducirse evitando los carcinógenos (sustancias que producen cáncer) conocidos, como el tabaco, los rayos ultravioletas o determinadas toxinas ambientales, y, según las últimas evidencias científicas, limitando la ingestión de alcohol y grasa en la dieta y comiendo mucha fruta y verduras.

Los resultados de muchos estudios recientes relacionan la ingestión de pocas frutas y vegetales con tasas de cáncer elevadas. Algunos investigadores opinan que no comer suficiente fruta y verdura *dobla* el riesgo de padecer muchos tipos de cáncer, incluyendo el cáncer de mama. Se cree que determinados ingredientes de las plantas que se encuentran en la fruta y en los vegetales protegen frente al cáncer (algunos estudios también sugieren que los aceites de oliva, canola y de semillas de lino protegen frente al cáncer de mama y otros tipos de cáncer). Puesto que menos del 10 % de las norteamericanas comen las 10 o más piezas diarias de fruta y vegetales recomendadas, todavía queda mucho por mejorar.

Aunque los estudios epidemiológicos (que examinan la distribución y los riesgos de la enfermedad) no pueden demostrar una relación *causal* entre la dieta y el cáncer, es posible aprender mucho comparando tasas de cáncer y estilos de vida en varios países. Por ejemplo, el *cáncer de mama* es mucho más frecuente en Canadá que en Japón; el *cáncer esofágico* es mucho más frecuente en África que en muchas partes de la India; el *cáncer de estómago* es 12 veces más frecuente en Japón que en Ibadan; el *cáncer de vejiga urinaria* es 10 veces más frecuente en Estados Unidos que en la

India; el *cáncer rectal* es unas 50 veces más prevalente en Canadá que en muchas partes de África. Las comparaciones sugieren que determinados factores en las dietas de los países más desarrollados conllevan un aumento de las tasas de cáncer. En general, las poblaciones que consumen sobre todo dietas vegetarianas tienen una menor tasa de cáncer que las que consumen más grasas animales.

De manera significativa, cuando las personas emigran a un nuevo país y adoptan su estilo de vida, pronto adquieren las mismas tasas de cáncer que los nacidos en el país de adopción. Por ejemplo, si las japonesas (que tienen bajas tasas de cáncer de mama y de colon, pero tasas elevadas de cáncer de estómago) se trasladan a Estados Unidos, adquieren las tasas de cáncer típicas de los norteamericanos (tasas elevadas de cáncer de mama y de colon, pero bajo riesgo de padecer cáncer de estómago).

Estos hallazgos revelan el panorama de la relación entre la dieta y el cáncer, en la que algunos ingredientes dietéticos favorecen determinados cánceres —como la grasa (sobre todo de la carne), el exceso de energía (calorías) y un elevado consumo de alcohol—, mientras que otros, especialmente la fruta y los vegetales, pueden proteger frente al cáncer. Otros elementos que pueden proteger frente a determinados cánceres son, por ejemplo, el almidón, los ácidos grasos de los pescados (los ácidos grasos N-3 u omega-3) y los derivados de la soja (aunque no protegen concretamente frente al cáncer de mama). Algunas investigaciones en fase preliminar sugieren que los fitoestrógenos de la soja y las semillas de lino podrían bloquear los receptores de estrógenos de las células cancerosas e inhibir las influencias hormonales que promueven el crecimiento de los tumores. En conjunto, los componentes de las plantas que parecen luchar frente al cáncer se han denominado «sustancias quimioprotectoras».

Los efectos anticancerosos de la fruta y los vegetales

Las frutas y los vegetales que parecen ser más protectores frente al cáncer son los vegetales crudos de hoja verde oscuro (como las espinacas, la col rizada y algunas lechugas), las *crucífe-*

ras o los de la familia de la col (coles de Bruselas, col, coliflor y bróculi) y las anaranjadas, como las zanahorias, la calabaza, los cítricos y otras frutas. Pero es mejor comer más de todos los tipos de frutas y vegetales para reducir el riesgo de padecer cáncer en general.

El posible papel anticanceroso de los antioxidantes

Los efectos anticancerosos o «quimiopreventivos» de las frutas y los vegetales se atribuyen a algunos antioxidantes, especialmente los precursores de los carotenoides o la vitamina A. Los carotenoides son pigmentos rojos, anaranjados y amarillos que se encuentran en multitud de frutas y vegetales, incluyendo los moniatos, los albaricoques, el cantalupo, los tomates, el maíz, las zanahorias y los pimientos, y también en los vegetales de hoja verde. Algunos carotenoides se convierten en vitamina A activa (retinol) en el interior del organismo, mientras que otros, no.

¿QUÉ SUCEDE CON LOS SUPLEMENTOS VITAMÍNICOS?

Puesto que los antioxidantes que se encuentran en las frutas y las verduras parecen reducir los riesgos de cáncer, es razonable preguntarse si se deberían tomar suplementos. Aunque las opiniones son variadas, la mayoría de los especialistas en dietética *no* recomiendan el uso de vitaminas o de otros suplementos para la prevención del cáncer. Las personas pueden obtener fácilmente todos los nutrientes esenciales a partir de una dieta sana y equilibrada. «Aparte del riesgo de toxicidad si se toman megadosis, existe un peligro añadido —observa un especialista en dietética—: que las personas que toman suplementos vitamínicos crean erróneamente que están comiendo bien y, por tanto, no se beneficien de los efectos sobre la salud de una dieta bien equilibrada.»

Dicho de otra manera: es posible que las personas que toman suplementos descuiden el hecho de comer la cuota de frutas y verduras recomendada. Puesto que todavía no entendemos el papel nutritivo de todas las sustancias contenidas en las plantas, se corre el riesgo de perder otros componentes valiosos —y, quizás, obtener una protección menos eficaz—. Puede haber sustancias de las plantas que, siendo desconocidas para nosotros, contribuyan a la prevención del cáncer. La evidencia sobre los beneficios anticancerosos de los suplementos de antioxidantes es mucho menos convincente que las pruebas sobre los beneficios conocidos de las frutas y vegetales frescos.

También existe una cierta preocupación sobre la seguridad de los suplementos de antioxidantes. Aunque las vitaminas C, E y los betacarotenos tienen baja toxicidad, incluso cuando se consumen en dosis muy por encima de las cantidades diarias recomendadas, algunos estudios sugieren que consumir grandes dosis no siempre es seguro. Por ejemplo, en experimentos realizados con animales, los suplementos de betacarotenos empeoraron las lesiones hepáticas producidas por el consumo de alcohol. También existen indicios de que grandes dosis de betacarotenos pueden interferir con la absorción de la vitamina E por parte del organismo.

REDUCIR LA OBESIDAD TRAS LA MENOPAUSIA

Hay una cantidad considerable de evidencias científicas de que las mujeres ancianas obesas tienen el doble de riesgo de padecer cáncer de mama. Este riesgo adicional posiblemente se debe al hecho de que los tejidos adiposos producen estrógenos. De manera paradójica, a menudo las mujeres aumentan de peso tras el diagnóstico de un cáncer de mama, en parte por comer más como una estrategia de «confort», y quizás a causa de algunos medicamentos, pero el aumento de peso, ocasionalmente, incrementa el riesgo. «A veces —observa un oncólogo—, la obesidad es un signo de mala adaptación, y los médicos y los consejeros pueden intentar ayudar a las mujeres a mantener su peso o a perder unos kilos, de modo que no aumente su riesgo de recurrencia.»

TRATAR DE REDUCIR LA EXPOSICIÓN A LOS ESTRÓGENOS

Las hormonas femeninas desempeñan un papel clave en el origen del cáncer de mama y pueden favorecer el crecimiento del tumor mediante un aumento de la velocidad de la división celular. La actual tendencia occidental a una menarquía —inicio de la menstruación— más precoz y un retraso en el embarazo, puede aumentar considerablemente la susceptibilidad de las mujeres al cáncer de mama a causa de los años adicionales de exposición a los estrógenos. Cuanto mayor sea el espacio de tiempo que transcurre entre la menarquía y el primer embarazo, mayor es el riesgo. Además, puesto que los estrógenos se utilizan en las píldoras anticonceptivas y en la terapia hormonal posmenopáusica, las mujeres que pertenecen a categorías conocidas de riesgo elevado deberían sopesar los riesgos potenciales con sus cuidadores, especialmente en lo que se refiere a la conveniencia de tomar suplementos hormonales durante la menopausia (véase también el capítulo 11). Aunque las mujeres no pueden alterar la edad de la menarquía, quizá puedan *intentar* tener sus hijos más temprano; también pueden amamantar a sus hijos, lo que las ayudaría a reducir los riesgos.

PRUEBAS GENÉTICAS PARA QUIENES TIENEN UNA PREDISPOSICIÓN FAMILIAR

Pronto podrá disponerse de una prueba para las familias propensas al cáncer, para ver si son portadoras de genes de susceptibilidad al cáncer. Como ya se ha mencionado, aquellas mujeres que se considera que tienen un riesgo de padecer cáncer de mama genéticamente elevado son mujeres con dos o más familiares cercanos que padecen o han padecido cáncer de mama, especialmente antes de la menopausia y, sobre todo, si afecta a ambas mamas. Las personas pertenecientes a estas familias pueden buscar consejo genético especializado que les ayudará a reducir la comprensible ansiedad.

¿Y LOS FÁRMACOS PARA LA QUIMIOPREVENCIÓN?

Se están iniciando varios ensayos clínicos con personas en situación de riesgo para investigar una aproximación «quimiopreventiva» utilizando varias sustancias hormonales. En un ensayo clínico de Los Ángeles, se está probando una de ellas, un *agonista de la hormona liberadora de gonadotrofinas* que bloquea la liberación de estrógenos, junto con progesterona administrada de manera intermitente. La segunda es el fármaco antiestrógeno tamoxifeno, ya descrito.

El tamoxifeno es uno de los pocos fármacos disponibles que puede, en determinadas circunstancias, reducir la aparición de un segundo cáncer de mama primario en mujeres que ya han tenido cáncer de mama en un pecho. En el Breast Cancer Prevention Trial (BCPT) que se está llevando a cabo en 270 centros de Estados Unidos y Canadá, se estudian las propiedades quimiopreventivas del tamoxifeno en mujeres sanas en situación de claro riesgo para ver si puede prevenir la enfermedad. El ensayo se detuvo temporalmente cuando los críticos afirmaron que no se había explicado correctamente el estudio a las mujeres participantes, o que no se las había advertido de los efectos indeseables potenciales: sofocos, problemas oculares, depresión y, el más grave, un aumento del riesgo de padecer cáncer de endometrio (los riesgos de cáncer de endometrio aumentan con la dosis y los años de uso del tamoxifeno). Desde entonces se han preparado unos formularios de consentimiento apropiados y el ensayo continúa.

POSIBLES MANERAS DE REDUCIR EL RIESGO DE CÁNCER

En adultos:

- reducir la ingestión total de grasas hasta un 25 % o menos de las calorías totales;
- sustituir las grasas (incluido el aceite de maíz) por aceite de oliva o de canola;

- comer por lo menos de 5 a 10 piezas de fruta y verduras variadas;
- limitar el consumo de alcohol;
- hacer alguna actividad física vigorosa periódicamente desde la juventud y continuar, por lo menos con ejercicio moderado, hasta la edad madura;
- considerar la posibilidad de tener los hijos temprano.

En hijas y nietas:

- asegurarse de que siguen dietas con bajo contenido en grasa y ricas en frutas y vegetales, y que realizan mucho ejercicio vigoroso desde una edad muy temprana, durante la infancia y durante la adolescencia (lo que puede retrasar el inicio de la menstruación y, por tanto, reducir la exposición a los estrógenos).

Para concluir

El cáncer de mama es una enfermedad desastrosa que mata a muchas mujeres, a veces pocos años después del diagnóstico; otras veces, a mujeres con hijos pequeños. También es una enfermedad que supone una profunda carga psicológica y emocional. No sólo ataca al tejido mamario, sino que golpea el verdadero núcleo de la feminidad de la mujer, su imagen sexual, su papel genérico y su capacidad para alimentar. Es urgente disponer de mejores tratamientos, más agradables y menos tóxicos y, por encima de todo, de alguna manera para prevenirlo. Pero hay esperanza y muchas supervivientes a largo plazo. Conozco a tres mujeres de mi calle que hace veinte o treinta años tuvieron cáncer de mama. Cada primavera, cuando la nieve empieza a fundirse, las veo salir para replantar su jardín, sacar a pasear a su perro, jugar al tenis, montar en bicicleta y seguir con su vida.

Resumen: maneras de reducir las posibilidades de morir de un cáncer de mama

- *Mantener un peso corporal adecuado.*
- *Evitar la obesidad*, especialmente tras la menopausia.
- *Hacer ejercicio de manera regular y enérgica* (y animar a las hijas a que hagan lo mismo), empezando antes de la adolescencia y continuando en la edad madura.
- *Reducir la grasa de la dieta* hasta un 25 % o menos de las calorías totales.
- *Escoger grasas monoinsaturadas* (como aceites de oliva, de semillas de lino o de canola) en lugar de aceites saturados o poliinsaturados.
- *Comer mucha fruta y verduras frescas* (por lo menos de 5 a 10 piezas), especialmente las de hoja verde, las pertenecientes a la familia de la col, como la coliflor o el bróculi, y las anaranjadas, como el cantalupo, los cítricos y las zanahorias.
- *Limitar el consumo de alcohol.*
- *Si se planifica tener hijos*, considerar la posibilidad de tenerlos a una edad temprana y, también, considerar la posibilidad de mantener la lactancia durante varios meses (lo que puede reducir los riesgos si se hace durante un período acumulativo a lo largo de varios años).
- *Hacerse exploraciones mamarias periódicas* por parte de un profesional sanitario cualificado.
- *Hacerse mamografías periódicas* después de los 50 años (y, quizá con anterioridad, en los grupos de riesgo).
- *Practicar la autoexploración mamaria.*
- *En caso de antecedentes importantes* de cáncer de mama, hacerse chequeos adicionales y buscar un experto en prevención. Se puede obtener consejo genético.
- *No aterrorizarse* en caso de observar algún signo de cáncer. Hay que recordar que la mayoría de los problemas mamarios no son cancerosos. Incluso aunque haya cáncer, el tratamiento precoz permite una curación completa. Por malo que sea el problema, es mucho peor no haberlo identificado (y, por tanto, dejar que crezca más) sin saberlo ni poder actuar.

Glosario

Andrógenos: Hormonas masculinas utilizadas para retrasar o detener el crecimiento tumoral metastásico (secundario).

Aspiración con aguja fina (AAF): Técnica de biopsia en la que se inserta una aguja delgada en el nódulo para extraer líquido y/o algunas células para examinarlo al microscopio.

Aureola: Zona de piel pigmentada que rodea el pezón.

Autoexploración mamaria (AEM): Exploración mensual de los pechos que se realiza la propia mujer para detectar cambios.

Autólogo: Del cuerpo de la paciente.

Axila: Zona situada debajo del brazo. «Disección axilar» se refiere a la extirpación de los ganglios linfáticos de esta zona con fines diagnósticos.

Biopsia: Extracción de una pequeña muestra de tejido sospechoso mediante una aguja o cirugía, para examinarlo con el microscopio.

Biopsia nodular con aguja gruesa: Extracción de muestras cilíndricas de tejidos del pecho mediante una aguja gruesa especial.

Calcificaciones: Pequeños depósitos de calcio en el tejido mamario observados mediante mamografía; pueden significar cáncer.

Cáncer: Palabra que se aplica a enfermedades malignas muy variadas, que se caracterizan por cambios en el ADN que interrumpen los procesos reguladores normales y desencadenan una división celular incontrolada que puede invadir y destruir los tejidos circundantes.

Cáncer *in situ*: Véase **carcinoma *in situ*.**

Cáncer invasor: Cáncer que se ha diseminado desde su lugar original hasta invadir tejidos adyacentes.

Cáncer primario: Tumor situado en el lugar donde se origina, por contraposición a «tumor secundario», producido por células que se han escapado del tumor primario para formar tumores en cualquier otro lugar.

Cáncer secundario: Cáncer que se ha diseminado a partir del lugar original (primario) hacia otro lugar (también llamado cáncer metastásico). Los tumores secundarios pueden conservar determinadas características del cáncer primario, incluso aunque aparezcan en otras partes del cuerpo.

Carcinoma: Otro sinónimo de cáncer.

Carcinoma *in situ*: Cáncer que se mantiene localizado y sin invadir; que no se disemina más allá del lugar original.

Células atípicas: Células que parecen anormales, pero que bajo el microscopio no son cancerosas; a veces, son un marcador del desarrollo futuro de un cáncer.

Células blancas de la sangre: Células preparadas para luchar contra la infección, que destruyen las sustancias «extrañas» y anormales (cáncer).

Cirugía conservadora de la mama: Véase **nodulectomía**.

Cirugía de escisión amplia: Cirugía para extirpar un tumor mamario canceroso y un borde amplio de tejido circundante.

Cirujano plástico: Cirujano especializado en cirugía estética o de reconstrucción (incluye la reconstrucción mamaria).

Citológico: Celular.

Citotóxico: Que mata las células.

Conductos: Tubos del pecho que transportan la leche desde los lóbulos hasta el pezón.

Determinar la etapa: Establecimiento de la extensión, el grado de invasión y la probabilidad de diseminación de un cáncer.

Diagnóstico: Identificación de una enfermedad a partir de sus signos y sus síntomas.

Disección: Procedimiento quirúrgico que corta, abre y separa los tejidos de cualquier parte del cuerpo.

Ecografía (ultrasonografía): Técnica de imagen no invasora que utiliza ondas de sonido de alta frecuencia que se convierten en imágenes en una pantalla; se utilizan para ver las partes internas del cuerpo.

Edema: Hinchazón de los tejidos corporales debida a la acumulación de líquido, un problema frecuente tras la cirugía axilar que suele acompañar a las operaciones de cáncer de mama.

Endocrino: Relacionado con las hormonas; aquí se refiere al tratamiento hormonal del cáncer de mama.

Ensayos clínicos: Estudios científicos realizados con personas, diseñados cuidadosamente para analizar la eficacia de un fármaco, de una técnica o de otro tipo de tratamiento.

Epidemiología: Rama de la ciencia que examina las diferencias en la tasa de enfermedades en distintos países o entre diferentes grupos de personas, para buscar causas y tendencias.

Estasis de los conductos: Inflamación de los conductos.

Estrógenos: hormonas femeninas producidas sobre todo por los ovarios (y el tejido adiposo) que estimulan el desarrollo de los pechos y de otras características sexuales femeninas secundarias. Los estrógenos desempeñan un papel clave en el ciclo menstrual y estimulan el crecimiento de algunos cánceres de mama.

Factor de riesgo: Factor que aumenta las posibilidades de tener cáncer, ya sea genético (heredado), ambiental (como la contaminación atmosférica o el DDT), o relacionado con el estilo de vida (como la dieta).

Factores de pronóstico: Características que ayudan a pronosticar el comportamiento de un cáncer —si es agresivo (de multiplicación rápida), si tiene determinados receptores celulares, etc.—, utilizados para predecir la probabilidad de recurrencia y de supervivencia.

Fibroadenoma: Nódulo mamario no canceroso.

Ganglios linfáticos: Estructuras pequeñas en forma de judía que actúan como filtros para inactivar microorganismos y defender frente a la infección. A menudo, los ganglios axilares se extirpan en las intervenciones de cáncer de mama para analizar si son cancerosos.

Gen: Segmento de material genético (ADN) que se encuentra en el interior de los cromosomas de un núcleo celular, que controla la producción de proteínas por parte de la célula, así como sus rasgos hereditarios.

Hiperplasia: Sobrecrecimiento celular no canceroso.

Histológico: Relacionado con los tejidos corporales.

Hormonas: Mensajeros químicos especiales producidos por las glándulas endocrinas (productoras de hormonas) que viajan por el torrente sanguíneo hasta afectar y estimular determinados órganos «diana» del cuerpo (por ejemplo, los estrógenos secretados por los ovarios producen cambios en el ciclo menstrual).

Implante mamario: Bolsa en forma redonda o de gota de agua (a menudo rellena de suero salino) implantada o bien bajo la piel, o bien debajo del músculo de la pared torácica, para mejorar la forma o el tamaño del pecho.

Incidencia: Número de nuevos casos de una enfermedad concreta diagnosticados cada año en una población determinada.

Investigación sistemática: Pruebas en busca de enfermedad precoz no sospechada en personas sanas sin síntomas de la enfermedad.

Linfedema: Hinchazón del brazo y la axila tras la cirugía mamaria, que puede ser molesta y puede recurrir; requiere drenaje y otras estrategias. Véase también **edema**.

Lóbulos: Partes glandulares o productoras de leche del pecho.

Localización por alambre delgado: Técnica que consiste en introducir un alambre delgado en el pecho en el curso de una mamografía para guiar al cirujano en la localización de una zona anormal que debe extirparse.

Maligno: Canceroso.

Mamografía: Radiografía mamaria con dosis bajas de radiación utilizada para valorar y diagnosticar las anomalías mamarias o para encontrar anomalías en mujeres que hasta ese momento no han mostrado síntomas.

Marcadores: Características moleculares o bioquímicas de un tumor identificadas por el patólogo y utilizadas para ayudar a establecer el tipo y la etapa del cáncer y predecir su comportamiento.

Mastectomía parcial: Véase **nodulectomía**.

Mastectomía radical: Extirpación del pecho junto con algunos músculos torácicos y ganglios axilares.

Mastectomía radical modificada: Operación de cáncer de mama que elimina el pecho y los ganglios axilares, pero no el músculo. Véase también **mastectomía radical**.

Mastectomía segmentaria: Véase **nodulectomía**.
Menarquía: Inicio de la menstruación (períodos).
Menopausia: Momento de la vida de una mujer, alrededor de los 50 o los 52 años, en el que ya se han gastado los óvulos o dejan de madurar, y también cesan los períodos; se acompaña de una caída de la secreción de estrógenos.
Metástasis: Diseminación de las células cancerosas desde el tumor original (primario) o a través del torrente circulatorio o del sistema linfático a otros lugares del organismo.
Microcalcificaciones: Motas de calcio, visibles en la mamografía, que pueden significar la presencia de cáncer.
Morbilidad: Malestar, incapacidad, minusvalía o molestias producidas por una enfermedad.
Mortalidad: Muertes atribuibles a una enfermedad concreta; la tasa de mortalidad es el número de muertes debidas a esa enfermedad en una población determinada y en un tiempo determinado.
Músculos pectorales: Músculos del tórax.
Mutación: Cambio en un gen (segmento de ADN) que puede conducir a una enfermedad o a una función celular anormal.
Necrosis: Muerte de células en alguna parte de los tejidos corporales o en un tumor maligno.
Nodulectomía: Técnica quirúrgica para extirpar un tumor canceroso de mama con un margen de tejido mamario normal a su alrededor (también se llama «mastectomía parcial» o «cirugía de mama conservadora»).
Oncogenes: Genes involucrados en la supresión o la estimulación del cáncer.
Oncólogo: Médico o cirujano especializado en el tratamiento del cáncer.
Oncólogo médico: Médico que se especializa en el tratamiento farmacológico (quimioterapia) del cáncer.
Oncólogo radiólogo: Médico especializado en tratar el cáncer con radiaciones.
Palpación: Exploración del cuerpo con las manos, para notar lo que está debajo de la piel. Una lesión «palpable» es un bulto, un engrosamiento o un cambio que se nota claramente.
Patólogo: Médico especializado en la identificación de las enfermedades mediante el examen de la estructura de las células y de los tejidos.
Prevalencia: Número de casos de una enfermedad que hay en una población determinada y en un momento determinado.
Profiláctico: Tratamiento preventivo que puede incluir diversas estrategias, como cambios en la dieta, fármacos, cirugía o radioterapia.
Progesterona: Hormona femenina producida por los ovarios en la segunda mitad del ciclo menstrual, y por la placenta durante el embarazo; puede estimular el crecimiento de algunos tumores mamarios.
Pronóstico: Curso previsible o desenlace de la enfermedad.
Prótesis: Dispositivo o forma de mama artificial que se lleva debajo de la ropa para crear un pecho de «aspecto normal» tras la mastectomía.
Quimioterapia: Tratamiento «sistémico» mediante fármacos que destruyen las células, con el fin de matar las células cancerosas de todo el organismo.
Quiste: Saco lleno de líquido y normalmente no canceroso.

Radiólogo: Médico experto en radiología y otras técnicas de la imagen (como ultrasonidos o resonancia magnética).

Radioterapia (o terapia con radiaciones): Uso de radiaciones ionizantes (como rayos X y electrones) para encoger los tumores y matar las células cancerosas periféricas.

Receptor de estrógenos (RE): Proteína de las células mamarias que se fija a los estrógenos y los ayuda a estimular el crecimiento de tejidos y del tumor. Una célula cancerosa RE-positiva tiene receptores estrogénicos y suele responder al tratamiento hormonal con antiestrógenos.

Reconstrucción (mamoplastia): Creación de un nuevo pecho tras la extirpación.

Reconstrucción mamaria: Intervenciones quirúrgicas que crean o reconstruyen un pecho y/o un pezón tras la mastectomía a partir de tejidos corporales propios de la paciente o un implante mamario.

Recurrencia: Cáncer que vuelve a crecer en el lugar original (recurrencia local) o en cualquier otra parte (recurrencia a distancia o sistémica), tras un período «sin enfermedad» en el que no hay ninguna evidencia de cáncer.

Sistema linfático: La red de vasos que drena el líquido linfático de los tejidos del cuerpo.

Sistémico: Que afecta a todo el cuerpo, no sólo a una parte concreta.

Subcutáneo: Por debajo de la piel.

Suturas: Puntos (a veces absorbibles) utilizados para cerrar las heridas quirúrgicas.

Tamoxifeno: Antiestrógeno que bloquea los efectos estimulantes del estrógeno sobre las células cancerosas; se utiliza a menudo para tratar el cáncer de mama.

Tratamiento coadyuvante: Tratamiento adicional administrado tras la cirugía para prevenir la recurrencia o una mayor diseminación o crecimiento de las células cancerosas mediante radioterapia, fármacos anticancerosos (quimioterapia) y/o hormonoterapia.

Tratamiento hormonal: Tratamiento del cáncer de mama con sustancias que bloquean los efectos estimulantes del cáncer de los estrógenos u otras hormonas.

Tratamiento hormonal sustitutivo (THS): Uso de combinaciones de estrógenos y progestágenos después de la menopausia natural o quirúrgica para reducir las molestias de la menopausia y los riesgos de la posmenopausia sobre los huesos y el corazón.

Tumor: Crecimiento de tejido anormal que puede ser maligno (canceroso) o benigno (no canceroso).

Tumor benigno: Crecimiento o bulto no canceroso.

Recursos

Páginas web de interés

http://www.iudexeus.uab.es/apacien/salud/mamacont.html
http://www.todocancer.com/esp
http://www.cancer.gov/espanol/

Asociaciones

España

ACEO
C/ De las Ollerías, 27
14001 Córdoba
Tel. 957 48 23 82

Aima de Lérida
C/ Segovia, 10
Lleida

Alba Menorca
C/ Ciudadela, 91
07702 Baleares
Tel. 676 979 110

AMAC-GEMA
C/ Don Juan de Aragón, 2
50001 Zaragoza
Tel. 97 639 11 16, ext.30

Amama Almería
C/ Doctor Martínez Oña, 6
04006 Almería
Tel. 950 22 02 55

Amama Andújar
C/ Calancha, 19
23740 Jaén

Amama de Sevilla
C/ Pérez Hervás, 4
41003 Sevilla
Tel. 954 53 29 88

Amuma de Ciudad Real
C/ Bernardo Balbuena, 11, 1º A
13002 Ciudad Real
Tel. 926 21 65 79

Apamm de Alicante
C/ García Andreu, 12
03007 Alicante
Tel. 96 592 97 47

Asanma
C/ Luis Taboada, 40
Barriada El Palo
29017 Málaga
Tel. 952 25 69 51

Asociación Española Contra el Cáncer
C/ Arga, 19
28002 Madrid
Tel. 91 563 63 15

Asociación Española Contra el Cáncer
C/ Marc Aureli, 14, bajos
08006 Barcelona
Tel. 93 200 22 78

Asociación Española Contra el Cáncer
C/ Triunfo, 4, 1º dcha.
20007 Guipúzcoa
Tel. 943 45 77 22

Asociación Española Contra el Cáncer. Valencia
C/ De Polo de Bernabé, 9
46010 Valencia
Tel. 96 339 14 00 / 03

Grupo Agata de Barcelona (Cáncer de mama)
C/ Enrique Granados, 137, principal 1ª
08008 Barcelona
Tel. 93 415 93 94

LATINOAMÉRICA

http://www.alicc.org/
Asociación de Ligas iberoamericanas contra el cáncer. Enlaces a páginas nacionales.

LIBROS

A Guide to Unconventional Cancer Therapies, R&R Book Bar, 1995.
Alternative Medicine: Expanding Medical Horizons, A Report to the National Institutes of Health, 1992.
Batt, S., *Patient No More*, Gynergy Books, 1994.
Baum, M., C. Saunders y S. Meredith, *Breast Cancer*, Oxford University Press, 1993.
Boston Women's Health Collective, *The New Our Bodies, Ourselves: A Book by and for Women*, Simon and Schuster, 1992.
Brinker, N., *The Race Is Run One Step at a Time: Everywoman's Guide to Taking Charge of Breast Cancer*, Fireside/Simon and Schuster, 1990.
Community Cancer Resource Guide, Toronto-Bayview Sunnybrook Cancer Centre, 1995.
Dackman, L., *Up Front: Sex and Post-Mastectomy Woman*, Viking, 1990.
Gross, A. e I. Dee, *Women Talking about Breast Surgery*, HarperPerennial, 1991.
Kushner, R., *Alternatives, New Developments in the War on Breast Cancer*, Warner, 1985.
Love, S. M., *Dr. Susan Love's Breast Book*, Addison Wesley, 1990.
Olivotto, I., K. Gelmon y V. Kuusk, *Breast Cancer*, Patient Guides.
Siegel, B. S., *Peace, Love and Healing*, Harper and Row, 1989 (trad. cast.: *Paz, amor y autocuración*, Barcelona, Urano, 1999).
Williams, P., *That Other Place: A Personal Account of Breast Cancer*, Dundurn, 1993.

Índice analítico y de nombres

Los números en cursiva se refieren a las ilustraciones.